BLUTKÖRPERCHEN-SENKUNG

VON

DR. HANS REICHEL
FACHARZT FÜR INNERE MEDIZIN
I. MED. KLINIK IN WIEN (VORSTAND PROF. DR. H. EPPINGER)

UNTER MITARBEIT VON

DR. P. FASAL, PRIV.-DOZ. DR. E. HELMREICH, PRIV.-DOZ. DR. E. KLAFTEN, DR. E. KORVIN, PRIV.-DOZ. DR. H. KUNZ, DR. A. LÖFFLER, PRIV.-DOZ. DR. E. WESSELY, DR. G. WIDSTRÖM, PROF. DR. D. WIRTH

MIT 30 TEXTABBILDUNGEN

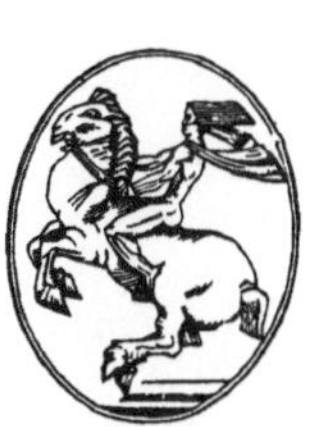

WIEN
VERLAG VON JULIUS SPRINGER
1936

ISBN 978-3-7091-9618-2 ISBN 978-3-7091-9865-0 (eBook)
DOI 10.1007/978-3-7091-9865-0

SOFTCOVER REPRINT OF THE HARDCOVER 1ST EDITION 1936

Vorwort.

Auf Anregung von Herrn Professor Dr. HANS EPPINGER habe ich versucht, das große Material der I. med. Klinik zusammen mit der vorliegenden Literatur zu einer einheitlichen Darstellung der Bedeutung der Blutkörperchensenkung systematisch zu verarbeiten. Ich habe dabei vor allem die praktische Bedeutung der Senkungsreaktion für die Diagnose, Prognose und Therapie berücksichtigt und außerdem die Bedeutung der Sedimentierungstendenz der Erythrocyten für Kreislaufstörungen, wie Stase, Thrombose und Embolie.

Die Erythrocytensenkung ist die wichtigste, unspezifische Reaktion. Ihre Ausführung ist so einfach, daß sie jeder Arzt ohne Zeitverlust in der Sprechstunde durchführen kann. Außerdem eignet sie sich für Massenuntersuchungen und ist in gewissen Fällen von Krankheitssimulation diagnostisch wertvoll.

Für alle Gebiete der Medizin erweist sich die Senkungsreaktion wertvoll für Differentialdiagnose, Prognose und als Anhaltspunkt für therapeutische Maßnahmen. Besonders groß ist der praktische Wert der Reaktion in solchen Fällen, in denen die Untersuchung zunächst keinen pathologischen Befund ergibt und Senkungsbeschleunigung mit absoluter Sicherheit beweist, daß irgendeine organische Erkrankung vorliegt. In solchen Fällen kann die Unterlassung der Bestimmung der Senkungsgeschwindigkeit unter Umständen geradezu ein Kunstfehler sein.

Das große Allgemeininteresse für den praktischen Wert der Erythrocytensenkung beweist die gewaltige Literatur. In den letzten 16 Jahren seit der (Wieder-) Entdeckung der Senkungsreaktion sind mehr als zweitausend Einzelarbeiten darüber erschienen. Es fehlte aber eine systematische Darstellung der praktischen Bedeutung der Reaktion. Selbst die neuesten Lehr- und Handbücher haben für die Bedeutung der Erythrocytensenkung meist nur wenige Zeilen übrig, und das neue ausgezeichnete Sammelwerk „Die neue Deutsche Klinik" bringt in 10 Bänden nur zwei Seiten über Erythrocytensenkungsgeschwindigkeit.

Große Widersprüche und Mißverständnisse in der Literatur sind zum Teil durch die Uneinheitlichkeit der Senkungsmethodik bedingt. Ich war daher bemüht, vor allem das Prinzipielle derselben ausführlicher darzustellen und habe davon Abstand genommen, die einzelnen Methoden —

es gibt deren an hundert — zu schildern. Zahlreiche Methoden habe ich selbst ausprobiert und glaube, für wissenschaftliche Zwecke die Makromethode nach WESTERGREN in erster Linie empfehlen zu dürfen. Für praktische Zwecke habe ich selbst einen kleineren Senkungsapparat angegeben, der sich zu Makro- und Mikrobestimmung gleich gut eignet.

Bei der Darstellung der Bedeutung der Erythrocytensenkung für die innere Medizin stütze ich mich vor allem auf eigene Erfahrungen und habe als Belege aus dem großen Material der Klinik nur wenige Fälle ausgewählt, bei denen die senkungsbeeinflussenden Faktoren einwandfrei klargestellt werden konnten.

Ich war bemüht zu zeigen, daß Senkungsbeschleunigung in erster Linie ein *Maß der Resorption entzündlicher oder nekrotischer Produkte* ist und mithin auch ein Maß der Ausdehnung einer Entzündung. Dadurch gewinnt die Senkung an diagnostischem und prognostischem Werte bei Erkrankungen, bei denen das Vorhandensein oder die Ausdehnung entzündlicher oder nekrotischer Herde sonst schwer erkennbar und der Verlauf der Erkrankung mit anderen klinischen Methoden nicht so gut verfolgbar ist. So konnte ich auch auf mehrere neue Gesichtspunkte aufmerksam machen, wie auf die Bedeutung der Senkungsreaktion für die Beurteilung entzündlicher Herde im Darm bei Typhus, für die Diagnose entzündlicher Erkrankungen des Herzens (floride Endokarditis, Myokarditis, Mesaortitis), für die Prognose der akuten Glomerulonephritis und anderes. Ferner habe ich die Bedeutung der Senkungsreaktion für die Klinik der Coronarthrombose, der Leber- und Gallenblasenerkrankungen, für die Differentialdiagnose der Hypertonie, die bisher wenig beachtet wurde, ausführlich dargestellt.

Neu ist die Bedeutung der Senkungsreaktion für die Feststellung des Beginnes einer Remission der perniziösen Anaemie und für die Differentialdiagnose der Anaemien. Ich habe hier gezeigt, daß Anaemie allein nicht senkungsbeschleunigend wirkt, daß aber andere senkungsbeschleunigende Prozesse in anaemischem Blute die Senkung stärker beschleunigen als in Blut von normalem Erythrocyten- und Haemoglobingehalt, ähnlich wie im Säuglings- und Greisenalter Senkungsbeschleunigungen stärker zum Ausdruck kommen.

Zur raschen Orientierung sind den meisten Kapiteln *Übersichten* beigefügt, ferner am Schluß des Buches ein ausführliches alphabetisches Sachregister. Den einzelnen Kapiteln sind ausführliche Literaturverzeichnisse angehängt, den einzelnen Literaturzitaten kurze Schlagworte.

Die Bedeutung der Senkung bei nichtinternen Erkrankungen wurde von Fachärzten der einzelnen Teilgebiete der Medizin dargestellt. Meine Mitarbeiter konnten aus eigener Erfahrung zu den meisten strittigen Fragen der Literatur Stellung nehmen.

Die Lungentuberkulose wurde von Dr. GÖSTA WIDSTRÖM, dem langjährigen Mitarbeiter WESTERGRENS, bearbeitet, die Kinderkrankheiten von Dozent Dr. EGON HELMREICH, die Chirurgie von Dozent Dr. HUBERT KUNZ, Geburtshilfe und Gynäkologie von Dozent Dr. EMANUEL KLAFTEN, Haut- und Geschlechtskrankheiten von Dr. PAUL FASAL, Nerven- und Geisteskrankheiten von Dr. EDITH KORVIN, Augenheilkunde von Dr. ANNA LÖFFLER, Hals-, Nasen- und Ohrenkrankheiten von Dozent Dr. EMIL WESSELY. Die Normalwerte der Senkungsgeschwindigkeit bei Tieren und die Bedeutung der Senkung für die Tiermedizin wurde von Prof. Dr. DAVID WIRTH bearbeitet.

Herr Dr. ALF WESTERGREN-Stockholm hatte die Güte, das Manuskript der ersten sechs Kapitel durchzusehen und Herrn Dr. WIDSTRÖM bei der Abfassung des Kapitels „Lungentuberkulose" zu beraten. Ich selbst danke ihm zahlreiche Ratschläge und Verbesserungen.

Ich möchte an dieser Stelle allen, die an diesem Werke mitgearbeitet haben, aufrichtigsten Dank aussprechen für ihre mühevolle Arbeit, welche es ermöglicht hat, in diesem Buche die Bedeutung der Blutkörperchensenkung für alle Gebiete der Medizin systematisch darzustellen.

Wien, im Dezember 1935.

Hans Reichel.

Inhaltsverzeichnis.

Einleitung.

Die Erythrocyten-Skg[1] hat praktische und theoretische Bedeutung für die Diagnostik, für die Beurteilung der Ausdehnung und Schwere gewisser Erkrankungen und deren Prognose. Sie ist eine unspezifische Reaktion mit allen Vor- und Nachteilen einer solchen und leistet daher nur bei erfahrener und vorsichtiger Beurteilung sehr viel. Sowie Pulsfrequenz, Körpertemperatur, Ernährungszustand, Körpergewicht, Blutbild vieldeutig sind, so liefert auch die Skg-Geschwindigkeit der Erythrocyten eine Zahl, die dem Erfahrenen viel sagt, den damit weniger Erfahrenen auch zu Irrtümern verleitet.

Langsam und auf Grund von Mitarbeit vieler (es wurden in den letzten 16 Jahren mehr als 2000 Arbeiten über Erythrocyten-Skg veröffentlicht) gewinnt die Reaktion immer noch an Bedeutung, aber vieles ist dabei noch ungeklärt. Immerhin sind die gesicherten Tatsachen soweit klargestellt, daß die Skg nicht nur dem Kliniker in den meisten Fällen unentbehrlich geworden ist, sondern auch dem Praktiker in vielen Fällen ausgezeichnete Dienste leistet.

Es ist heute nicht mehr nötig, größere Mengen Blut durch Venenpunktion abzunehmen, denn wir verfügen bereits über verläßliche Methoden, mit denen man die Skg mit kleinen Blutmengen ausführen kann, mit Blut, das durch einen Nadelstich aus der Fingerbeere abgenommen werden kann.

Als wertvolle Nebenbefunde kann man im Skg-Röhrchen die Farbe des Blutserums beobachten (latenter Ikterus, Ikterus, perniziöse Anaemie) und weiter nach Beendigung der Skg-Reaktion aus der Höhe der Erythrocyten-Säule den Haematokriten grob abschätzen (Anaemie, Polyglobulie) und höhergradige Leukocytenvermehrungen (Leukocytose, Leukaemie) erkennen, da die Leukocyten sich zum größten Teil oberhalb des Erythrocyten-Sedimentes in weißlicher Schicht absetzen.

Wie anfangs bei allen klinischen Untersuchungsmethoden, neigte man bei der Erythrocyten-Skg teils zur Überschätzung der Resultate, teils zur Ablehnung der Reaktion in Bausch und Bogen. Als unspezifische Reaktion wird die Skg von den verschiedensten Krankheitsprozessen gleichsinnig beeinflußt. Die einzelnen skg-ändernden Ursachen mußten erst studiert werden, und so lernte man auf vielen Irrwegen den Wert der Reaktion im Einzelfall

[1] Skg = Senkung.

beurteilen. Eine weitere Schwierigkeit war die Technik der Reaktion, die scheinbar so einfach und im wesentlichen von den Klassikern der Reaktion (BIERNACKI, FÅHRAEUS, WESTERGREN) in ihrem Wesen richtig umrissen wurde. Ein in der Medizin einzig dastehender Methodenwirrwarr diskreditierte in der Folgezeit den Wert der Skg und erschwerte die Beurteilung der Resultate.

Noch steht die ältere Ärztegeneration und ein Teil der führenden Kliniker den Resultaten der Skg verständnislos gegenüber. Wird sie doch in den Lehr- und Handbüchern zum Teil gar nicht, eventuell ganz nebensächlich erwähnt. Das gleiche Schicksal teilten vor wenigen Jahrzehnten andere nunmehr geschätzte Untersuchungsmethoden. Ich erinnere an die Röntgenologie, das weiße Blutbild u. v. a.

So ist die Erythrocyten-Skg heute bereits mit eines der wichtigsten und technisch einfachsten diagnostischen und prognostischen Hilfsmittel der jüngeren Ärztegeneration. Den Wert der Methode und das Interesse dafür beweist die ausgedehnte Literatur, die in den letzten 16 Jahren seit ihrer (Wieder-)Entdeckung entstanden ist. Dennoch fehlte bisher eine systematische Zusammenfassung der Resultate.

Die Darstellung wendet sich in erster Linie an Praktiker und Kliniker. Wir haben deshalb die Methodik etwas ausführlicher gebracht, da für jede Weiterarbeit über die Erythrocyten-Skg ein richtiges Verständnis der methodischen Grundlagen Voraussetzung ist. Und wie selbst aus der neuesten Literatur hervorgeht, bereitet das Verständnis des Wesens der Skg-Methodik große Schwierigkeiten. Die Methodik der Erythrocyten-Skg ist aber heute bereits soweit studiert, daß eine abschließende Darstellung möglich ist.

Anders die Theorie. Wir haben hier nur eine kurze Darstellung gebracht, und die angegebene Literatur wird jedem weiterhelfen.

Im speziellen Teil haben wir unsere *eigenen Erfahrungen*, die wir an zirka 8000 Patienten der I. medizinischen Klinik in Wien gewonnen haben, verarbeitet. Nachdem wir erst durch drei Jahre persönliche Erfahrungen über die verschiedenen Skg beeinflussenden Faktoren und die methodischen Fehlermöglichkeiten gesammelt hatten, haben wir aus dem Material der letzten eineinhalb Jahre (zirka 3000 Fälle) zur zahlenmäßigen Zusammenstellung nur die Fälle ausgewählt, bei denen die Skg ändernden Faktoren übersichtlich waren und die klinisch vollkommen durchuntersucht waren. Alle Fälle mit unsicher begründeter Diagnose haben wir ausgeschaltet und so nur eine kleine Auswahl diagnostisch klarer Fälle getroffen, die dafür umsomehr Beweiskraft hat. Gleichzeitig haben wir an Hand einzelner Fälle praktische Hinweise gegeben, in welcher Richtung die Skg differentialdiagnostisch leiten soll.

Die Kapitel nichtinterner Erkrankungen wurden von Fachleuten der einschlägigen Gebiete bearbeitet, so daß die Darstellung jedes Kapitels sich auf ausgedehnte Erfahrungen der einzelnen Autoren stützt.

Die *Literatur* wurde nicht vollständig angeführt und die Autoren im

Text nur zum kleinen Teile zitiert. Doch wurden im Literaturverzeichnis den einzelnen Arbeiten Schlagworte nachgesetzt, so daß man sich die einschlägigen Arbeiten über jedes Teilgebiet leicht zusammenstellen kann.

Literatur.

Wir stellen hier die wichtigsten zusammenfassenden Darstellungen zusammen, die in den Literaturberichten der einzelnen Kapitel nicht immer wieder angeführt werden.

CUTLER: Amer. J. med. Sci. 1932, Bd. 183, S. 643.

DOMARUS: Die Blutkörperchen-Skg in ihrer Bedeutung f. d. Klinik, insbes. bei Verdauungs- und Stoffwechselkrankheiten. Abh. d. Verdauungskrankh., herausg. v. Strauß, Bd. 12, H. 4. Halle 1932.

FÅHRAEUS: Acta med. scand. 1921, Bd. 55, S. 1 (Ausführl. Geschichte d. Skg. Grundlegende theor. Untersuchungen u. Literaturber. bis 1921).

GRAM: Acta med. scand. 1929, Bd. 70, S. 242 (Übersicht m. großem klin. Material. Skg korr. n. Hgl-Gehalt).

KATZ und LEFFKOWITZ: Erg. inn. Med. 1928, Bd. 33, S. 266 (Ausführl. Literaturber. 1924 bis inkl. 1927).

LEFFKOWITZ: Die Blutkörperchensenkung. Erg. Med., herausg. v. Brugsch, 1932, Bd. 7, S. 171, auch als selbst. Broschüre erschienen. 2. Aufl. Wien u. Berlin 1934 (Literaturber. 1928 bis 1933).

WALTON: Quart. J. Med. 1933, Bd. 26, S. 79 (Großes klin. Material m. korr. Skg-Zahl n. Erythrocyten-Zahl). WESTERGREN: Erg. inn. Med. 1924, Bd. 26, S. 577 (Literaturber. bis 1924. Grundlegende Untersuchung über Technik und Lungentuberkulose). WESTERGREN Svensk Läkart. 1928, II. S. 1249 u. 1290 (Übersicht ohne Lit.).

Erstes Kapitel.

Geschichte der Erythrocyten-Senkung.

Der Aderlaß ist eines der ältesten Heilmittel, und wurde nicht nur zur Behandlung der verschiedensten Krankheiten, sondern auch prophylaktisch bei Gesunden vorgenommen.

Gerinnt das Blut eines Gesunden, so zieht sich nach einiger Zeit der rote Blutkuchen zusammen und preßt mehr weniger hellgelbes Serum aus. Bei gewissen Krankheiten aber ist dieser Blutkuchen nicht gleichmäßig rot gefärbt, sondern das obere Ende besteht aus einer weißlichen Masse, dem Fibringerinnsel. Dieses ist von wechselnder Größe und manchmal sogar größer als der rote Anteil des Blutkuchens.

Die alten Ärzte nannten das Fibringerinnsel *Crusta sanguinis*. Viele alte Synonyme, wie Crusta inflammatoria, phlogistica, pleuritica, Entzündungshaut, entzündliches Blut und ähnliche Bezeichnungen in anderen Sprachen deuten schon an, daß die Ärzte das Fibringerinnsel als diagnostisches Zeichen verwendet haben.

Es scheint als eines der ersten Krankheitssymptome in den Anfängen medizinischer Wissenschaft gewertet worden zu sein. Und es war gerade die Beobachtung dieser Eigenschaft des Blutes bei verschiedenen Krankheiten, welche Anlaß gab, alle Krankheitsursachen in Änderung der Körpersäfte zu suchen. So entstand die *Humoralpathologie*.

Die Geschichte der Erythrocyten-Skg wurde 1921 ausführlich von FÅHRAEUS dargestellt, und wir verweisen bezüglich aller näheren historischen Details und der älteren Literatur auf diese Darstellung.

Bereits HIPPOKRATES (460 bis 380 [?] v. Chr.) erwähnt das *Fibringerinnsel*. Er nannte es φλέγμα. Das griechische Wort bedeutet Brand, Flamme und im übertragenen Sinn Entzündung, weiters entzündlicher Schleim. Die Vermehrung des Phlegma im Blute wurde als Ausdruck und Ursache verschiedener Krankheiten angesehen, denn überreichliches Auftreten des Phlegma im Blute spielte bei der Entstehung verschiedener Krankheiten (besonders Angina, Nephritis, Pneumonie, Epilepsie) eine wichtige Rolle. Durch Aderlässe suchte man diesen Schädling aus dem Körper zu entfernen. In der Medizin der Römer hat vor allem GALENUS (131—201) die Lehren der Griechen aufgenommen und der mittelalterlichen Medizin mit eigenem spekulativen Beiwerk überliefert.

Erst PARACELSUS (1493 bis 1541) erkannte, daß das Phlegma nicht die Ursache der Krankheiten, sondern eine Begleiterscheinung, ein Symptom derselben ist. „Sind es Humores, so sind sie doch nur von der Krankheit geworden, und die Krankheit nicht von ihnen.“

Im Anfang der Neuzeit wurden von allen großen Ärzten die Ursache der Krankheiten im Blute gesucht, und die Humoralpathologie feierte große spekulative Triumphe. SYDENHAM deutete die Fibringerinnsel als Ausdruck der Entzündung des Blutes, welche Ursache verschiedener Krankheiten war. Erst QUESNAY (1694 bis 1774) betonte, daß das Fibringerinnsel nicht die Ursache, sondern der Ausdruck vieler Krankheiten sei.

Im 18. Jahrhundert und in der ersten Hälfte des 19. Jahrhunderts wurde der diagnostischen und pathogenetischen Bedeutung des Fibringerinnsels größte Aufmerksamkeit geschenkt, und es wurden große Abhandlungen darüber geschrieben. Man beobachtete damals auch schon, daß in der Schwangerschaft das Fibringerinnsel im Aderlaßblut stark ausgebildet ist, und PIORRY (1794 bis 1879) ging so weit, jede Schwangere, deren Blut Fibringerinnsel ausschied, als krank zu betrachten. Andere suchten die Tatsache der gesteigerten Skg-Geschwindigkeit in der Schwangerschaft (Crusta gravidarum) objektiver zu erklären und hielten das Phänomen für Ausdruck einer Stauung im Uterus (VAN SWIETEN) oder gesteigerter Lebenskraft (HUNTER). Einem der letzten großen Anhänger der Humoralpathologie, dem Wiener pathologischen Anatomen ROKITANSKY (1804 bis 1878), war das Fibringerinnsel, das er im Leichen- und Aderlaßblute studierte, der Grundpfeiler seines spekulativen Systems.

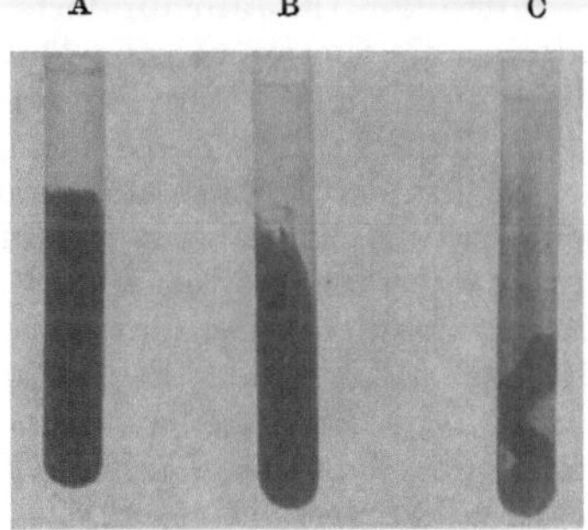

Abb. 1. Blutgerinnung in vitro.
A Blut ohne sichtbares Fibringerinnsel (Skg normal).
B Blut mit deutlich sichtbarem Fibringerinnsel (Skg beschleunigt).
C Blut mit abnorm viel Serum (Anaemie).

Die Ärzte des 17., 18. und im Anfang des 19. Jahrhunderts hatten die diagnostische Bedeutung des Fibringerinnsels weitgehendst gekannt. Es wurde beobachtet: als Symptom entzündlicher Erkrankungen seröser Häute bei Pleuritis, Perikarditis, Peritonitis; bei Entzündung der Organe, wie Pneumonie, Hepatitis, Nephritis; bei Entzündung der Schleimhäute, wie Bronchitis, Enteritis, und dazu wurde auch die Angina gerechnet. Ferner bei Gelenkerkrankungen, besonders bei akutem Gelenkrheumatismus, ferner bei Entzündungen der Haut, wie Furunkulose und Erysipel. Es war ferner ein Symptom verschiedener, allgemeiner Infektionskrankheiten (Blattern, Masern, Scharlach, Typhus u. a.). Es war damals schon bekannt, daß das Fibringerinnsel bei Infektionskrankheiten anders aussieht als bei lokalen Entzündungen, daß bei ersteren das Fibringerinnsel relativ schwächer ausgebildet und relativ viel Serum ausgepreßt wird, daß bei Anaemien, das Fibringerinnsel stark ausgebildet und besonders reichlich Serum ausgepreßt wird (Abb. 1).

Es wurde sogar beobachtet, daß im Verlaufe verschiedener Erkrankungen das Fibringerinnsel an Intensität wechselt und ein Maßstab der Ausdehnung der Erkrankung (insbesondere der Lungentuberkulose) ist. Und endlich war sogar bekannt, daß bei sehr schweren Erkrankungen das Fibringerinnsel wieder verschwinden kann (BOERHAVE, 1763).

Auch technische Angaben finden sich in der alten Literatur. So erwähnt SYDENHAM, daß das Blut beim Aderlaß zur Beurteilung der Fibrinschicht schnell ausfließen muß, und nicht langsam, tropfenweise den Arm herunterrinnen darf. Die Gefäße sollen gerade und glattwandig und nicht zu flach sein. Und MORGAGNI erwähnt ausdrücklich, daß man bei schlechter Technik der Blutabnahme die Bildung des Fibringerinnsels verhindern kann.

Die Kenntnisse waren möglich durch die beliebte und seit dem Altertum viel geübte Therapie der Aderlässe. Der Aderlaß wurde nicht nur in der Heilkunde der Griechen, sondern auch in der arabischen Medizin angewendet und erfreute sich im Mittelalter und bis zum Anfang des 19. Jahrhunderts immer zunehmender Beliebtheit. Im 18. Jahrhundert wurden bereits fast alle Krankheiten mit Aderlässen behandelt, ja in manchen Fällen mehrere Aderlässe an einem Tage gemacht. Es wurden sogar bis 50 Aderlässe innerhalb weniger Tage an einem Patienten vorgenommen und insgesamt fast 4 Liter Blut innerhalb zweier Tage abgenommen.

Mitte der 19. Jahrhunderts folgte eine scharfe Reaktion. Man lehnte den Aderlaß als therapeutische Maßnahme immer mehr ab, bis er tatsächlich fast überhaupt nicht mehr angewendet wurde. Führend in der Gegnerschaft gegen die kritiklose Anwendung des Aderlasses war der Homöopath HAHNEMANN (um 1810) und der deutsche Arzt DIETLEN und der Schwede HUSS, beide um 1850. Damit verloren die Ärzte das Beobachtungsmaterial des durch Aderlässe gewonnenen Blutes, und schließlich siegte in der theoretischen Medizin bald die Cellularpathologie (VIRCHOW) über die Humoralpathologie. Mit der allgemeinen Einführung mikroskopischer Studien in der Medizin wurden die Errungenschaften der makroskopischen Inspektion des Blutes vergessen. Die diagnostische Bedeutung der makroskopischen Beobachtung des Blutes geriet allgemein in Vergessenheit.

Bevor wir uns der Renaissance der makroskopischen Diagnostik des Blutes zuwenden, wollen wir die geschichtliche Entwicklung der *physikalisch-chemischen* Grundlagen der Skg-Geschwindigkeit der Erythrocyten betrachten.

HEWSON (1739 bis 1774) erkannte, daß das Fibringerinnsel „inflammatory crust" keine Neubildung des Blutes sei, sondern ein Gerinnungsprodukt der „Lymphe", nachdem sich dieselbe von den Blutkörperchen getrennt habe. Die Trennung der Lymphe von den Blutkörperchen kann durch zwei Umstände veranlaßt werden: durch Verzögerung der Gerinnung oder durch beschleunigte Skg-Geschwindigkeit der Blutkörperchen („increased velocity of sinking of the erythrocytes").

Über die Ursachen der beschleunigten Skg hat dann HERMANN NASSE ausgedehnte Studien angestellt (NASSE: Das Blut. Bonn 1836). Bereits HEWSON hatte festgestellt, daß Unterschiede im spezifischen Gewicht der Erythrocyten oder des Plasmas nicht die Ursache geänderter Skg-Geschwindigkeit sind. NASSE erweiterte diese Kenntnisse, indem er zeigte, daß bei künstlicher Verminderung des spezifischen Gewichtes des Plasmas durch Verdünnung mit isotonischen Salzlösungen die Skg der Erythrocyten nicht beschleunigt, sondern verlangsamt werde. Nach Zusatz spezifisch schwererer Stoffe, wie Gummi arabicum, wurde die Skg beschleunigt. Durch Verminderung der Erythrocytenkonzentration durch Serumzusatz in vitro wurde die Skg ebenfalls beschleunigt. Die wichtigste Feststellung aber war, daß die Skg abhängig ist von dem Grade der Agglomeration der Erythrocyten. „Bei der mikroskopischen Untersuchung des Blutes hatte ich gefunden, daß die Körnchen, je mehr sich ihrer verbinden, desto schneller zu Boden sinken." Während bereits von früheren Untersuchern (besonders HEWSON) dem Fibrin eine Rolle bei der Skg-Beschleunigung zugeschrieben wurde, erkannte NASSE, daß die Skg lange nicht in allen Fällen der Fibrinvermehrung proportional sei.

Es war mithin bereits in der ersten Hälfte des *19. Jahrhunderts* bekannt: *Methodisch:* Skg ist abhängig von der Höhe der Blutsäule und von der Zeit, in der das Blut gerinnt.

Theoretisch: Skg ist abhängig vom Erythrocytengehalt des Blutes, von der Größe der Erythrocytenagglomerate. Sie ist beschleunigt bei Steigerung der Viskosität des Plasmas (Zusatz von Gummi arabicum), verlangsamt bei Verminderung derselben (Verdünnung mit Kochsalzlösung). Sie ist beschleunigt bei vermehrtem Fibringehalt, in manchen Fällen aber auch ohne Fibrinvermehrung.

Diagnostisch: Die Skg ist beschleunigt bei Gravidität, bei Infektionskrankheiten, insbesondere Tbc. pulm., entzündlichen Erkrankungen Pneumonie, Hepatitis, Nephritis, Pleuritis, Perikarditis, Peritonitis, Polyarthritis, Furunkulose, Erysipel u. a. Die Skg nimmt zu bei fortschreitender Ausdehnung der Entzündung und kann in sehr schweren Fällen wieder normal werden.

In der zweiten Hälfte des 19. Jahrhunderts war die Skg in der Literatur und ärztlichen Diagnostik fast ganz in Vergessenheit geraten. 1. war der Aderlaß als therapeutische Maßnahme unbeliebt geworden; 2. war die Beurteilung der Skg von zu vielen verschiedenen Umständen abhängig, um bei der zunehmenden Exaktheit medizinischer Diagnostik weiterverwertet zu werden. Die Skg wurde ja im gerinnenden Blute festgestellt, und die Schnelligkeit der Gerinnung beeinflußte mit allen anderen Faktoren sehr stark die Ausbildung des Fibringerinnsels. Die Schnelligkeit der Gerinnung ist aber ein sehr variabler Vorgang, abhängig von der Geschwindigkeit der Blutabnahme, der abgenommenen Blutmenge, Temperatur u. v. a. So fand man in zwei aufeinanderfolgenden Aderlässen oft ganz verschieden stark ausgebildete Fibringerinnsel. Endlich spielt auch die Gerinnungszeit des Blutes eine Rolle, so war bei der Haemophilie die Skg groß, obwohl sie nur langsam vor sich ging, da die Gerinnung enorm verzögert ist.

Es war ein grundlegender Fortschritt, als BIERNACKI (aus Warschau) die Bestimmung der Skg in *ungerinnbarem* Oxalatblute empfahl. Er empfahl auch bereits die Ablesung der Skg nach $^1/_2$ Stunde, 1 Stunde und 24 Stunden. Er wies vor allem auf die diagnostische Bedeutung der Reaktion hin, erwähnt die starke Beschleunigung bei Arthritiden, Pneumonie und anderen fieberhaften Erkrankungen, die normalen und verlangsamten Werte bei funktionellen Neurosen, Emphysem und Herzkrankheiten. Wenn auch seine theoretische und methodische Darstellung, wie wir heute wissen, große Irrtümer enthält (so glaubte er, daß bei der Skg ein Teil des Plasmas von den Erythrocyten secerniert würde), ist er doch als der moderne Vorläufer der diagnostischen Skg-Reaktion anzusehen. So sprechen auch polnische und manche französische Autoren von „BIERNACKIS Reaktion“. Angeregt durch die

Arbeiten BIERNACKIS hat dann MÜLLER die Resultate weitgehendst bestätigt.

Doch wurde die diagnostische Bedeutung der Skg in der Folgezeit nicht beachtet und ist in Vergessenheit geraten. Wohl studierte BRAT Anfang des 20. Jahrhunderts die Autoagglutinationsphänomene des Menschen- und Tierblutes, und besonders BRAT stellte ausgedehnte Versuche über den Einfluß von Kochsalzlösungen Gelatine, Gummi arabicum auf die Skg-Geschwindigkeit des Blutes verschiedener Tiere an. Er fand auch, daß nach Pepton- und Gelatineinjektion die Skg beschleunigt ist und betonte die Bedeutung der Skg-Beschleunigung für die Entstehung von Thromben.

1913 empfahl CÉSARI die Messung der Skg-Geschwindigkeit des Pferdeblutes in 8 mm weiten und 300 mm langen Eprouvetten.

Die diagnostische Bedeutung der Skg aber wurde erst um das Jahr 1918 von zwei Autoren gleichzeitig und unabhängig voneinander hervorgehoben. 1917 beschrieb sie HIRSZFELD als ein Symptom der Malaria, und 1918 erschienen die ersten Arbeiten von FÅHRAEUS über die Skg, besonders als Schwangerschaftsdiagnostikum. 1920 veröffentlichte PLAUT (er begann die Arbeit ohne Kenntnis der Publikation von FÅHRAEUS) Untersuchungen über die diagnostische Bedeutung der Skg bei Geisteskrankheiten.

Besonders durch die Arbeiten von FÅHRAEUS, der sich auch eingehend mit der Theorie beschäftigte, wurde in der Folgezeit die Skg als diagnostische Methode ausgebaut, und eine enorme Literatur entstand in relativ kurzer Zeit.

Nach FÅHRAEUS, der 1921 eine grundlegende Arbeit über Geschichte, Theorie, diagnostische Bedeutung der Skg veröffentlichte und auch auf die Bedeutung der Skg für die Entstehung von Thrombosen, für die Bildung körniger Kapillarströmung und der Leichengerinnsel ausführlich hinwies, sind noch folgende Autoren zu den Pionieren der Skg-Reaktion zu zählen: ABDERHALDEN (Theorie), ASCHER (Augenkrankheiten), HÖBER (Theorie), LINZENMEIER (Methodik, Theorie, Gynäkologie), PLAUT (Psychiatrie), WESTERGREN (Methodik, Theorie, innere Medizin, besonders Tuberkulose). Nach der Publikation von FÅHRAEUS 1918 bis zu seiner großen Arbeit 1921 sind 17 Arbeiten über Skg der Erythrocyten erschienen.

1924 stellte WESTERGREN die Literatur von 1921 bis 1924 zusammen. Sein Literaturverzeichnis enthält bereits 324 Arbeiten. Bis 1928 konnten KATZ und LEFFKOWITZ über 662 Arbeiten berichten, die seit 1924 erschienen waren, und schließlich veröffentlichte LEFFKOWITZ im Jahre 1931 einen Bericht über weitere 564 Arbeiten, und 1934 ergänzte er seinen Literaturnachweis um weitere 151 Nummern.

Bis dato sind seit 1918 über 2000 Arbeiten über die Erythrocyten-Skg erschienen. Mit anderen Worten, es erscheint in der Weltliteratur etwa jeden dritten Tag eine Arbeit über Blutkörperchen-Skg.

Literatur.

BIERNACKI: Wien. med. Wschr. 1893, S. 1721 u. 1766; Dtsch. med. Wschr. 1897, S. 769 u. 847. BRAT: Berl. klin. Wschr. 1902, S. 1146 u. 1170; Z. klin. Med. 1905, Bd. 56, S. 380.

CÉSARI: Rev. gén. Méd. vét. 1913, Bd. 22, S. 521.

FÅHRAEUS: Biochem. Z. 1918, Bd. 89, S. 355 (Vorl. Mitt.); Acta med. scand. 1921, Bd. 55, S. 1.

HIRSZFELD: Schweiz. Korr. Bl. Ärzte 1917, S. 1007.

MÜLLER: Dissert. Berlin 1898.

NASSE: Das Blut. Bonn 1836.

PLAUT: Münch. med. Wschr. 1920, S. 279.

Zweites Kapitel.

Technik der Messung der Senkungsgeschwindigkeit.

Die Blutkörperchen-Skg in vitro ist ein Artefakt, da nicht die Skg der Blutkörperchen im Blutserum selbst beobachtet wird, sondern erst gerinnungshemmende Substanzen zugesetzt werden. Da aber alle gerinnungshemmenden Substanzen die Skg-Geschwindigkeit ändern, ist es notwendig, sich auf einen konstanten Zusatz zu einigen, um einheitliche Werte zu erzielen. Weiters ist die Skg-Geschwindigkeit von den Gefäßen abhängig, in denen das Blut zur Skg aufgestellt wird, daher die vielen wechselnden Angaben in der Literatur über die Skg-Geschwindigkeit.

Übersicht.

Beschleunigende Faktoren	Hemmende Faktoren
Temperatur über Zimmertemperatur Schiefstellung der Röhrchen Benetzung der Röhrchen oberhalb der Senkungssäule	Blutverdünnung mit gerinnungshemmenden Salzen und deren Lösungen (Natr. citric. usw.). Temperatur wesentlich unter Zimmertemperatur. Temperatur über 50° (durch Gerinnung). Sackung der Erythrocyten nach einer bestimmten Senkungsstrecke. Zu enges Lumen der Skg-Röhrchen (unter 1 mm). Längeres Aufbewahren des Blutes (über 2 bis 4 St.), besonders bei erhöhter Temperatur.

Blutabnahme.

Da das Blut der peripheren Arterien, Venen und Kapillaren die gleiche Skg-Geschwindigkeit hat, kann man das Blut aus allen Teilen der Peripherie zur Bestimmung der Skg entnehmen (REICHEL). Wichtig ist nur, daß die Blutabnahme schnell vor sich geht, daß sich nicht vor Durchmischung mit dem gerinnungshemmenden Zusatz kleine Gerinnsel bilden.

Für *Makromethoden* wird Blut meist durch Punktion einer Armvene gewonnen. Dabei ändert auch längere Stauung (1 bis 2 Min.) nicht die Skg-Geschwindigkeit. Bei besonders schlechten Venen ist es oft leichter, die A. cubitalis zu punktieren. Bei Verwendung dünner, scharfer Nadeln ist die Arterienpunktion leicht ausführbar und ganz ungefährlich.

Vor der Punktion wird in die Spritze das entsprechende Volumen (ein Viertel der abzunehmenden Blutmenge = ein Fünftel der gesamten in die Spritze aufzunehmenden Flüssigkeit) Citratlösung aufgezogen. Bei guter Punktion schiebt das einströmende Blut den Stempel der Spritze meist selbst zurück. Auf jeden Fall ist stärkere Aspiration mit der Spritze zu vermeiden, weil so immer etwas Luft mit eindringt und eine genaue Abmessung der Blutmenge unmöglich macht. Ist die nötige Blutmenge eingeflossen, so wird etwas Luft nachgezogen und durch mehrmaliges Neigen der Spritze mit Hilfe der aufgenommenen Luftblase das Blut mit dem Citrat schnell und vollkommen gemischt.

Bei Blutabnahme für *Mikromethoden* genügt die kleine Blutmenge, die man aus der Fingerbeere (besser als aus dem Ohrläppchen) entnehmen kann. Es gelingt unschwer 0,1 bis 0,2 ccm Blut aus der Fingerbeere zu entnehmen. Der Einstich wird nach Reinigung der Haut mit einem Schnepper oder einer dünnen Injektionsnadel vorgenommen. Stärkerer Druck des Fingers bei der Blutabnahme ändert nichts an den Resultaten der Skg. Will man die notwendige Menge Blut glatt entnehmen, so ist es zweckmäßig, nach dem Einstich erst $^1/_4$ Min. zu warten, denn kurz nach dem Einstich entsteht eine Gefäßkontraktion und es ist oft nicht leicht, Blut auszudrücken. Nach einer gewissen Latenzzeit löst sich der Spasmus der Präcapillaren, und auf leichten Druck quillt eine genügende Menge Blut heraus um auch aus einem einzigen Nadelstich genügend Blut für eine Mikro-Skg schnell zu gewinnen.

Wenn aus einem Einstich in die Fingerkuppe nicht genügend Blut hervorquillt, ist meist ein unrichtiges Drücken die Ursache. Es ist falsch (und schmerzhaft!) den Finger des Patienten von beiden Seiten einfach zusammenzudrücken (man versuche nur einmal, den Gummiballon eines Blutdruckapparates mit zwei Fingern auszudrücken). Der Finger muß vom Untersucher in die Faust genommen werden und es wird ein zunehmender Druck vom proximalen nach dem Distalende des Fingers ausgeübt. Quillt so auf den ersten, gelinden Druck nicht genügend Blut aus dem Einstich, so lockere man den Druck, um den Arterien die Möglichkeit zu geben, neues Blut in die Fingerkuppe zu treiben.

Von größter Wichtigkeit ist, daß der Finger vollkommen trocken ist, kleinste Reste von Alkohol beeinflussen die Skg-Geschwindigkeit. Außerdem rinnt das Blut über einem feuchten Finger gleich ab.

Ebenso ist bei Blutentnahme mit Spritze und Nadel auf größte Reinlichkeit der Instrumente zu achten (Schött). Wir aspirieren in die Punktionsspritze vor der Benützung immer etwas Citrat, schwenken damit die Spritze aus und spritzen die Flüssigkeit wieder ab, dann erst aspirieren wir die nötige

Citratmenge. Auf diese Weise ist die Spritze sicher rein. Sterilität derselben ist unnötig.

Gerinnungshemmende Zusätze.

Um die Skg in vitro zu ermöglichen, muß das Blut ungerinnbar gemacht werden. Dazu sind im Prinzip drei Wege möglich.

1. Glättung der Röhrchenwand (Öle, Paraffin, Athrombit usw.). Diese Verfahren haben sich nicht bewährt, da das Blut doch meist nach einiger Zeit gerinnt.

2. Zusatz gerinnungshemmender Substanz.

a) in fester Form (Hirudin, Novhirudin, Heparin, Oxalat, Citrat), dadurch wird allerdings jede Plasmaverdünnung vermieden, aber durch Änderung des osmotischen Druckes bei Lösung der Substanzen im Blute die Form der Erythrocyten und ihre Agglutinabilität geändert. Hirudin und Novhirudin ist außerdem teuer und der Zusatz kleiner Mengen zum Blut technisch nicht einfach.

b) in *isotonischer Lösung.* Dadurch wird zwar eine Plasmaverdünnung vorgenommen, was die Skg wesentlich ändert, aber die Erythrocytenform bleibt fast unbeeinflußt.

Während sich nun nicht allgemein entscheiden läßt, ob die Blutveränderung durch Zusätze in Substanz oder durch Verdünnung mit isotonischen Lösungen zweckmäßiger ist, sprechen für letztere Methode folgende Umstände:

Die Trockensubstanz, die zur einzelnen Blut-Skg als gerinnungshemmender Zusatz nötig ist, läßt sich in einfacher Weise nicht abmessen. Es würde daher zur Skg einmal eine größere, ein andermal eine geringere Menge gerinnungshemmender Kristalle zugesetzt werden. Dadurch werden die Verhältnisse aber inkonstant.

Bei isotonischen Lösungen aber ist es leicht, eine stets gleichbleibende Menge der Lösung abzumessen. Kleine Unterschiede in der Konzentration der Lösung scheinen die Skg nicht zu verändern (Westergren u. a.). So empfiehlt Linzenmeier eine 5%ige Natrium-Citrat-Lösung, während Westergren mit Recht die isotonische 3,8%ige Lösung vorzieht. Die 5%ige Citratlösung wirkt etwas stärker skg-hemmend als die 3,8%ige, doch ist der Unterschied praktisch unbedeutend (Meier). Dennoch sollten heute nur mehr streng isotonische Lösungen verwendet werden, da so eine Verschiebung des Wassergehaltes zwischen Blutkörperchen und Plasma vermieden wird.

Durch Zusatz isotonischer, gerinnungshemmender Lösungen wird die Skg in zwei entgegengesetzten Richtungen verändert. Die Plasmaverdünnung wirkt skg-hemmend, die Verminderung der Erythrocytenkonzentration beschleunigend.

Wie stark der Einfluß der Plasmaverdünnung sein kann, soll ein Beispiel zeigen. Das gleiche Blut wird in zweifacher Weise verdünnt.

I. Blut: isotonische Citratlösung 4 : 1.

II. Blut: isotonische Citratlösung: 1 : 1.

Beide Blutverdünnungen in 200 mm langen Westergrenröhrchen zur Skg aufgestellt, ergaben:

Min.	Blut I	Blut II
30	12	4
60	30	8
90	50	12

so zeigt das Blut II mit größerem Citratzusatz eine bedeutende Skg-Verlangsamung. Die Skg-Verlangsamung überwiegt stark den an sich skg-bescheunigenden Faktor der Konzentrationsverminderung der Erythrocyten.

Verdünnt man aber Blut, statt mit reiner Citratlösung, mit Citratplasma, so erhält man eine sehr starke Skg-Beschleunigung.

Beisp.: Blut I = Venenblut mit isotonischer Citratlösung 4 : 1.

Blut II = Blut I mit Citratplasma 1 : 1. Beide in Westergrenröhrchen aufgestellt, ergaben:

Min.	Blut I	Blut II
15	16	85
30	48	120

Zusatz isotonischer Citratlösung wirkt also, einerseits skg-verlangsamend (durch Plasmaverdünnung), anderseits beschleunigend (durch Verdünnung der Erythrocytensuspension), wobei der erstere Faktor den letzteren meist bei weitem übertrifft. Nach Rigoni senkt Blut mit starkem Agglutinationsvermögen nach Verdünnung mit Wasser langsamer, Blut mit schwachem Agglutinationsvermögen schneller. In ersterem Falle soll die Konglomeration überwiegen, im anderen die abstoßende Kraft der elektrischen Ladung der Erythrocyten, die durch die Verdünnung vermindert sein soll (?). Jedenfalls ist die Skg in kompliziertester und unberechenbarer Weise verändert, wenn verschiedene Mengen isotonischer Citratlösung zugesetzt werden.

Daraus geht hervor, daß der Zusatz der Citratlösung *genauest abgemessen* sein muß.

Die Autoren sind heute zum großen Teil übereingekommen, das Blut mit isotonischer Citratlösung im *Verhältnis 4:1* zu mischen. Es würde zwar ein Zusatz von einem Zehntel der Citratlösung vollkommen genügen, das Blut ungerinnbar zu machen, es ist aber zweckmäßig, den großen Citratüberschuß zu nehmen, da so eine Gerinnung sicherer verhütet wird. Alle Methoden, bei denen eine genaueste Mischung von Blut und Citrat im Verhältnis 4 : 1 nicht möglich ist (die meisten Mikromethoden), sind daher unverläßlich.

Gegen den Citratzusatz von einem Viertel der Blutmenge wurde eingewendet, daß bei *Anaemien* die Plasmakonzentration weniger geändert wird, als bei normalem Erythrocytengehalt des Blutes. Die Citratlösung dringt nicht in die Zellen ein, sondern verdünnt nur das Plasma (Bönniger und Herrmann u. a.). Blut von 5000000 Erythrocytengehalt enthält fast das gleiche Volumen Erythrocyten und Plasma. Bei Zusatz von einem Viertel Citratlösung der Blutmenge, entsteht somit eine Plasmaverdünnung von 20 Teilen Citratlösung auf 40 Teile Plasma. Bei einer Anaemie von Erythrocyten 2,5 Mill., die z. B. einen Haematokriten von etwa 25 hat, kommt bei gleichem Citratzusatz eine wesentlich geringere Plasmaverdünnung zustande. Die Mischung enthält jetzt 20 Teile Citratlösung auf fast 60 Teile Plasma.

Die Autoren schlugen daher vor, das Erythrocytenvolumen zu bestimmen (ABDERHALDEN, BÖNNIGER und HERRMANN, WIEMER, GRIMM, BROCKMANN und HIRZFELD, JERSILD) und entsprechend mehr oder weniger Citratlösung zuzusetzen. Demgegenüber ist einzuwenden, daß die Erythrocytenvolumsbestimmung durch den Haematokriten keine auch nur annähernd verläßliche Zellvolumsbestimmung ist, und wahrscheinlich nicht mehr ergibt als eine einfache Haemoglobinbestimmung (CSÁKI, KAUNITZ).

Manche empfehlen irrtümlicherweise die Erythrocytenzahl, andere den Haemoglobingehalt zu bestimmen (KAUFMANN) und darnach den Citratzusatz zu modifizieren.

Andere wieder (ROURKE und PLASS, U. M. MEIER) bevorzugen aus diesem Grunde den Zusatz fester Substanzen (Heparin, Hirudin) oder kleinster Mengen (1 bis 2 Tropfen) hochkonzentrierter Citratlösung, wogegen aber die oben angeführten Bedenken der Änderung des osmotischen Druckes sprechen.

Schließlich empfehlen GRAM, SCHÄFER, VÖGEL, ROURKE und ERNSTENE, MEIER u. a., die gefundene Skg-Geschwindigkeit auf Grund von empirischen Tabellen auf die entsprechende Skg-Geschwindigkeit bei normalem Erythrocytengehalt umzurechnen. Diese Tabellen wurden durch künstliche Blutverdünnungen empirisch festgelegt. In praxi versagen aber diese Methoden vielfach. Die Anaemie ist keine reine Verminderung der Erythrocytenzahl, sondern die Form und Größe der Erythrocyten ist dabei wesentlich verändert. Dadurch allein ist der Skg-Mechanismus ein anderer, und jede Umrechnung auf Grund von Tabellen eine leere Zahl.

Wenn man Austauschversuche zwischen Erythrocyten und Plasma vornimmt, so findet man bei normaler Erythrocytenform und -zahl, daß die Skg im wesentlichen von Plasmaeigenschaften abhängt. Wenn man aber zu einem Citratplasma gleiche Erythrocytenvolumina verschiedener Anaemien zusetzt, findet man wesentlich verschiedene Skg-Geschwindigkeiten (BENDIEN, NEUBERG und SNAPPER).

Von anderen Gesichtspunkten kommen WESTERGREN, THEORELL und WIDSTRÖM zu dem gleichen Ergebnis. Was wir durch die Skg kennenlernen wollen, sind in erster Linie die Veränderungen des Plasmas. Die Autoren haben die Skg-Reaktion und das Eiweißbild mit dem Zellvolumen verglichen und gefunden, daß bei Anaemien nicht selten eine relativ beschleunigte Skg zu beobachten ist, daß dieser Einfluß aber öfter fehlt; „die statistischen Korrelationen zum Eiweißbilde werden auch durch eine gemäß dem in-vitro-Einfluß von Veränderungen im Zellvolumen vorgenommene Korrektur der Skg-Reaktion nicht besser, sondern im Gegenteil etwas schlechter“. Eine generelle Korrektur der Skg-Reaktion wird deshalb abgelehnt.

Auch LEFFKOWITZ lehnt alle Korrekturen der Skg-Geschwindigkeit ab, er betont, daß die Skg für praktische Zwecke gerade durch ihre Komplexität die besten Resultate ergibt, „dazu kommt, daß ein großer Teil ihrer praktischen Bedeutung in der Einfachheit der Technik und Beurteilung liegt. Außerdem habe ich mich bei der Prüfung der verschiedenen Korrekturmaßnahmen nicht davon überzeugen können, daß sie für die Diagnostik einen Gewinn darstellen, der auch nur entfernt die Mühe, die Kraft und den Zeitaufwand lohnt“.

Wir werden an anderer Stelle zeigen (siehe S. 125ff.), daß die Korrekturmaßnahmen nicht nur keinen Gewinn darstellen, sondern gerade bei schweren Anaemien direkt zu einer Verfälschung der Skg-Resultate führen können.

Aufbewahrung der Citratlösung und des Blutes.

Wir verwenden nur sterile Citratlösung, da in älteren Lösungen Pilzwachstum das Citrat verändern kann. Es empfiehlt sich daher, das einmal geöffnete Citratfläschchen kühl aufzubewahren.

Das mit Citrat gemischte Blut kann einige Stunden (angeblich bis 12 Stunden) (LEFFKOWITZ, KOVÁCS, ROURKE und PLASS) aufbewahrt werden. Am besten bei Zimmertemperatur. Natürlich darf dabei vom Blute nichts verdunsten.

Immerhin nimmt aber die Skg-Geschwindigkeit bei Aufbewahrung des Blutes manchmal fast sofort etwas ab (BERCZELLER und WASTL, STÖCKLIN). Daher wäre für sehr subtile wissenschaftliche Vergleichsuntersuchungen möglichst frisch abgenommenes Blut zu verwenden. In 100 Doppelbestimmungen fand WESTERGREN, daß eine *Verwahrungszeit von 4 bis 5 St.* keinen Einfluß auf die Skg hat und erst nach 6 bis 8 St. Aufbewahrung in „seltenen Fällen" abweichende Resultate gefunden werden. Nach 24stündiger Aufbewahrungszeit des Blutes ist die Skg fast immer wesentlich verlangsamt. Dagegen soll nach ROURKE und PLASS bei Vermeidung jeder Verdunstung (Aufbewahrung des Blutes unter Öl) die Skg-Geschwindigkeit des Blutes nach 12stündiger Aufbewahrung in allen Fällen ungeändert sein.

Während der Aufbewahrung sedimentiert das Blut und muß vor Anstellung der Skg-Probe gut durchgeschüttelt werden.

Mehrmaliges Umschütteln in Abständen von 1 bis $1^1/_2$ St. gibt immer gleiche Skg-Resultate (KAEBSCH und SIMSCH). Sogar scharfes Zentrifugieren (20 Min. bei 2500 Umdrehungen ändert am Skg-Resultat nichts, wenn das Blut nachher gut durchgemischt wird (ROURKE und PLASS). Immerhin wurden aber nach sehr langem Schütteln geringe Skg-Beschleunigungen beobachtet (BERCZELLER und WASTL).

Temperatur.

Bei niederen Temperaturen ist die Skg verlangsamt und wird bei zunehmender Temperatur schneller.

Bei langsam sedimentierendem Blute kommt die Skg-Beschleunigung durch Erhöhung der Temperatur perzentuell stärker (zahlenmäßig weniger) zum Ausdruck.

Wir entnehmen den Kurven von WESTERGREN die in Tabelle 1 angeführten Werte. Ähnliche Werte finden ROURKE und PLASS, RIMINI u. a. Daraus geht die Regel hervor, daß man die Skg prinzipiell nur bei Zimmertemperaturen von 17 bis 20° C vornehmen soll. An heißen Tagen wären Grenzwerte der Beschleunigung entsprechend zu korrigieren, und besonders in ungeheizten Laboratorien ist im Winter die Skg-Hemmung bei der niederen Temperatur zu beachten. Angaben über höhere Normalwerte tropischer

Tabelle 1.

Temp.	15° C	20° C	25° C
Skg n. 1 St.	2	3	4
	4	7	10
	8	12	16
	14	18	24
	20	26	32
	30	38	46
	42	52	62
	60	70	80

Volksstämme sind vielleicht allein durch die höheren Laboratorientemperaturen erklärlich.

Unter vollständigem Lichtabschluß soll die Skg langsamer sein (LENZI).

Senkungsröhrchen und Ablesung der Senkung.

Die Skg-Röhrchen müssen glatt zylindrisch und durchsichtig sein. Die Skg-Geschwindigkeit ist abhängig von der Weite der Röhrchen und von deren Höhe (d. h. von der Höhe der Blutsäule und in geringerem Maße auch von der Einfüllungsart des Blutes).

a) Weite des Röhrchens. Über den Einfluß der Röhrchenweite auf die Erythrocyten-Skg gibt es bereits eine ausgedehnte Literatur. Ein Teil der Autoren findet in engen Röhrchen langsamere Skg (WESTERGREN, WIEMER), andere das Gegenteil (HORVAT, DUCCESCHI, YAMAMOTO, FEUERSTEIN). Wir selbst haben in einer größeren Reihe Skg in Westergrenröhrchen (W) (2,5 mm Lumen und 200 mm Länge der Blutsäule) mit Skg in Röhrchen mit 0,7 mm Lumen (E) bei gleich langen Blutsäulen (200 mm) verglichen.

Tabelle 2.

	15 Min.		30 Min.		45 Min.		60 Min.		2 St.		24 St.	
	W	E	W	E	W	E	W	E	W	E	W	E
I	1	0	2	1/2	3	1	4	2	11	7	—	—
II	1	1/2	3	2	5	3	7	5	12	11	—	—
III	2	1/2	—	—	8	3	10	8	24	18	—	—
IV	—	—	4	1	7	2	11	4	18	9	90	90
V	2	1	4	1	8	2	13	3	36	34	—	—
VI	2	1	6	2	11	5	16	11	24	23	—	—
VII	4	1	8	3	13	5	17	8	28	23	—	—
VIII	3	1/2	8	3	17	9	24	12	39	29	100	102
IX	6	1	28	15	37	30	53	55	63	66	—	—
X	15	1	41	4	60	12	76	33	107	103	116	114
XI	16	3	44	13	66	33	76	51	—	—	112	112
XII	20	1	53	2	82	38	105	88	—	—	106	102
XIII	45	2	68	4	—	—	—	—	—	—	120	120

Dabei zeigt sich also, daß die Skg in die dünnen Röhrchen anfangs durchwegs verlangsamt ist, später aber eine raschere Beschleunigung erfährt. Je rascher die Skg, um so größer ist der Unterschied in engen und weiten Röhrchen. Es ist somit der Kurvenverlauf der Skg in engen Röhrchen ein anderer als in den weiten und die Skg sind daher zu keinem Zeitpunkt etwa mit Hilfe einer Umrechnungskonstante vergleichbar.

Dadurch werden die widersprechenden Angaben der Autoren zum Teil erklärlich. WIEMER gibt eine eingehende Analyse des Mechanismus des Einflusses der Röhrchenweite auf die Skg-Geschwindigkeit. Enge Röhrchen beeinflussen die Skg teils hemmend, teils beschleunigend, so daß es in gewissen Grenzen nicht von der Weite des Röhrchens, sondern auch von der Eigenheit der einzelnen Blutprobe abhängt, wie die Skg bei wechselnden Röhrchendurchmesser beeinflußt wird. Enge Röhrchen beeinflussen die Skg am stärksten bei Blut hoher Skg-Geschwindigkeit ohne Anaemie mit vergrößertem Erythrocytendurchmesser, wie mir WESTERGREN mitteilt.

Anderseits soll von einer bestimmten Röhrchenweite an (etwa 1 mm) die Skg-Kurve gleich sein der in Röhrchen größerer Weite (POINDECKER und SIESS, LINZENMEIER, MAIA, KAUFMANN, RAU u. a.). Wir haben in einer großen Anzahl von Fällen Skg in Röhrchen mit 1,4 mm Lumen mit solchen in 2,5 mm Weite verglichen und uns überzeugt, daß in beiden Röhrchen, mit ganz seltenen Ausnahmen, der gleiche Skg-Verlauf stattgefunden hat. Ein Lumen von 1 mm halten wir für zu eng.

Zusammenfassend kann man festlegen, daß enge Röhrchen die Skg um so stärker beeinflussen, je enger sie sind, daß der Einfluß zunehmender Röhrchenweite auf die Skg schnell abnimmt und bei Röhrchenweiten um 1,4 mm praktisch vernachlässigt werden kann. Weiters ist der Einfluß engerer Röhrchen bei verschiedenem Blute verschieden stark.

b) Höhe der Blutsäule und Ablesung der Skg. Wird die *Skg* in Form einer *Kurve* registriert, so lassen sich drei Stadien unterscheiden (ROTHE). Im ersten Stadium bewegen sich die einzelnen Erythrocyten einfach der Schwere nach. In diesem Stadium geht die Skg relativ sehr langsam vor sich. Im zweiten Stadium sedimentieren Erythrocytenaggregate und in diesem Stadium zeigt die Skg schnell zunehmende Beschleunigung und erreicht sehr bald eine konstante Geschwindigkeit. Im dritten Stadium wird die Skg durch gegenseitige Bremsung der Erythrocytenaggregate zunehmend gehemmt (Sackungsstadium). Das Einsetzen des Sackungsstadiums ist von der Höhe der Blutsäule und vom Blutkörperchenvolumen abhängig. Die Sackung beginnt um so früher, je kürzer die Blutsäule und je größer das Erythrocytenvolumen des Blutes ist.

Es zeigt sich, daß bei einer Blutsäule von 100 mm Höhe bis 20 mm Skg-Strecke nur in seltenen Fällen durch *Sackung* gebremst wird. Mit anderen Worten, eine Skg von 20 mm wird in 100 mm Skg-Höhe in der gleichen Zeiteinheit vor sich gehen als in beliebig langen Blutsäulen. Bei höhergradigen Anaemien tritt die Sackung in 100 mm hohen Blutsäulen erst nach einer Skg-Strecke von 40 oder 50 mm ein. Im allgemeinen kann man sagen, daß die Sackung erst im zweiten Drittel der Skg-Strecke beginnt (REICHEL, STRÖM).

Nun haben verschiedene Autoren (LINZENMEIER u. a.) empfohlen, die Stunden-Skg bei verschieden hohen Blutsäulen *umzurechnen*. Das ginge aber nach dem Obengesagten nur, wenn die Sackung immer nach einer bestimmten Skg-Strecke beginnen würde. Sie ist aber nicht nur von der Höhe der Blutsäule, sondern auch vom Blutkörperchenvolumen abhängig. Daher ist keine Umrechnungsformel allgemein anwendbar (STÖCKLIN, GRAGERT).

Wie lange soll also eine Blutsäule sein, um die Skg richtig ablesen zu können? Wenn wir den Einstundenwert der Skg als diagnostisch maßgebend ansehen wollen, so müßte die Skg-Säule mindestens so lange sein, daß die Skg in der ersten Stunde durch Sackung nicht gebremst wird. Anderseits haben wir oben auseinandergesetzt, daß der Beginn der Sackung von der Höhe der Blutsäule und dem Erythrocytenvolumen abhängig ist. Da nun die Sackung frühestens (bei Polyglobulien) im zweiten Fünftel der Blutsäule beginnt, bei normalem Blutkörperchenvolumen aber erst knapp vor dem zweiten Drittel, läßt sich allgemein folgende Regel ableiten:

Verlangsamte und normale Einstunden-Skg (0 bis 12 mm) lassen sich in Skg-Säulen von 50 mm Höhe einwandfrei bestimmen. Mäßige Beschleunigungen (bis 30 mm) lassen sich in solchen von 100 mm Skg-Säule und mittelstarker Beschleunigungen (bis 60 mm) in Blutsäulen von 200 mm einwandfrei bestimmen. Für Einstunden-Skg über 60 mm ist auch das 200 mm lange Westergrenröhrchen zu kurz.

Aus diesen Gründen empfehlen wir die *erste Ablesung* bereits nach $^1/_2$ St. zu machen. Die Skg der ersten halben Stunde ist bei genügend langer Blutsäule, (wo die Skg durch Sackung nicht gebremst wird), immer kleiner als die Hälfte des Einstundenwertes. Ist also in irgendeiner Skg-Säule der Halbstundenwert größer als die Hälfte des Einstundenwertes, so wissen wir mit Sicherheit, daß der Einstundenwert durch beginnende Sackung gebremst, also in längeren Röhrchen größer wäre. Der Einstundenwert allein sagt aber, auch wenn die Länge der Blutsäule bekannt ist, nicht, ob er durch Sackung gebremst ist oder nicht. Z. B. Tabelle 3.

Tabelle 3.

	100 mm hohe Blutsäule		200 mm hohe Blutsäule	
	$^1/_2$ St.	1 St.	$^1/_2$ St.	1 St.
I	3	9	3	9
II	18	37	20	48
III	28	45	30	63
IV	40	54	53	105

Blut I zeigt einen Halbstundenwert, der wesentlich kleiner ist als die Hälfte des Einstundenwertes, daher ist der Einstundenwert durch Sackung nicht verkleinert. Beweis: im 200 mm langen Röhrchen ist der Einstundenwert auch nicht größer als im 100 mm Röhrchen. *Blut II.* Durch Sackung verkleinerter Einstundenwert im 100 mm Röhrchen. *Blut III.* Stärkere Sackung als bei Blut II im 100 mm Röhrchen. *Blut IV.* Einstundenwert auch im 200 mm Röhrchen durch Sackung verkleinert.

Dazu kommt noch, daß der Beginn der Sackung nicht nur von der Höhe der Skg-Säule, sondern auch vom Erythrocytenvolumen abhängig ist. Es ist daher eine allgemeine *Umrechnung* der Skg-Zahl verschiedener Methoden nur annäherungsweise möglich (Salomon, Reichel). Dennoch haben verschiedene Autoren (Westergren, Pfaff, Wellner, Ström u. a.) Vergleichszahlen zur Umrechnung verschiedener Methoden angegeben. Pfaff hat die Unsicherheit der zahlenmäßigen Umrechnung sehr schön in Form einer Flächenkurve dargestellt.

Die Tabelle 4 gilt nur für Citratblut im Verdünnungsverhältnis 1 : 4. Die Autoren haben bei der Bestimmung der Vergleichswerte verschiedener

Methoden meist nicht genügend auf schwere Anaemien Rücksicht genommen. Da aber der Grad der Anaemie in erster Linie den Beginn der Sackung bestimmt, hielten wir es für notwendig, die Vergleichswerte zu Skg in 200 mm Blutsäulen nicht in einzelnen Zahlen, sondern in Grenzwerten anzuführen. Es gelten also in der Vergleichstabelle die höheren Skg-Werte bei kürzeren Blutsäulen für Skg in anaemischem Blute.

Tabelle 4.

Vergleich verschiedener Skg-Apparaturen (Einstundenwerte verschiedener Skg-Höhen und Zeitablesung nach LINZENMEIER).

200 mm Bluts.	100 mm	50 mm	50 mm Zeitabl. (Min.) bei 18 mm Fallstrecke
0—$^1/_2$	0—$^1/_2$	0—$^1/_2$	∞—(?)
1—2	1—2	1—2	(?)—500
5	5	5	400—200
10	10	10	250—120
13	13	11—13	160—100
15	15	12—15	140 — 90
25	20—25	15—25	90 — 60
40	30—40	über 20	60 — 15
60	40—60		
90	55—80		

So fanden wir z. B. bei einer schweren Anaemie (Erythrocyten 1,3, Hgl. 32) im 200 mm langen Röhrchen eine Senkung von 15 mm, im 100 mm Röhrchen ebenfalls 15 mm. Bei einem Blute mit normalem Erythrocytengehalt und 100 Haemoglobin im 100 mm-Röhrchen 19 mm, im 200 mm langen Röhrchen aber 28 mm nach einer Stunde.

Prinzipiell falsch ist die Angabe der Skg in Prozenten der Höhe der Blutsäule nach PESCHEL, MORRIS und RUBIN u. a. (siehe S. 26). Ebenso ist die viel diskutierte LINZENMEIERsche *Formel* der Umrechnung des Stundenwertes (s) einer beliebigen Skg-Säule (a) auf die Skg von 100 mm Blutsäule (x) $\frac{s}{a} = \frac{x}{100}$ prinzipiell unrichtig (siehe S. 16).

Wir möchten aus den angeführten Gründen der Ablesung der Skg nach $^1/_2$ St. und nach 1 St. den Vorzug geben vor anderen Ablesungen (siehe unten).

Der *24-St.-Wert* ist daneben von Wichtigkeit, da er in Verbindung mit dem Einstundenwert eine grobe Schätzung des Haemoglobingehaltes ermöglicht. Außerdem sind nach 24 St. meistens die weißen Blutkörperchen als weißlichgraue Schichte über dem Erythrocytensediment abgesetzt, und es kann eine Leukocytose erkannt werden. Die Schichte der weißen Blutkörperchen beträgt normalerweise nach 24 St. höchstens 1% der gesamten Höhe der Skg-Säule.

Ist die Höhe der *weißen Blutkörperchenschichte* wesentlich höher, so beweist dies eine Vermehrung derselben. Bei Leukaemien konnten wir nach 24 St. weiße Blutkörperchen in hoher Schichte über dem Sediment der roten beobachten, die mehr als 20% der gesamten Höhe der Skg-Säule ausmachte.

Je schneller eine Skg ist, um so dichter sind die Erythrocyten im Endsediment aneinandergelagert. Daher ist der Endwert der Skg nicht nur vom Zellvolumen, sondern auch von der Skg-Geschwindigkeit abhängig. Daher empfiehlt WESTERGREN, um den Endwert der Skg dem wahren Haematokritwert mehr anzunähern, nach Ablesung des 2-St.-Wertes in vertikal stehenden Röhrchen, die Röhrchen um 45° zu neigen, wodurch die Skg stärker beschleunigt wird (siehe S. 22). Kurven zur Berechnung des Haemoglobingehaltes aus dem 24-St.-Wert der Skg siehe WESTERGREN: Erg. f. inn. Med. u. Kinderh., Bd. 26, S. 616 (siehe auch: WESTERGREN, THEORELL und WIDSTRÖM). Doch ist diese Methode der Haemoglobinbestimmung, besonders bei höhergradigen Anaemien, ungenau (LOTTRUP und LEBEL).

Praktisch wichtig ist, daß ein 24-St-Wert im vertikalen Skg-Röhrchen, der wesentlich größer als die Hälfte der Gesamthöhe der Blutsäule ist, das Vorhandensein einer Anaemie beweist.

Nach 24 St. ist die Skg meist beendet, d. h. die Erythrocyten senken sich jetzt nicht mehr weiter, außer (selten) bei stark verlangsamter Skg, wo die vollständige Sedimentierung erst in einem späteren Zeitpunkte eintritt. Der 24-St.-Wert ist bei allen Skg-Röhrchen im Verhältnis zur Gesamthöhe der Skg-Säule der gleiche. Das heißt, daß ein Blut, welches in einer 50 mm hohen Skg-Säule nach 24 St. 25 mm gesenkt hat, in einer 100 mm langen Skg-Säule 50 mm, in einer 200 mm Säule 100 mm gesenkt hätte.

WESTERGREN u. a. empfiehlt die *Ablesung* des Ein- und Zweistundenwertes. Da aber der Einstundenwert öfter bereis im Sackungsstadium liegt als der Halbstundenwert, halten wir an unserer Ablesung fest. Schließlich ist es auch vorteilhafter, innerhalb einer Stunde eine Untersuchung abschließen zu können als 2 St. darauf zu verwenden. Die Ablesung des 24-St.-Wertes erfordert ja wenig Aufmerksamkeit, da ein Zeitunterschied von einigen Stunden dabei kaum eine Rolle spielt. Der 24-St.-Wert kann praktisch auch nach 20 oder 30 St. abgelesen werden.

Die Ablesung der Skg in sehr häufigen kurzen Intervallen (WESTERGREN u. v. a.), die schließlich zur photographischen Registrierung in Kurvenform geführt hat (STAMMREICH), ist für wissenschaftliche Untersuchungen zweifellos ideal (siehe auch GOLLNOW).

Daneben wurden verschiedene Ablesungszeiten empfohlen, Mittelwerte berechnet, Quotienten ausgeklügelt, die zum großen Teil weder einer Kritik standhalten können, noch in der Praxis sich bewähren (siehe Zusammenstellung von LEFFKOWITZ in HIRSCHFELD und HITTMAIR, Handb. d. allg. Haematologie, Bd. II, 1. Teil, S. 452).

Von prinzipieller Wichtigkeit und noch vielfach in Verwendung ist die Methode der Ablesung nach LINZENMEIER. Dieser Autor mißt nicht die Skg-Strecke nach einer bestimmten Zeit ab, sondern vermerkt die Zeit, nach welcher eine bestimmte Skg-Strecke zurückgelegt wurde.

Diese Ablesungsart hat den prinzipiellen Vorteil, daß die Skg unter allen Umständen vor Beginn des Sackungsstadiums abgelesen werden kann. Wenn die Marke im Verhältnis zur Gesamtlänge zur Blutsäule richtig angesetzt wäre, könnte man diese Ablesung als theoretisch gut fundiert ansehen. LIN-

ZENMEIER nimmt die 18-mm-Strecke bei etwa 50 mm langen Röhrchen. Diese Strecke ist für die meisten Fälle relativ zu lang (siehe STUHLMANN, der die Zeit, in der die 18-mm-Marke im Linzenmeierröhrchen erreicht wird, mit längeren Röhrchen vergleicht und im ersteren durchwegs Skg-Hemmung findet; ebenso STÖCKLIN).

Demgegenüber steht der schwerwiegende praktische Nachteil, daß man bei der Zeitablesung ein Röhrchen oft lange, bis Stunden beobachten muß, bis das Blut die Marke eben passiert. Bei gleichzeitiger Anstellung mehrerer Skg muß der Beobachter oft tatsächlich längere Zeit beim Skg-Gestell bleiben. Bei Frauen mit normaler Skg-Geschwindigkeit ist die 18-mm-Grenze meist in einigen Stunden erreicht, doch kann es bei Männern mit noch normaler Skg 12 bis 24 St. dauern, bis die 18-mm-Grenze erreicht ist. Für solche Fälle ist die Methode dann praktisch nicht nur schwer durchführbar, sondern die Resultate auch irreführend (siehe S. 23). Demgegenüber ist die Ablesung nach einer bestimmten Zeit weniger zeitraubend.

Da bei der Ablesung nach LINZENMEIER die Skg eines nicht anaemischen Blutes immer erst im Sackungsstadium abgelesen wird, bei schwerer Anaemie aber vor Beginn der Sackung, spielt die Anaemie bei dieser Skg-Methode eine größere Rolle als bei anderen Methoden und macht die Beurteilung der Skg-Werte gleichzeitig noch schwieriger. Daß die Skg-Ausschläge bei Anaemien noch größer sind, als bei anderen Methoden, ist ein gewisser Vorteil, da man bei einmaliger Untersuchung eher auf das Vorhandensein einer Anaemie aufmerksam wird. Anderseits ist aber gerade die Tatsache, daß bei einer Gruppe von Anaemien die Skg vor dem Sackungsstadium nicht beschleunigt ist, diagnostisch wertvoll (s. Kapitel III G), sodaß wir der Ablesung der Skg nach einer bestimmten Zeit unbedingt den Vorzug geben.

Über die Skg-Strecke, die nach der LINZENMEIERschen Ablesungsart gewählt werden soll, sind auch verschiedene Vorschläge gemacht worden (LÖHR, STUHLMANN, MORAL, FRISCH und STARLINGER, LITTEN und SZPIRO, BOCHNER und WASSING).

Vereinheitlichung der Methodik. Da die Skg ceteris paribus von der Länge der Skg-Säule abhängt und niemand alle Skg-Methoden kennen kann und — leider — eine Vereinheitlichung der Methodik in absehbarer Zeit nicht wahrscheinlich ist, möchten wir vorschlagen, wenigstens zu jedem Befund die Länge der Blutsäule und die Art der skg-hemmenden Zusätze anzugeben, also statt 10 mm, 24 mm, 120 mm (WESTERGREN) wäre korrekt zu schreiben Skg nach 1 St. 10 mm, 2 St. 24 mm, 24 St. 120 mm (Blutsäule 200 mm mit 20% einer 3,8%igen Citratlösung nach WESTERGREN). Oder nach unserem Vorschlag die Ablesung nach $^1/_2$ St., 1 St. und 24 St. Angaben bloßer Skg-Zahl ohne Angabe der Methode sind fast völlig wertlos und den meisten Lesern unverständlich.

c) Einfüllungsart des Blutes in Skg-Röhrchen. Wir konnten zeigen, daß die Art der Blutfüllung in Skg-Röhrchen die Skg-Geschwindigkeit beeinflußt. Es gibt zweierlei Arten der Einfüllung: Röhrchen, die unten zugeschmolzen sind, nach Art von Eprouvetten (Typus der Linzenmeierröhrchen), werden von oben mit Spritze und Nadel gefüllt. Pipetten, die unten offen sind und dann in ein Skg-Gestell eingeklemmt werden (Typus der Westergrenpipetten), werden durch Ansaugen des Blutes aus einem Schälchen gefüllt. Der Unterschied ist der, daß im ersten Falle Blut die Wandung des Röhrchens oberhalb der Blutsäule nicht oder kaum benetzt, im zweiten Falle aber das Blut erst über die oberste Marke aspiriert werden muß, um dann nach Abfließenlassen des Blutes auf die oberste Marke eingestellt zu werden. Es zeigt sich nun, das die Skg-Geschwindigkeit anfangs nicht unwesentlich beschleunigt ist, wenn die Glaswand oberhalb der Skg-Säule mit Blut benetzt wurde (Reichel). Die Unkenntnis dieses Umstandes kann bei genauen Vergleichsuntersuchungen zu Irrtümern führen.

Wir zeigten dies in folgender Weise. In einer Reihe (↓) wurde Blut in 100 mm hoher Skg-Säule in Westergrenröhrchen aspiriert. Es war das Westergrenröhrchen von Teilstrich 0 bis 100 mit Blut gefüllt, von 100 bis 200 war Luft, die, unten abgeschlossen, die Blutsäule hielt. Das Blut wurde vor Einstellung auf die Marke 0 etwas höher hinaufgesaugt, wie man es bei der Westergren-Methode und bei allen analogen Pipettenmethoden machen muß. In einer zweiten Reihe (↑) wurde das Blut bis Marke 100 angesaugt und durch vorsichtiges Kippen der Pipette bis zur Marke 0 zurückfließen gelassen. Es wurde so die Marke 0 durch Zufließen des Blutes von der unteren Pipettenhälfte aus erreicht und die Wand oberhalb der Nullmarke nicht mit Blut benetzt. Es war dies eine Nachahmung der Füllungsart unten verschlossener Röhrchen (Typus Linzenmeier). Es zeigte sich nun, daß die Skg nach der ersten Füllungsart anfangs schneller verlief als nach der zweiten.

Tabelle 5.

Blut	15 Min.		30 Min.		45 Min.		60 Min.		24 St.	
	↓	↑	↓	↑	↓	↑	↓	↑	↓	↑
I	—	—	—	—	—	—	1	1/2	—	—
II	1/2	0	1	1/2	2	1	3	2	43	43
III	1	0	—	—	2	1/2	4	2	39	39
IV	1	1/2	2	1	3	2	5	3	50	50
V	1	0	2	1/2	4	1	6	3	41	39
VI	1 1/2	1/2	4	2	6	5	10	8	48	48
VII	2	1	5	4	9	8	13	12	—	—
VIII	4	1	11	8	—	—	21	17	51	50
IX	4	1/2	—	—	—	—	22	19	—	—
X	4	1 1/2	12	10	19	17	26	24	—	—
XI	10	8	—	—	28	26	43	43	—	—
XII	5	1	23	10	37	27	—	—	—	—
XIII	12	2	29	14	45	35	50	45	—	—
XIV	43	35	65	62	71	70	74	73	—	—

Das ist wichtig zu wissen, denn die unten geschlossenen Röhrchen werden oft nach der ersten Füllungsart gefüllt. Wenn man nämlich das Blut im Röhrchen Typus Linzenmeier aufbewahrt und nach einiger Zeit zur Anstellung der Skg im Röhrchen selbst durch Umschwenken durchmischt, so wird die Gefäßwand oberhalb der Blutsäule ausgiebig benetzt. Man muß wissen, daß dieser Umstand zu einer gewissen Skg-Beschleunigung führt, was bei genauem Vergleich mehrerer Skg im Verlaufe eines Krankheitsfalles wichtig sein kann.

Die in der Tabelle dargestellten Skg-Unterschiede sind erklärlich, wenn wir an die Skg in schiefgestellten Röhrchen denken (siehe unten). Der Strom der vertikal sinkenden Blutkörperchen trifft auf die, sich in schräger Richtung der Glaswand entlang bewegenden und bewirkt so eine lawinenartige Vergrößerung der Aggregate (LINZENMEIER). Nun werden in dem an der Glaswand abfließenden Blute die Erythrocyten sich gegenseitig hemmende Aggregate bilden, neben denen das Plasma schneller abfließt. Die Erythrocytenaggregate bewirken dann eine gewisse Skg-Beschleunigung, sobald sie in die Blutsäule einfließen. So wurde auch gefunden, daß die Skg in langsam fließendem Blute in vitro erheblich beschleunigt ist (siehe S. 104).

Es ist somit durch Rückfluß des Blutes im Typus der Westergrenpipetten und ebenso beim Linzenmeierröhrchen, wenn sie vor der Skg umgeschwenkt wurden, die Skg anfangs deutlich beschleunigt, und zwar besonders im Bereiche der ersten 5-mm-Skg-Strecke.

d) Schiefstellung der Skg-Röhrchen. Eine Kugel rollt über eine schiefe Ebene um so schneller ab, je steiler die Ebene geneigt ist. So könnte man erwarten, daß bei senkrecht stehendem Skg-Röhrchen die Erythrocyten am schnellsten, bei Schiefstellung langsamer sedimentieren. Gerade das Gegenteil ist der Fall. BOYCOTT beobachtete als erster, daß in schräggestellten Röhrchen die Skg wesentlich *beschleunigt* ist, und zwar innerhalb gewisser Grenzen zunehmend, bei wachsender Abweichung von der Vertikalen. Ferner fand er bereits, daß bei Schiefstellung der Röhrchen die Beschleunigung in engeren Röhrchen stärker ist als in weiteren. Während wir oben erwähnten, daß bei vertikalen Röhrchen die Skg von einer bestimmten Weite aufwärts in weiten Röhrchen die gleiche ist, beeinflußt bei schiefgestellten Röhrchen die Weite desselben bei jedem Kaliber die Skg-Geschwindigkeit.

LUNDGREN meinte, daß die Skg in schiefgestellten Röhrchen höchstens so schnell sei, daß die Projektion auf die Vertikale gleich ist der Skg in vertikalgestellten Röhrchen. Dagegen fanden BERCZELLER und WASTL bei Schiefstellung auch noch stärkere Beschleunigungen, so daß eine allgemeine Umrechnung schief auf vertikal gestellter Skg nicht statthaft ist. Die Erklärung und das Studium der stärkeren Skg-Beschleunigung in schiefgestellten Röhrchen war für die Theorie der Skg von großer Bedeutung (BRINKMAN und WASTL, BERCZELLER und WASTL, LINZENMEIER, KAUFMANN, BALACHOVSKI, LUNDGREN u. a.).

Die Skg ist kein einfaches Herunterfallen von Erythrocyten im Plasma, sonst müßte sie in schiefgestellten Röhrchen verlangsamt sein. Das wesentliche skg-beschleunigende Moment ist die Agglomeration der Erythrocyten zu Haufen, und diese Haufen fallen mit viel größerer Geschwindigkeit als die einzelnen Erythrocyten. Nun treffen bei schiefgestellten Röhrchen die senkrecht fallenden Blutkörperchen und deren Agglomerate auf diejenigen, die am unteren Rande des geneigten Röhrchens abrollen. Dabei entstehen Gebilde, die sich lawinenartig vergrößern. Je waagrechter das Röhrchen steht und je geringer sein Durchmesser ist (beides in gewissen Grenzen) um so schneller treffen die senkrecht fallenden auf die rollenden Blutkörperchen. Dazu kommt noch, daß beim schrägen Röhrchen nicht der gesamte Plasmastrom sich zwischen allen Blutkörperchen durchzwängen muß, er nimmt hauptsächlich den Weg an der oberen Wand des Röhrchens.

Fehlerbreite der Senkungsmethodik.

Wir haben oben auseinandergesetzt, daß die Skg-Geschwindigkeit abhängig ist von gerinnungshemmenden Zusätzen, der Höhe und Weite des Skg-Röhrchens, von der Füllungsart des Röhrchens, von der Umgebungstemperatur, von der Art und Zeit der Blutaufbewahrung. Wenn man alle diese Faktoren möglichst konstant hält, findet man immer noch kleine Schwankungen im Skg-Resultat. WESTERGREN empfiehlt, Skg-Unterschiede von 10% + 1 mm nicht zu berücksichtigen. Mithin ist zum Beispiel ein Skg-Unterschied von 100 und 111, bzw. 89 nicht beweisend.

Auf all diese Umstände wäre bei Untersuchungen geringer Skg-Schwankungen kritisch zu achten und die meisten Arbeiten über Beeinflussung der Skg durch Tageszeit, Nahrungsaufnahmen, Menstruation sind aus diesem Grunde nicht beweisend.

Ganz besonders aber ist zu warnen, die Schwankungen der LINZENMEIER-Methode zu überschätzen. Bei dieser Methode bestimmt man die Skg fast immer im Sackungsstadium, und da sind große Unregelmäßigkeiten sehr häufig. So werden bei gesunden, nüchternen Männern Skg-Schwankungen von vielen Stunden bis zur Erreichung der 18 mm-Grenze beobachtet (IWANOW und BASILEWITSCH, ENGELMANN u. a.). Es verdunstet ja während der langen Skg-Zeit Flüssigkeit aus den offenen Röhrchen und anderseits wissen wir, daß durch das lange Stehen des Blutes allein die Skg verlangsamt wird.

Methoden der Messung der Senkungsgeschwindigkeit.

Die Bestimmung der Skg-Geschwindigkeit der Erythrocyten ist eine Bestimmung unter künstlich veränderten Umständen. Wir haben oben angedeutet, wie weit die einzelnen Umstände die Skg-Geschwindigkeit beeinflussen.

Es geben also die verschiedenen Apparate (und es gibt deren an 100) verschiedene Skg-Geschwindigkeiten, und das ist die große Schwierigkeit der allgemeinen Verbreitung dieser an sich so wichtigen und einfachen diagnostischen Methode. Ein derartiger Methodenwirrwar ist wohl in der Medizin einzig dastehend. Eine kleine Übersicht über die Methoden findet sich bei LEFFKOWITZ, eine kritische Sichtung der Mikromethoden bei REICHEL. Wir wollen hier nur die Methoden darstellen, die unseres Erachtens die vorteilhaftesten sind.

Für spezielle Zwecke wurde auch die Erythrocyten-Skg statt im Plasma in Kochsalzlösung, Hayemscher Lösung (siehe S. 36 u. 129) (BEHRENS), Liquor cerebrospin. (HERMAN und HALBER), Lymphe (RUSSEL und BOYD), Trans- und Exsudaten (GARNIER und OUMANSKY, RADOSAVLIÉVITSCH), und Gelenkergüssen (siehe S. 142) untersucht.

1. Photographische Registrierung.

Der „Sedigraph“ von STAMMREICH (E. LEITZ, Berlin). Höhe der Blutsäule 55 mm. Weite des Röhrchens 5 mm. Ein lichtempfindliches Papier, das auf einer Trommel innerhalb 4 St. um 360° gedreht wird, stellt die Skg auf photographischem Wege als Kurve dar. Eine höhere Blutsäule wird beim „Sediphot“ von SACHS (R. KALLMEYER, Berlin) verwendet. (200 mm Blutsäule.) Dieser Apparat registriert aber die Skg durch automatische Belichtung nur nach 1 und 2 St. Neuerdings wurde von SULKOWITSCH in Amerika ein Apparat zur photographischen Registrierung (mit niedriger Blutsäule) angegeben.

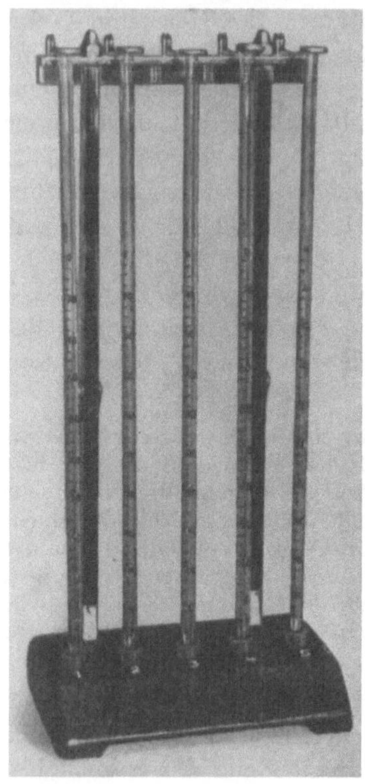

Abb. 2. Apparat nach WESTERGREN mit Millimeterteilung nach KATZ (Ausführung von E. LEITZ, Berlin NW 7, Luisenstr. 45). 1/4 der nat. Größe.

Vorteile: Kurvenmäßige, automatische Registrierung.

Nachteile: Niedrige Blutsäule. — Hoher Anschaffungspreis. — Teurer Betrieb (Lichtempfindliches Papier). — Umständlichkeit (Entwicklung in der Dunkelkammer).

2. Senkung in langen Pipetten.

Die gebräuchlichste Methode ist die von WESTERGREN. 300 mm lange Pipetten mit einem Lumen von zirka 2,5 mm Weite.

Nach WESTERGREN haben die Pipetten eine Marke in 200 mm Höhe, von unten gemessen. KATZ hat zweckmäßigerweise eine Millimetereinteilung empfohlen, so daß auf dem Röhrchen 200 mm abwärts eine Millimetereinteilung eingeritzt ist. Die Pipetten dürfen unten nicht verengt sein, so daß sie in der ganzen Länge die gleiche Weite haben (Abb. 2).

Es ist ganz unnötig, die Pipetten so herzustellen, daß der Rauminhalt genau ein Kubikzentimeter faßt. Das Lumen wäre in diesem Falle etwas kleiner als 2,6 mm. Manche Fabrikanten glauben die Pipetten so eichen zu müssen, wodurch die Pipetten unnötig verteuert werden. WESTERGREN selbst gibt eine Weite zwischen 2,4 und 2,7 mm an, was einem Rauminhalt von 0,9 bis 1,2 ccm entspricht.

Die Pipetten werden in einem Gestell so aufgestellt, daß eine elastische Metallfeder auf das obere Ende drückt und das untere Ende gegen einen

Gummipfropfen elastisch anpreßt. Sehr wichtig ist, daß die Pipetten genau vertikal stehen.

Das Blut wird durch Punktion (siehe S. 10) gewonnen. Die Spritze muß mindestens 2 ccm Rauminhalt fassen und genau graduiert sein. Vorerst wird die Spritze mit einem Teil isotonischer Citratlösung gefüllt und dann genau 4 Teile Blut aufgezogen (siehe S. 10).

Die Mischung von Blut und Citrat in der 2-ccm-Spritze ist nicht ganz genau, da die Citratmenge von 0,4 ccm schwer genau abgemessen werden kann, weil im Konus der Spritze noch x cmm Citratlösung bleibt. Dazu kommt dann 1,6 ccm Blut. Wir mischen also 0,4 + x Citratlösung mit 1,6 ccm Blut. Die Mischung ist daher genauer, wenn man eine 5 ccm-Spritze verwendet, da bei den größeren Volumverhältnissen (1 ccm Citrat + 5 ccm Blut) die Flüssigkeit im Spritzenkonus perzentuell eher zu vernachlässigen ist.

Nach Durchmischung von Blut und Citrat wird das Blut in ein Schälchen gespritzt und gleich in die Pipette aufgezogen, oder man spritzt das Blut direkt aus der Spritze in die waagrecht gehaltene Skg-Pipette (Guthmann, Schneider). Das Blut kann auch einige St. in einem kleinen, gut verschließbaren Gefäß aufbewahrt werden (s. S. 14).

Zur Anstellung der Skg wird nun das Blut in die Pipette bis zur Marke 200 mm aufgesaugt und die Pipette im Gestell eingeklemmt. Sind Luftblasen mit dem Blute aufgezogen, so sammeln sie sich an der oberen Grenze, was aber die Skg kaum nennenswert stört. Die Ablesung erfolgt durch Messung der Höhe der Plasmaschichte (siehe S. 18f.).

Löhr empfahl die Ablesung der Zeit nach Erreichung von 24 mm, Blumenthal im modifizierten Westergrenröhrchen, die Ablesung der Zeit nach Erreichung der 80-mm-Marke.

Wichtig ist, daß die Pipetten rein und trocken sind, sonst bleiben an der Wand während der Skg Erythrocytenhaufen hängen (nicht zu verwechseln mit unscharfer Grenze; siehe S. 131). Solche Skg-Resultate sind mehr oder weniger unverläßlich. Ein Sterilisieren der Pipetten ist überflüssig, da Bakterienwachstum in logarithmischer Reihe vor sich geht und in den ersten Stunden praktisch ganz zu vernachlässigen ist. In ganz seltenen Fällen (wenn das Blut mit sehr zahlreichen Keimen verunreinigt war), ist die Ablesung des 24-St.-Wertes durch beginnende bakterielle Haemolyse nicht möglich. Es ist dann nach 24 St. die obere Grenze des Blutsedimentes verschwommen.

Vorteile: Lange Blutsäule (200 mm) und 2,4 mm Weite.

Nachteile: Ziemlich teuere Apparatur. — Abnützung der elastischen Bestandteile und der Gummipfröpfe. — Technische Schwierigkeiten: nach Einklemmen der Pipetten rinnt manchmal ein Teil des Blutes unten aus. — Große Blutmengen, die nur durch Punktion gewonnen werden können (ausschließlich Makromethode).

Modifikationen: Alle Modifikationen suchen einzelne Nachteile der Westergrenmethode zu umgehen, haben aber wieder andere Nachteile, so daß bisher keine die Westergrenmethode verdrängen konnte.

Die Millimetergravierung der Pipetten nach KATZ wurde bereits oben erwähnt. Modifikationen des Verschlusses des Röhrchen wurden angegeben von NATHAN (Befestigung auf einem Holzstück mittels Schlauchstück), LOTTRUP (Abschluß durch angebohrten Gummistöpsel), ADLER (Abschluß oben mittels Gummikappe). Im Notfall kann man sich auch mit primitiven Improvisationen behelfen, z. B. Abschluß des Röhrchens mit Paraffin und Aufstellung in einer Eprouvette. Dabei ist aber zu beachten, daß es recht wichtig ist, daß die Skg-Pipette senkrecht steht, da selbst bei Neigungen um 5^0 die Skg nicht unwesentlich beeinflußt wird.

3. Senkung in Eprouvetten.

Das gebräuchlichste Modell ist das LINZENMEIERsche. Eprouvetten von 5 mm Weite und 70 mm Gesamthöhe. In zirka 50 mm Höhe tragen sie eine Marke entsprechend 1 ccm Inhalt (logischer wäre, wenn die Marke in einer bestimmten Höhe, z. B. genau 50 mm, angebracht wäre, da ja der Rauminhalt im Gegensatz zur Höhe der Blutsäule gleichgültig ist). 18 mm von der oberen Marke abwärts ist eine zweite Marke eingraviert. Die Füllung geschieht mit Citratblut aus der Spritze. (Über die Ablesung siehe S. 19f.).

POINDECKER und SIESS haben Eprouvetten angegeben, die etwas weiter sind (7 mm) und mit einer Marke in 50 mm Höhe versehen, was die Ablesung der Skg mit Hilfe eines Maßstabes nach einer gewissen Zeit (statt nach einer bestimmten Fallstrecke) ermöglicht. Die Höhe der Skg-Säule ist 50 mm. Ablesung nach 45 Minuten.

Ganz ähnliche Methoden mit unwesentlichen *Modifikationen* wurden später von verschiedenen Seiten angegeben. So ist in Amerika die Skg in Eprouvetten von 5 mm Weite und 50 mm Skg-Höhe nach CUTLER die verbreitetste (SCHATTENBERG). Eine Millimetereinteilung ist diesen Röhrchen eingeätzt.

Will man mehrere Skg ablesen, so sammelt man die verschiedenen Blute in den Skg-Eprouvetten und mischt durch mehrmaliges Umschwenken alle gleichzeitig durch. Dazu sind die 7 mm weiten Röhrchen geeigneter als die 5 mm weiten, da man in den dünnen Röhrchen das Blut schlecht durchmischen kann. Wir empfehlen besonders für die Poindeckerröhrchen die Ablesung nach einer $^1/_2$ St. und 1 St. vorzunehmen.

Als einfache *Improvisationen* ist die Skg in Sahliröhrchen (PESCHEL, FORMAN) zu empfehlen, dabei darf aber die Skg nicht, wie die Autoren fälschlich empfehlen, nach der Sahlieinteilung in Prozenten, sondern muß ebenfalls in Millimetern abgelesen werden. Auch die Vornahme der Skg in Tuberkulinspritzen ist empfohlen worden (GOETZE, MADER, EDHEM). Auch dazu ist zu sagen, daß die Skg nicht nach der Einteilung der Spritze, sondern in Millimetern abzulesen ist. Die Skg ist natürlich in gewisser Beziehung abhängig von der Höhe der Blutsäule, ist aber niemals in Prozenten der Blutsäule auszudrücken.

Vorteile: Technisch einfachste Methode. — Billigste Apparatur.
Nachteile: Kurze Skg-Säule (50 mm). — Reine Makromethode.

4. Senkung in Mikropipetten.

Seit Kenntnis der diagnostischen Bedeutung der Blutkörperchen-Skg war man bemüht, ein Verfahren auszuarbeiten, das die Beurteilung der Skg in kleinen Blutmengen ermöglicht. Für die Makromethoden braucht man Blutmengen (1 bis 2 ccm), die nur durch Punktion eines größeren Blutgefäßes gewonnen werden können, wogegen man für die Mikromethoden mit Blutmengen um 0,1 ccm auskommt. Diese kleine Menge kann ohne Schwierigkeit durch Stich in die Fingerbeere schnell abgenommen werden.

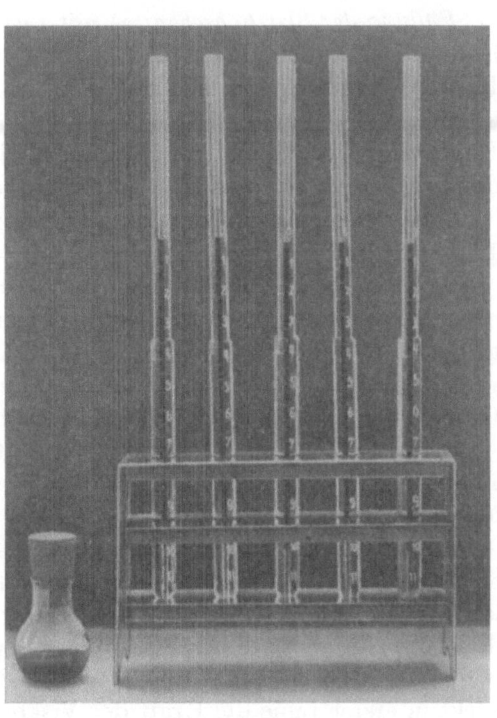

Abb. 3. Apparat nach H. Reichel (Ausführung von R. Siebert, Wien IX, Garnisongasse 9) etwa $^1/_3$ der nat. Größe.

Die verschiedenen Makromethoden der Erythrocyten-Skg sind nunmehr soweit ausgebaut und haben sich an der Klinik so gut bewährt, daß man von einer guten Mikromethode verlangen darf, daß sie die gleiche Skg-Zahl wie die Makromethode liefert. Wir lehnen daher die Mikromethoden ab, welche mit ungenauer Citratblutmischung arbeiten oder mit Citratzusätzen, die von dem üblichen Mischungsverhältnis (Blut : Citrat = 4 : 1) abgehen (Kaufmann, Langer und Schmidt, Pantschenkoff, Burger, Kowarski, U. M. Meier u. a.). Ferner sind die Mikromethoden, welche mit zu engen Capillaren arbeiten, unzweckmäßig, da sie völlig andere Skg-Werte ergeben als die Makromethoden (siehe S. 15f.). Das sind insbesondere Mikromethoden mit einem Lumen von unter 1 mm, und auch Röhrchenweiten von 1 mm halten wir nicht für verläßlich. Ferner soll eine Mikromethode auch eine konstante Höhe der Blutsäule haben. (Inkonstante Blutsäulenhöhen, wie bei der Methode von Linzenmeier und Raunert, sind nicht zweckmäßig). Endlich muß bei einer Mikromethode die Blutsäule genügend hoch sein, daß die Skg nicht allzubald durch Sackung entstellt wird (es erscheint uns daher die Mikromethode von Langer und Schmidt, Schierlitz mit einer Skg-Höhe von 35 mm unzweckmäßig).

Reichel hat eine *Mikromethode* angegeben, die wesentliche Vorteile gegenüber den bisher bekannten besitzt und bei einer Röhrchenweite von 1,4 mm und konstanten Länge der Blutsäule von 100 mm die Skg verläßlich abzulesen ermöglicht. Weiters ist bei dieser Methode durch eine prinzipiell neue Abdichtung der Skg-Pipetten und Aufstellung derselben eine wesentliche Verbesserung und Vereinfachung erreicht (Abb. 3).

Skg-Röhrchen: Länge 180 mm, Lumen 1,4 mm, Einteilung 120 mm in Millimeterteilung. Die Spitze ist nicht ausgezogen, sondern abgeschrägt, so daß das Lumen durchgehend die gleiche Weite hat.

Skg-Gestell: Kleines Eprouvettengestell mit Eprouvetten von etwa 90 mm Länge und 7 mm innerer Lichtung.

Füllung der Skg-Röhrchen: a) mit *Capillarblut:* Aufziehen von 10 mm isotonischer Natrium-Citrat-Lösung bis zur Marke 11, Füllung mit 80 mm Blut bis Marke 3, Nachfüllung von 10 mm Citrat bis Marke 2. Vollkommene Durchmischung des Blutes mit der Citratlösung im Skg-Röhrchen selbst durch etwa 15maliges Hinundherneigen des Röhrchens, dann Einstellung des oberen Meniskus der Blutsäule auf Marke 0. Im Skg-Röhrchen reicht also die Blutsäule von Marke 0 bis Marke 10 abwärts. 10 bis 12 enthält Luft.

Es kann auch das Röhrchen mit Citratlösung bis Marke 9,6 gefüllt, dann Blut bis Marke 0 nachgezogen, das Ganze in ein Schälchen ausgeblasen und durch mehrmaliges Aufziehen gemischt werden. Dann wird Blut bis zur Marke 2 aus dem Schälchen aufgezogen und durch Kippen der Pipette auf Marke 0 eingestellt.

b) mit *Venenblut:* Mischung von Blut mit Citrat in der Spritze und Füllung des Skg-Röhrchens, so daß die Blutsäule von Marke 0 bis Marke 10 reicht.

Aufstellung der Skg-Röhrchen im Gestell: In die Eprouvette gibt man erst etwas Wasser und stellt dann das gefüllte Skg-Röhrchen hinein, es so lange oben mit dem Finger zuhaltend, bis die Spitze des Röhrchens in der Eprouvette steht. Die Blutsäule, die jetzt von Marke 0 bis 10 reicht, wird durch das in der Eprouvette befindliche Wasser gehalten (haltend wirkt in erster Linie die Kraft der Viskosität des Wassers, teilweise auch der hydrostatische Druck).

Die Weite des Lumens ist so bemessen, daß die Citratlösung durch Capillarität in das Röhrchen einfließt. Ebenso wird das Blut durch Capillarität aus der Fingerbeere bei starker Neigung des Röhrchens einfließen gelassen. Es ist etwa 0,1 ccm Blut erforderlich. Schnelle Blutabnahme ist die wichtigste Voraussetzung richtiger Skg-Resultate, da kleinstes Gerinnsel die Skg beschleunigt. Selbst starker Druck bei der Blutabnahme schadet nicht. Durch Vorfließen der Citratlösung wird die Wand des Röhrchens genügend benetzt, daß das viskösere Blut leicht nachfließen kann. Gleichzeitig verhindert die Benetzung der Röhrchenwand auch kleinste Gerinnselbildung. Nach Füllung mit Blut wird die Spitze des Röhrchens abgewischt und das restliche Citrat durch Capillarität nachgesaugt. Da dazu eine annähernd Horizontalstellung des Röhrchens nötig ist, ist es das einfachste, einen Finger der linken Hand in das Schälchen mit Citrat einzutauchen und den vom eigenen Finger herabhängenden Citrattropfen in das annähernd horizontal gehaltene Röhrchen einfließen zu lassen. Es läßt sich auf diese Weise leicht die Citrat- und Blutmenge sehr genau abmessen.

Die Röhrchen sollen nur mit Wasser gereinigt werden (KOWARSKI), da Alkohol usw. Plasmareste zur Gerinnung bringt und durch schwer entfernbare Belege die Innenwand des Röhrchens rauh wird. Die Röhrchen sind genügend weit, daß zum Reinigen und Trocknen eine Wasserstrahlpumpe nicht erforderlich ist.

Diese Skg-Apparatur ermöglicht eine genaueste Mischung isotonischer Citratlösung mit Blut im Verhältnis 1 : 4. Die Weite des Röhrchens (1,4 mm) liegt weit jenseits der kritischen Weite von 1 mm und beeinflußt mithin die Skg nicht. Die Höhe der Blutsäule (100 mm) ist genügend, um einen St.-Wert bis 30 mm ohne Sackung ablesen zu können. Die Durchmischung des Blutes durch Neigen des Röhrchens garantiert eine konstante Skg-Kurve infolge konstanter Einfüllungsart der Röhrchen.

Wir empfehlen die Ablesung der Skg nach $^1/_2$ St., 1 St. und 24 St. Über Umrechnung der 100 mm hohen Skg-Säulen (siehe S. 18). Die Skg-Geschwindigkeit im Venen- und Fingerblut ist in der Regel die gleiche (REICHEL), so daß man diese Methode ebenso gut als Makro- wie Mikromethode verwenden kann.

Das Skg-Röhrchen eignet sich auch zum *Transport* von Blut, das später an einem anderen Orte zur Skg aufgestellt werden soll, z. B. in Fällen, wo das Blut am Krankenbette abgenommen und später im Laboratorium die Skg vorgenommen wird. Man zieht in diesem Falle etwas mehr Blut und Citrat auf (Citrat 24 mm, bis Marke 9,6 und Blut bis Marke 0) und mischt in einem Schälchen oder hohlgeschliffenen Objektträger durch und zieht die Blutcitratmischung wieder ins Röhrchen auf. Luftblasen schaden dabei nichts. Zum Transport verschließt man das Röhrchen an beiden Enden mit einem Gummischlauch. Im Laboratorium wird dann das Blut wieder in ein Schälchen ausgeblasen und durch mehrmaliges Aufziehen und Ausblasen gut durchgemischt. Dann wird das Blut zur Skg aufgestellt. Das restliche Blut im Schälchen kann zu Erythrocyten- und Leukocytenzählung und Haemoglobinbestimmung und morphologischen Blutuntersuchungen verwendet werden. Ausstriche von Citratblut lassen sich recht gut färben. Die Zählungsresultate und der Haemoglobinwert sind wegen der Blutverdünnung mit Citrat mit 1,25 zu multiplizieren.

Vorteile: 100 mm lange Skg-Säule. — Billige Apparatur ohne federnde oder elastische abnützbare Bestandteile. — Kleine Blutmenge (zirka 0,1 ccm), daher für Skg von Finger- und Venenblut geeignet. — Genaueste Mischung von Blut und Citrat im Skg-Röhrchen selbst möglich.

5. Schnellmethoden.

Zur Beschleunigung der Erythrocyten-Skg wurden verschiedene Schnellmethoden angegeben.

a) Beschleunigung der Skg durch Zusatz von Substanzen, welche die Viskosität des Plasmas erhöhen, z. B. Gummi arabicum (KAUFMANN).

b) Neigung der Skg-Röhrchen (BRINKMAN und WASTL, BALACHOVSKI, LUNDGREN, LINZENMEIER und RODECURT).

c) Ausnützung der Zentrifugalkraft (HENKEL, VAN WALSEM, HOLZAPFEL).

d) Skg bei höherer Temperatur (PRISELKOV).

Die Methoden haben alle kaum Anklang gefunden, da die Skg nicht in einfach berechenbarer Weise beschleunigt wird und man erst für jede Apparatur ausgedehnte Erfahrungen sammeln müßte.

HITI empfiehlt die Ablesung der Skg nach 10 Min. als „Schnellmethode".

Von KAUFMANN wurde ein Apparat „*Haemoglykosedimeter*" beschrieben, zur Bestimmung der Skg des Haemoglobins und Blutzuckers, von KRIELE eine zählkammerähnliche *Kammer* von 0,625 mm Tiefe zur Schätzung der Skg nebst der Erythrocyten-, Leukocyten- und Thrombocytenzahl. Endlich empfahl SAHLGREN die Skg am *Objektträger* aus dem mikroskopischen Bilde des Agglutinationsgrades verschieden stark mit Citrat verdünnter Blutstropfen abzuschätzen.

Literatur.[1]

ACHARD, LEVY und GUTHMANN: Sang 1933, Bd. 7, S. 557 (Mikromethodik). ACKERMANN: Med. Klin. 1931, S. 386 (Mikromethodik). ADLER: Münch. med. Wschr. 1926, S. 741 (Modifikation der Westergrenmethode).

BALACHOWSKI: Press. méd. 1925, S. 626; Rev. Méd. de la Suisse Rom. 1923, Nr. 11 [ref. Schweiz. med. Wschr. 1924, S. 601] (Mikromethodik); J. eksper. biol. i. méd. 1926, S. 136 [ref. Ber. d. ges. Physiol., Bd. 36, S. 646] (Geneigte Röhrchen). BEHRENS: Münch. med. Wschr. 1924, S. 229 (Skg in Hayemscher Flüssigkeit). BERCZELLER und WASTL: Biochem. Z. 1923, Bd. 142, S. 524 (schief gestellte Röhrchen). Ebenda Bd. 143, S. 333 (Schütteln). Bd. 1924, 145, S. 82 (Aufbewahren des Blutes). Bd. 146, S. 370 (Höhe der Blutsäule). Münch. med. Wschr. 1924, S. 228 (Methodische Übersicht). Biochem. Z. 1924, Bd. 153, S. 101. Klin. Wschr. 1924, S. 193 (Skg fießenden Blutes). Pflügers Arch. 1924, Bd. 203, S. 436. Biochem. Z. 1927, Bd. 181, S. 210 (Mechanismus der Skg). BILLEŠ: Z. tschechoslov. orthop. Ges. 1926, Bd. 1 [ref. Zbl. inn. Med. 1926, S. 948] (Skg in grad. Epr.). BLUMENTHAL: Fol. haemat. (Lpz.) 1924, Bd. 30, S. 47 (Zeitablesung in modifizierter Westergrenpipette). BOCHNER und WASSING: J. Lab. a. clin. Med. 1925, Bd. 11, S. 124 (Methodik). BÖNNIGER: Dtsch. med. Wschr. 1927, S. 269 (Methodik). BÖNNIGER und HERRMANN: Klin. Wschr. 1923, S. 744 u. 1924, S. 403 (Skg und Zellvolumen). BOYCOTT: Nature 1920, Bd. 105, S. 532 (Schiefgestellte Röhrchen). BRINKMAN und WASTL: Bioch. Z. 1921, Bd. 121, S. 25 (Methodik). BROCKMANN und HIRSZFELD: Jb. Kinderheilk. 1924, Bd. 105, S. 55 (Methodik). BURGER: Arch. néerl. Physiol. 1930, Bd. 15, S. 565 [ref. Kongreßzbl. inn. Med., Bd. 62, S. 235] (Mikromethodik). Nederl. Tijdschr. Geneesk. 1930, II, S. 3419 [ref. Kongreßzbl. inn. Med., Bd. 60, S. 56] (Mikromethodik).

COOPER: J. Labor. a. clin. Med. 1926, Bd. 11, S. 615 (Methodik). CSÁKI: Z. klin. Med. 1922, Bd. 93, S.405 (Volumsbestimmung der Erythrocyten). CUTLER: Amer. J. med. Sci. 1927, Bd. 173, S. 687; Amer. Rev. Tbc. 1929, Bd. 19, S. 544 (Makro- und Mikromethodik).

DUCCESCHI: Arch. di Fisiol. 1931, Bd. 29, S. 439 (Enge Röhrchen).

EDHEM: Bull. Soc. méd. Hôp. Paris 1931, S. 984 (Skg in der Spritze). ELDAHL: Acta paediatr. (Stockh.) 1933, Bd. 14, S. 356 (Mikromethodik, Vgl. der Methodik Langer und Westergren). ENGEL: Wien. Arch. inn. Med. 1924, Bd. 9, S. 45 (unscharfe Grenze, mikroskopische Beobachtung der Skg).

[1] Siehe auch S. 3.

ENGELMANN: Dtsch. med. Wschr. 1924, S. 1046 (Spontanschwankung der Skg d. Linzenmeiermethode).

FAKHRY: J. Egyptian méd. Ass. 1932, Bd. 15, S. 427 (Automatische Ablesung). FEUERSTEIN: Arch. Kinderheilk. 1932, Bd. 96, S. 26 (Mikromethodik). FORMAN: J. Labor. a. clin. Med. 1927, Bd. 12, S. 373 (Skg in Sahliröhrchen). FREUCHEN: Hosp. tid. (dän.) 1925, Bd. 68, S. 871 [ref. Kongreßzbl. inn. Med., Bd. 41, S. 789] (Methodik). FRIMBERGER: Klin. Wschr. 1933, S. 1220 (Photographische Registrierung). FRISCH und STARLINGER: Med. Klin. 1921, S. 1147 u. 1177 (Ablesung).

GARNIER und OUMANSKY: C. r. Soc. Biol. 1926, Bd. 95, S. 1306 (Skg in Pleurapunktat und Ascites). GEORGE: Münch. med. Wschr. 1932, S. 174 (Vergleiche einer Mikromethodik mit WESTERGREN). GEPPERT: Berl. klin. Wschr. 1921, S. 226 (Methodik). GJØRUP: Acta paediatr. (Stockh.) 1934, Bd. 15, S. 474 (Mikromethodik nach LANDAU). GOETZE: Klin. Wschr. 1924, S. 507 (Skg in Spritze). GOLLNOW: Klin. Wschr. 1932, S. 1895 (Photograph. Registrierung). GORDON und COHN: Amer. J. med. Sci. 1928, Bd. 176, S. 211 (Temperatur). GRAGERT: Klin. Wschr. 1925, S. 2436 (Kritik der Mikromethodik). GRAM: Acta med. scand. 1928, Bd. 68, S. 108 u. Bd. 70, S. 242 (Zell. Vol. Korr.). GREISHEIMER, RYAN und JOHNSON: Amer. J. Physiol. 1929, Bd. 89, S. 170 [ref. Kongreßzbl. inn. Med. Bd. 56, S. 106] (Methodik). GRIMM: Münch. med. Wschr. 1924, S. 766 (Konstantes Erythrocytenvolumen). GUNZBERG: Ann. méd. Physiol. 1933, Bd. 26, S. 1 (Schnell-Skg). GUTHMANN: Münch. med. Wschr. 1926, S. 1403 (Geg. SCHNEIDER).

HASELHORST: Dtsch. med. Wschr. 1922, S. 1100 u. 1927, S. 325 (Fehlerquellen). HENKEL: Dtsch. med. Wschr. 1924, S. 1138 (Schnellmethodik). HENSEL: Tuberculose 1931, Bd. 11, S. 95 [ref. Kongreßzbl. inn. Med., Bd. 63, S. 831 (Vgl. WESTERGREN und LINZENMEIER). HERMAN und HALBER: C. r. Soc. Biol. 1924, Bd. 91, S. 959 (Skg i. Liquor cerebrosp.). HEROLD: Zbl. Gynäk. 1925, S. 634. HEROLD und GUEFFROY: Zbl. Gynäk. 1926, S. 529 (Schnell-Skg). HIRSCH: Z. Geburtsh. 1927, Bd. 91, S. 37 (Mikromethodik n. LINZENMEIER). HIRSCHFELD: Z. ärztl. Fortbild. 1930, S. 188 (Meth. Übersicht). HITI: Z. Kinderheilk. 1934, Bd. 56, S. 449 (Ablesg. n. 10 Min.). HÖCKER: Münch. med. Wschr. 1931, S. 1556 (vgl. WESTERGREN und Mikromethodik n. LANGER und SCHMIDT). HOLZAPFEL: Münch. med. Wschr. 1935, S. 66 (Schnellmethodik). HORVAT: Münch. med. Wschr. 1922, S. 1729 (enge Röhrchen u. Höhe d. Blutsäule). HUET: Nederl. Tijdschr. Geneesk. 1928, S. 4799 (ref. Zbl. Kinderheilk., Bd. 30, S. 193). (Vgl. die Mikrometh. n. LANGER u. LINZENMEIER.)

ITO: Tohoku J. exper. Med. 1924, Bd. 5, S. 139 [ref. Ber. Physiol. 1925, Bd. 29, S. 761] (Blutgase). IWANOW und BASILEWITSCH: Klin. Wschr. 1927, S. 497 (Periodische Schwankung).

JERSILD: Ugeskr. Laeg. (dän.) 1934, S. 1339 [ref. Kongreßzbl. inn. Med., Bd. 79, S. 634] (Korrekt. d. E. Vol. Schnellmeth.). JOSEFOWICZ: Med. Klin. 1922, S. 1266 (Fehlerquellen).

KATZ: Dtsch. med. Wschr. 1923, S. 585 (Grad. d. Westergrenpip.). KAUFMANN: Klin. Wschr. 1924, S. 1790 (Mikromethodik); Z. exper. Med. 1927, Bd. 58, S. 205 (Methodik); Klin. Wschr. 1927, S. 648 u. 1928, S. 206 (Haemoglykosedimeter). KAEBSCH und SIMSCH: Z. Tbk. 1925, Bd. 42, S. 51 (Schütteln des Blutes). KAUNITZ: Z. exper. Med. 1932, Bd. 85, S. 158 (Vol. Bestg. d. E.). KOVÁCS: Dtsch. med. Wschr. 1923, S. 785 (Methodik). KOWARSKI: Klin. Wschr. 1931, S. 1863 (Mikromethodik). KRAUSE-WICHMANN: Dtsch. med. Wschr. 1933, S. 65 (Grade d. Skg-Beschleunigung). KREVER: Ref.

Zbl. Kinderheilk. 1928, Bd. 22, S. 14 (Modif. Mikromethodik n. Pantschenkoff). Kriele: Münch. med. Wschr. 1929, S. 922 (Universalblutkammer).

Landau: Acta paediatr. (Stockh.) 1932, Bd. 12, S. 100 (Mikromethodik). Langer und Schmidt: Z. Kinderheilk. 1926, Bd. 41, S. 72 (Mikromethodik). Leffkowitz in Hirschfeld u. Hittmairs Handb. d. allg. Haematol., Berl. 1933, Bd. 2, I. Hälfte, S. 435 (Übersicht üb. Skg-Methodik). Lenzi: Boll. Soc. Biol. sper. 1934, Bd. 9, S. 180 [ref. Kongreßzbl. inn. Med., Bd. 77, S. 344] (Lichteinfluß). Lewicki: Polski Gaz. lek. 1930, Bd. 2, S. 518 [ref. Zbl. Tbk.forschg, Bd. 34, S. 878] (Vereinf. d. Westergrenapp.). Lindborg: Sv. Läkartidn. 1929, S. 1546 [ref. Kongreßzbl. inn. Med., Bd. 59, S. 58] (vgl. Westergren m. Schiefstellung n. Lundgren). Linzenmeier: Münch. med. Wschr. 1925, S. 5 (Mikromethodik); Handb. d. biol. Arb. v. Abderhalden, 1927, Abt. 4, T. 4, S. 1409 (Mikrometh. Übersicht). Linzenmeier und Eyer: Münch. med. Wschr. 1934, S. 174 (Mikromethodik). Linzenmeier und Raunert: Zbl. Gynäk. 1924, S. 786 (Mikromethodik). Linzenmeier und Rodecurt: Zbl. Gynäk. 1931, Bd. 55, S. 736 (Schnell-Skg). Litten und Szpiro: Z. Urol. 1926, Bd. 20, S. 481 (Ablesung). Löhr: Klin. Wschr. 1922, S. 483 (Zeitablesung i. Westergrenpip.). Longo: Giorn. Clin. med. 1923, Bd. 4, S. 400 u. 1924, Bd. 5, S. 70 [ref. Kongreßzbl. inn. Med., Bd. 34, S. 428]. (Blutgase). Lottrup: Klin. Wschr. 1929, S. 2214 (Modif. Westergren). Lottrup und Lebel: Acta med. scand. 1934, Bd. 82, S. 170 (Hgl. Bestg. aus d. Skg). Lundgren: Acta med. scand. 1928, Bd. 69, S. 405; Sv. Läkkartidn. 1930, Bd. 1, S. 465 [ref. Kongreßzbl. inn. Med., Bd. 57, S. 823] (Schiefgest. Röhrchen).

Mader: Münch. med. Wschr. 1927, S. 1038 (Skg i. Tuberkulinspritze). Maia: C. r. Soc. Biol. 1929, Bd. 102, S. 248 (Höhe der Bluts., Röhrchenweite); C. r. Soc. Biol. 1930, Bd. 103, S. 838 (Schiefst. d. Röhrchen, Temp.). Mandelstamm und Gidalewitsch: Zbl. Gynäk. 1929, S. 3046 (Mikromethodik n. Pantschenkoff). Meier: Fol. haemat. (Lpz.) 1931, Bd. 44, S. 527; Schweiz. med. Wschr. 1932, S. 109 (Methodik). Morriss und Rubin: J. Labor. a. clin. Med. 1926, Bd. 11, S. 1045 (Skg i. serol. Pip.). Müller-Scheven: Dtsch. med. Wschr. 1926, S. 1896 (Mikromethodik).

Nádvorník: Čas. lék. česk. 1934, Bd. 73, S. 825 (Mikromethodik n. Steiger). Nathan: Dtsch. med. Wschr. 1930, S. 2216 (Modif. Westergren). Nordentoft: Ugeskr. Laeg. (dän.) 1932, Bd. 94, S. 709 (Mikromethodik n. Langer u. Schmidt).

Peschel: Beitr. Klin. Tbk. 1924, Bd. 58, S. 195 (Skg i. Sahliröhrchen). Peyre: C. r. Soc. Biol. 1924, Bd. 90, S. 1152 (Ger. hemmend. Zusätze). Pfaff: Dtsch. med. Wschr. 1929, S. 1667 (Umrechnungstab.). Poindecker: Dtsch. med. Wschr. 1927, S. 326 (Methodik). Poindecker und Siess: Wien. klin. Wschr. 1920, S. 971 u. 997 (Methodik). Popowicz: Gruzlica 1931, Bd. 6, S. 372; Zbl. Tbk.forschg 1932, Bd. 36, S. 246 (Umrechnungstab.). Popper und Kreindler: Presse méd. 1924, Bd. 32, S. 1005; Bull. Soc. méd. Hôp. Bucarest 1924, Bd. 6, S. 160 [ref. Kongreßzbl. inn. Med., Bd. 37, S. 470] (Methodik). Priselkov: Noprossy Tbc. 1927, Bd. 5, S. 74 [ref. Kongreßzbl. Tbc. 1928, Bd. 29, S. 318] (Schnell-Skg i. Thermost.).

Rad: Med. Klin. 1933, S. 1244 (Mikromethodik n. Raskin). Radossavliévitsch: C. r. Soc. Biol. 1927, Bd. 96, S. 1001 (Skg in Trans- u. Exsudaten). Raponsky: Paris méd. 1934, Bd. 2, S. 461 (Methodik). Rau: Dtsch. med. Wschr. 1931, S. 1410 (Mikromethodik). Raykowski: Klin. Wschr. 1924, S. 1197 (Ablesung). Reichel: Fol. haemat. (Lpz.) 1930, Bd. 41, S. 307 (Blutkörperchenzählung); Z. klin. Med. 1933, Bd. 125, S. 623 und Rass. Ther.

Path. Clin. 1933, Bd. 5, S. 751 (Mikromethodik); Med. Klin. 1934, S. 233 (Mikromethodik n. RASKIN). REICHEL und MONASTERIO: Klin. Wschr. 1929, S. 1712 (Erythrocytengehalt versch. Gefäßgebiete). RIGONI: Arch. Fisiol. 1932, Bd. 31, S. 1 [ref. Kongreßzbl. inn. Med., Bd. 68, S. 749] (Blutverdünnung). RIMINI: Minerva med. 1934, Bd. 2, S. 369 (Temperatur). ROTHE: Dtsch. med. Wschr. 1924, S. 44 (Skg-Verlauf). ROULET: Med. Welt 1928, S. 740 (Mikromethodik). ROURKE und ERNSTENE: J. clin. Invest. 1930, Bd. 8, S. 545, (Zellvol. Korr. Tab.). ROURKE und PLASS: J. clin. Invest. 1929, Bd. 7 S. 365 (Methodik). ROUSSEAUX und BERTRAND: Arch. Mal. Cœur 1932, Bd. 25, S. 262 (Methodik). RUBIN: Arch. int. Med. 1926, Bd. 37, S. 848 (Methodik). RUBIN und SMITH: Arch. int. Med. 1927, Bd. 39, S. 303 (Methodik). RUSSEL und BOYD: Amer. J. Physiol. 1932, Bd. 99, S. 424 (Skg i. Lymphe).

SACHS: Dtsch. med. Wschr. 1932, Bd. 58, S. 932 (Phot. Registr.). SAHLGREN: Münch. med. Wschr. 1929, S. 1796 und Acta med. scand. 1931, Bd. 77, S. 14 (Agglutinationsprobe). SALOMON: Med. Welt 1930, S. 105 (Umrechnungstabelle). SATO: Okayama Igakkai Zasshi (jap.) 1933, Bd. 45, S. 1851 (Mikromethodik). SCHÄFER: Arch. Gynäk. 1927, Bd. 130, S. 566 (Erythrocytenzahl u. Skg). SCHATTENBERG: Arch. int. Med. 1932, Bd. 50, S. 569 (Methodik n. CUTLER). SCHIERLITZ: Münch. med. Wschr. 1930, S. 357 (Mikromethodik). SCHNEIDER: Münch. med. Wschr. 1926, S. 1159 (WESTERGREN). SCHÖTT: Sv. Läkartidn. 1928, S. 1009 [ref. Kongreßzbl. inn. Med., Bd. 52, S. 233] (Alkoholreste). SCHUBERTH: Wien. klin. Wschr. 1931, S. 1340 (Ablesung). SCHULZ: Münch. med. Wschr. 1930, S. 1720 (geg. KRIELE, Erwiderung Münch. med. Wschr. 1930, S. 1721). SCHUHRICHT: Z. Kinderheilk. 1934, Bd. 56, S. 272 (Mikromethodik n. PANTSCHENKOFF). STEIGER: Med. Klin. 1933, S. 1108 (Skg i. L. Pip.). STEPHANI: Schweiz. med. Wschr. 1927, S. 765 (Modif. LINZENMEIER-RAUNERT). STÖCKLIN: Z. klin. Med. 1926, Bd. 104, S. 660 (Ablesung u. a.). STOLZENBACH: Dtsch. med. Wschr. 1927, S. 141 (Mikromethodik n. MÜLLER-SCHEVEN). STRÖM: Acta paediatr. (Stockh.) 1933, Bd. 14, S. 567 (Mikromethodik modif. MÜLLER-SCHEVEN). STUHLMANN: Sed. Geschwindigkeit d. roten Blutk. bei Malaria. Hamburg 1923 (Methodik). SULKOWITSCH: Amer. J. med. Sci. 1933, Bd. 187, S. 65 (Phot. Methodik). SUMAROKOWA und BONDARENKO: Nopr. Tbc. 1928, Bd. 6, S. 33 [ref. Kongreßzbl. Tbk. 1929, Bd. 30, S. 577 (Tagesschwankungen). SWEENEY: Lancet 1934, Bd. 2, S. 756 (Mikromethodik).

TRELOAR und GREISHEIMER: Proc. Soc. exper. Biol. a. Med. 1933, Bd. 30, S. 962 (Variabilität d. Methodik).

VELICOGNA: Boll. Ist. sieroter. milan. 1930, Bd. 9, S. 64 [ref. Ber. Physiol. 1930, Bd. 56, S. 535] (Temp.). VÖGEL: Arch. Gynäk. 1928, Bd. 134, S. 129 u. 1930, Bd. 139, S. 665 (Erythrocytenzahl u. Skg).

WALLGREN: Kinderärztl. Praxis 1930, Bd. 1, S. 155 (Mikromethodik LINZENMEIER-RAUNERT). VAN WALSEM: Nederl. Tijdschr. Geneesk. 1925, S. 1981 [ref. Zbl. inn. Med., Bd. 47, S. 272] (Schnellmeth.). WALTON: J. Lab. a. clin. Med. 1933, Bd. 18, S. 711 (Methodik). WELLNER: Med. Welt 1929, S. 1321 (Umrechnungstab.). WESTERGREN: Klin. Wschr. 1922, S. 1359 u. 2188 (Umrechnungstab.); Dtsch. med. Wschr. 1923, S. 219 (Methodik). WESTERGREN, THEORELL und WIDSTRÖM: Z. exper. Med. 1931, Bd. 75, S. 668 (Endwert d. Skg u. Hgl.-Gehalt). WIEMER: Z. exper. Med. 1927, Bd. 56, S. 39 (Röhrchenweite, Länge, Erythrocytenvolumen). WINTER: Mschr. Geburtsh. 1933, Bd. 94, S. 245 (Ablesung). WINTROBE: Amer. J. med. Sci. 1933, Bd. 185, S. 58 (App. z. Best. d. Zellvol., E.L.Plättchen, Ikt. Ind. u. Skg). WINTROBE und LANDSBERG: Amer. J. med. Sci. 1935, Bd. 189, S. 102 (Methodik).

WOJCIECHOWSKI: Pedjatr. polska 1928, Bd. 8, S. 352 [zit. n. LEFFKOWITZ] (Modif. n. PESCHEL).

YAMAMOTO: Okayama Igakkai Zasshi (jap.) 1930, Bd. 42, S. 2867 [ref. Kongreßzbl. inn. Med., Bd. 62, S. 234] (Enge Röhrchen).

ZECKWER und GOODELL: Amer. J. med. Sci. 1925, Bd. 169, S. 209 (Skg i. Zentrifugenröhrchen).

Drittes Kapitel.

Theorie der Senkung.

Das Blut besteht aus verschiedenen festen Körperchen, die im Plasma suspendiert sind. Die festen Körperchen (wir betrachten vorerst nur die Erythrocyten) haben ein höheres spezifisches Gewicht als das Blutplasma und demzufolge auch die Tendenz, zu Boden zu sinken. Wie aufgewirbelter Schlamm in einem Flusse zu Boden sinkt, wenn die Strömung langsamer wird oder steht, so senken sich die Erythrocyten im stehenden Blute.

Damit ist bereits angedeutet, daß die Suspension der Erythrocyten *kein vitaler Vorgang* ist und die Erythrocyten nicht erst postmortal sich senken.

Die Erythrocyten sinken auch im Blutgefäß, nur kann die Skg darin meist nicht manifest werden, da die Blutbewegung die Blutkörperchen ständig durchmischt (siehe S. 102ff.). Klemmt man aber ein Gefäßstück, etwa eine Hautvene des senkrecht aufgestützten Unterarmes, ab, so kann man nach einiger Zeit beobachten, daß die Erythrocyten im unteren Teil der Vene angereichert sind, im oberen Teil aber reines Plasma ist. Durch Punktion der abgeklemmten Vene an zwei verschiedenen Stellen kann man sich leicht davon überzeugen (FÅHRAEUS).

Die theoretischen Grundlagen der Skg sind sehr kompliziert, und eine abschließende Darstellung ist derzeit noch nicht möglich. Immerhin sind wichtige Tatsachen bereits gesichert. Die *Literatur* ist fast unübersehbar, da ein Großteil der Autoren, die über Erythrocyten-Skg arbeiteten, zu diesem oder jenem theoretischen Detail Stellung nahmen. Ein Teil der Arbeiten ist sehr einseitig, indem nur einzelne skg-beeinflussende Faktoren berücksichtigt werden, ohne auf das Zusammenspiel der vielen skg-ändernden Faktoren Rücksicht zu nehmen.

Gehen wir der Einfachheit halber von der Fiktion aus, die Erythrocyten wären kleine runde Kügelchen, die in relativ geringer Zahl in einer Flüssigkeit suspendiert sind, so ließe sich die Skg-Geschwindigkeit nach der STOCKESschen Formel berechnen.

$$v = \frac{\frac{4 r^3 \pi}{3} (\varrho - \varrho_1) g}{6 \pi \eta r} = \frac{2}{9} \cdot \frac{r^2}{\eta} \cdot (\varrho - \varrho_1) g$$

r = Radius der Kugeln,
ϱ = spezifisches Gewicht der Kugeln,
ϱ_1 = spezifisches Gewicht der Flüssigkeit,
g = Erdbeschleunigung,
η = Viskosität der Flüssigkeit.

Eine weitere Voraussetzung der Gültigkeit dieser Formel ist, daß die suspendierten Körperchen auf einander keine Kraftwirkung ausüben. Dagegen wissen wir aber, daß die Erythrocyten elektrisch negativ geladene Potentiale haben, sich also gegenseitig abstoßend in Suspension erhalten, anderseits wiederum durch Geldrollenbildung sich zu größeren, unregelmäßig geformten Agglomeraten aneinanderfügen. Endlich hemmen sie sich im Fallen durch die gegenseitige Reibung aneinander. So ist das Studium des Skg-Vorganges physikalisch äußerst kompliziert und in vielen Punkten noch ungeklärt.

In der STOCKESschen Formel erscheint der *Radius* (r) in der zweiten Potenz. Daher werden alle Faktoren, die den Radius vergrößern, vor allem skg-beschleunigend wirken. Tatsächlich sinken auch die größeren Erythrocyten schneller als die kleineren, viel ausschlaggebender auf die Skg ist aber die Agglomeration zu Erythrocytenhaufen, bei der die Erythrocyten bis zu vielen Tausenden zu einem einzigen Klumpen zusammengeballt ein Körperchen mit gigantisch vergrößertem Radius bilden.

FÅHRAEUS berechnet, daß normales Blut, wenn gar keine *Agglomerate* gebildet würden, eine St.-Skg von etwa 0,2 mm hätte, daß anderseits bei normalem Blute mit einer Skg von 1 mm die Agglomerate aus durchschnittlich je 11 Erythrocyten bestehen. Bei sehr rasch senkendem Blute aber soll ein Agglomerat im Durchschnitt aus 58000 Erythrocyten bestehen. Tatsächlich sind die Agglomerate schnell-skg Blutes so groß, daß sie mit freiem Auge sehr deutlich sichtbar sind.

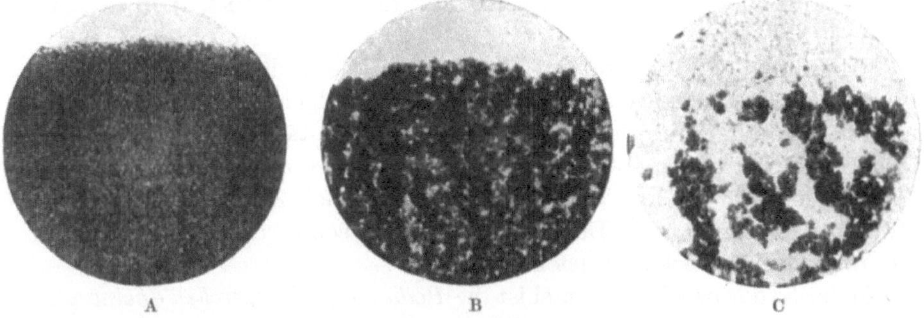

Abb. 4. Erythrocytenagglomerate bei 50facher Vergrößerung.

In der Abb. 4 sind die Erythrocytenagglomerate des senkenden Blutes deutlich erkennbar. Es wurde Citratblut in einer senkrecht aufgestellten Zählkammer zur Skg aufgestellt und die oberste Grenze der sich senkenden Erythrocyten nach Bildung der Agglomerate bei 50facher Vergrößerung photographiert. Blut A hatte eine St.-Skg von 2 mm, B von 50 mm, C von 120 mm (in 200 mm hoher Skg-Säule). Die Größenunterschiede der Agglomerate dieser drei Blute ist sehr augenfällig, und bei Blut C ist außerdem erkennbar, daß die oberste Grenze der Skg unscharf ist (siehe S. 131).

So wirken besonders *alle Faktoren, die die Agglomeration der Erythrocyten befördern skg-beschleunigend* (vor allem Fibrinogen und Globulin, siehe unten). Über Agglomeration der Erythrocyten und Agglutinine siehe S. 58f.

Die Agglomerate erreichen nur eine bestimmte Größe und wachsen dann nicht mehr weiter. Die Zeit, die zur Bildung der Agglomerate nötig ist, ist abhängig von der Skg-Geschwindigkeit der Erythrocyten. Bei schnell sinkendem Blute bilden sich die Agglomerate relativ schneller. Der Beginn der Agglomeratbildung ist fast momentan, wenn das Blut steht oder relativ langsam fließt. Die endgültige Größe der Agglomerate entsteht in Abhängigkeit von verschiedenen skg-ändernden Einflüssen und ist bei kurvenmäßiger Ablesung der Skg durch die anfangs langsamere Skg zeitlich abgrenzbar (*Agglomerationsstadium*). Solange die Skg-Geschwindigkeit zunehmend beschleunigt ist, sind die Agglomerate im Wachsen begriffen. Von dem Moment an, wo die Skg-Geschwindigkeit konstant ist, ist die Agglomeratbildung beendet. Ein einzelner Erythrocyt sinkt fast von Beginn an mit konstanter Geschwindigkeit. Somit ist die zunehmende Skg-Beschleunigung im Anfangsteile der Skg Ausdruck der zunehmenden Agglomeratbildung. Die Agglomerationszeit beträgt bei normal sinkendem Blute eine halbe Stunde und mehr, bei schnell sinkendem Blute entsprechend dem Grade der Skg-Beschleunigung, kürzer bis zu wenigen Minuten.

Vermindert man die Agglomerationsbildung durch Entfernung der Plasma-Eiweißkörper, so ist die Skg bedeutend langsamer (Skg in physiologischer Kochsalzlösung [Bloch und Oelsner], Skg in Hayemscher Flüssigkeit [Bürker, Behrens], Skg in Lymphe [Russel und Boyd] usw.).

Neben der Agglomeration der Erythrocyten spielen die anderen Faktoren eine geringe Rolle. Erhöhung des spezifischen Gewichtes der Erythrocyten (ϱ) (haemoglobinreiche Zellen) wirkt skg-beschleunigend im Vergleich zu haemoglobinarmen (hypochrome Anaemien) (Bürker, Behrens, Ohno u. a.; siehe S. 129).

Erhöhung der Viskosität des Plasmas (η), die nach der Stockesschen Formel skg-hemmend wirken sollte, wirkt im allgemeinen skg-beschleunigend, da die meisten Substanzen, die die Viskosität erhöhen, durch Beförderung der Agglomeration der Erythrocyten die Skg beschleunigen. Dadurch erklärt sich die Skg-Beschleunigung nach Zusatz von Gelatine, Gummi arabicum usw. Das war zum Teil schon den Forschern des 19. Jahrhunderts bekannt (siehe S. 5ff.).

In der Stockesschen Formel ist die *Reibung der Körperchen aneinander* während der Skg nicht berücksichtigt. Sie wirkt stark hemmend, und daher ist bei Verminderung der Erythrocytenzahl die Skg ceteris paribus immer beschleunigt und umgekehrt. Anaemisches Blut senkt daher schneller, polyglobules langsamer (siehe S. 124ff.). Die Zahl der Erythrocyten beeinflußt in erster Linie die Viskosität des Gesamtblutes, es ist also bei Steigerung der Viskosität des Gesamtblutes die Skg gehemmt, bei Steigerung der Viskosität des Plasmas allein die Skg beschleunigt.

Wie die meisten suspendierten Stoffe bewegen sich auch die roten Blutkörperchen, wenn man sie in ein elektrisches Potentialgefälle bringt. Sie verraten dadurch das Vorhandensein eines *elektrischen Potentials*. Die roten Blutkörperchen bewegen sich gewöhnlich zur Anode, tragen also eine negative Ladung (Höber). Höber und seine Mitarbeiter (Fåhraeus, Linzenmeier,

MOND, KANAI u. a.) zeigten, daß in vitro die skg-beschleunigende Wirkung der verschiedenen Plasma-Eiweißarten parallel geht mit ihrer Fähigkeit, die Erythrocyten zu entladen. Und zwar findet man bezüglich beider Eigenschaften die Reihenfolge Fibrinogen > Globulin > Albumin. Dem entspricht auch die Erfahrung, daß im großen und ganzen ein gewisser Parallelismus zwischen dem Fibrinogen- und Globulingehalt des Plasmas und der Skg-Geschwindigkeit besteht (siehe unten).

Weiters wurde die Ladung der Erythrocyten im Blute verschiedener Skg-Geschwindigkeiten untersucht (FÅHRAEUS u. a.), und es fand sich in vielen Fällen, daß bei Blut geringer Suspensionsstabilität (beschleunigte Skg) die negative Ladung der Erythrocyten geringer sei. FÅHRAEUS prüfte das, indem er zum Citratblute steigende Mengen eines aktiven Kations ($La^{\cdot\cdot\cdot}$) zusetzte und die Menge feststellte, die nötig war, um die Wanderung der Erythrocyten im elektrischen Feld zu verhindern. Für die Stabilität der Erythrocytensuspension ist mithin einerseits das elektrische Potential der Erythrocyten stabilisierend, anderseits die entladende Wirkung der Eiweißkörper instabilisierend maßgebend.

Für den verschiedenen Einfluß der Eiweißkörper haben HÖBER und MOND folgende Vorstellung entwickelt: Die durch Adsorption an die Erythrocytenoberfläche fixierten Eiweißkomplexe sind Träger einer elektrischen Ladung. Die Größe einer elektrischen Ladung aber hängt vom Anionenbildungsvermögen der betreffenden Eiweißkörper ab. Bei der normalerweise annähernd neutralen Blutreaktion ist mithin die Dissoziation der Eiweißkörper, deren isoelektrischer Punkt näher dem Neutralpunkt liegt (Globulin bei p_H 5,4), größer als anderer (Albumin p_H 4,7). Je näher dem Neutralen — bzw. der Blutreaktion — der isoelektrische Punkt eines Eiweißkörpers gelegen ist, desto weniger negative Eiweißionen, desto mehr Neutralteilchen müssen in der neutralen Lösung des betreffenden Eiweißes enthalten sein. Je mehr Neutralteilchen aber im Plasma enthalten sind, um so stärker werden die Erythrocyten entladen und um so geringer ist ihre gegenseitige Abstoßung und ihre Suspensionsstabilität und um so größer die Skg-Geschwindigkeit.

Gegen diese Entladungstheorie sind verschiedene Bedenken erhoben worden. FÅHRAEUS selbst bezeichnet die Messung der negativ elektrischen Potentiale (mittels Lathansalzen) als eine sehr ungenaue Methode, und SCHLECHTER und BLÜHBAUM u. a. konnten keinen Parallelismus zwischen dem negativen Potential der Erythrocyten und der Skg-Geschwindigkeit verschiedener Blute nachweisen.

Nun hat bereits FÅHRAEUS darauf hingewiesen, daß abgesehen von der Anionenbildung, die *Instabilität der Eiweißkörper* bei der Agglomeration eine Rolle spielt. Durch Ausflockung der Eiweißkolloide wird aber die Viskosität erheblich gesteigert, durch Adsorption der instabilen Eiweißkörper an die Erythrocytenoberfläche wird die Oberfläche derselben klebriger, indem die labilen Eiweißkörper auf die Erythrocyten ihre eigene Labilität übertragen (SACHS und v. OETTINGEN). Anderseits kann man durch Verminderung des Fibrinogengehaltes (durch Defibrinieren, Skg in Serum [FÅHRAEUS]) oder durch Absorption der labilen Eiweißkörper (durch Kaolin, Tierkohle usw.) die Skg-Beschleunigung der Erythrocyten vermindern (LINZENMEIER, STARLINGER). Nach WÖHLISCH handelt es sich um ein Gel des Fibrins, das die Erythrocyten klebriger gestaltet, und WÖHLISCH und BOHNEN konnten direkt beobachten, daß feinste Fädchen die Erythrocytenagglomerate verbinden. (Diese Fäden waren übrigens schon um die Mitte des vorigen Jahrhunderts bekannt [vgl. WALTHER].)

Außerdem wirkt die *Oberflächenspannung der Erythrocyten* allein agglomerierend (Heidenhain, Fåhraeus). Bei der Erythrocytensuspension als disperses System haben die Erythrocyten die Tendenz der Oberflächenverkleinerung, und so haben zwei sich berührende Erythrocyten das Bestreben, sich möglichst dicht und mit den größten Flächen aneinanderzulegen.

Übersicht.

Beschleunigende Faktoren	Hemmende Faktoren	Keine Beeinflussung der Skg	Ganz unübersichtlicher Einfluß
Fibrinogenvermehrung		Lipoide?	Salze: NaCl, $CaCl_2$ u. a.
Globulinvermehrung	Albuminvermehrung		
	Hydraemie		
Bence-Jonesscher Eiweißkörper			
Hoher Rest-N			
Steigerung der Plasmaviskosität (Gelatine, Gummi arabicum)	Steigerung der Viskosität des Gesamtblutes (Erythrocytenvermehrung)		
	Gallensäuren	Bilirubin,	
	Zusatz verschiedener Medikamente in vitro in höherer Konzentration (siehe S. 61)	Hämotylica,	
	CO_2-Vermehrung (in exzessiver Weise)		
Verminderung der Erythrocyten	Vermehrung der Erythrocyten		
Vermehrung des Färbeindex	Verminderung des Färbeindex		
	Skg in eiweißfreier Lösung (physiologische NaCl, Hayemscher Flüssigkeit)		
	Skg in eiweißarmen Flüssigkeiten (Lymphe, Liquor cerebrospinalis, Transsudate)		

In letzter Zeit lehnen besonders Bendien, Neuberg und Snapper die Rolle der elektrischen Ladung der Erythrocyten für die Skg vollkommen ab und verweisen darauf, daß ein Zusammenhang zwischen verminderter elektrischer Ladung und verminderter Stabilität einer Suspension nur für das Ausflocken lyophober Kolloide gelte.

Jedenfalls ist heute bereits sicher, daß vor allem die Instabilität der grobdispersen Eiweißkörper die Erythrocyten-Skg beeinflußt. Die Instabilität selbst ist aber von sehr vielen Faktoren (Mischungsverhältnisse, Löslichkeitsverhältnisse, isoelektrischer Punkt der Fraktionen, Salze u. a.) abhängig, so daß eine genauere Analyse recht kompliziert ist. Jedenfalls ist vielfach ein Parallelismus zwischen Flockungsreaktionen und Skg-Beschleunigung nachgewiesen, was die Bedeutung der Ausflockbarkeit der Eiweißfraktionen für die Skg augenfällig macht. Und die letztgenannten Autoren konnten unter anderem zeigen, daß durch skg-hemmende Zusätze (Natr. salicyl.) gleichzeitig mit der Skg-Hemmung der Ausfall anderer Instabilitätsreaktionen (Reaktionen nach v. GERLÓCZY, ARANYI, MÁTÉFY) gehemmt wird.

Die genauere Analyse und Erklärung des Mechanismus der einzelnen skg-ändernden Faktoren führt ins Gebiet der Kolloidchemie, und wir wollten uns hier nur auf eine schematische Übersicht beschränken. Zum weiteren Studium dieser in vielen Punkten noch ungeklärten Fragen verweisen wir auf die *Zusammenstellungen:* FÅHRAEUS 1921, HÖBER 1927, KATZ und LEFFKOWITZ 1928 und LEFFKOWITZ 1934, wo sich auch weitere Literatur findet. Die neuere Literatur, neben wichtigen älteren Arbeiten, haben wir im Literaturverzeichnis selbst zusammengestellt.

Über die Rolle, welche die einzelnen *Plasmabestandteile* bei der Skg spielen, gibt es eine ungeheure Literatur. Immerhin ist durch die ausgezeichneten Untersuchungen der letzten Jahre, insbesondere durch WESTERGREN, THEORELL und WIDSTRÖM und durch BENDIEN, NEUBERG und SNAPPER, der skg-beschleunigende Einfluß des Fibrinogens und Globulins annäherungsweise sogar in quantitativen Korellationen studiert worden. Diese Autoren haben durch ausgedehnte Analysen der Eiweißkolloide zahlreicher Blute verschiedener Skg-Geschwindigkeit die Skg-Beschleunigung und Eiweißkolloide in zahlenmäßige Korellationen gebracht und sind zu Formeln gekommen, mit Hilfe derer aus dem Fibrinogen, Globulin und Albumingehalt des Plasmas die Skg-Geschwindigkeit annähernd berechnet werden kann. Die Formel von WESTERGREN, THEORELL und WIDSTRÖM:

$$\textit{Skg n. 1 St.} = 140{,}4\ \textit{Fibrin-}\% + 6{,}22\ \textit{Glob.-}\% - 6{,}09\ \textit{Alb.-}\% - 24{,}5$$

Die Formel von BENDIEN, NEUBERG und SNAPPER lautet:

$$\text{Skg n. 1 St.} = \frac{45}{\text{Zellvol.}}\ \text{Färbeind.}\ [(\text{Fibring.-}{}^0/_{00} - 3{,}5) \,.\, 12 + (\text{Glob.-}{}^0/_{00} - 22) \,.\, 2{,}5].$$

Eine weitere Bestätigung dieser Untersuchungen lieferten v. ZÁRDAY und v. FARKAS, die zu Citratblut verschiedene Mengen untereinander isotonischer Fibrinogen-, Globulin- und Albuminlösungen zusetzten und fanden, daß sich die Skg-Geschwindigkeit ungefähr proportional dem Fibrinogen- und Globulingehalt und umgekehrt proportional dem Albumingehalt des Plasmas ändert.

Somit kann ein Blut mit starker Fibrinogenerhöhung allein oder mit starker Globulinerhöhung allein oder mit beiden zusammen eine hohe Skg haben, und die vielen Widersprüche in der Literatur über Abhängigkeit der Skg vom Eiweißgehalt des Blutes, vom Albumin-Globulin-Quotienten werden durch diese Tatsachen erklärlich.

Daß die skg-beeinflussenden Faktoren aber durch die oben erwähnten Formeln nicht voll erfaßt sind, zeigt schon die Differenz derselben. In der zweiten Formel ist außerdem auf Erythrocytenzahl und Haemoglobingehalt Rücksicht genommen, in der ersten ist die negative Korrellation des Albumins bereits miterfaßt.

Bei akuten Krankheitszuständen überwiegt meist die Fibrinogenvermehrung, bei chronischen tritt die Globulinzunahme und Anaemie stärker hervor, wobei sogar eine Fibrinogenvermehrung fehlen kann. Eine Zusammenstellung der Eiweißfraktionen bei verschiedenen Erkrankungen gibt STARLINGER und WINANDS.

Über den Einfluß der *Lipoide* auf die Skg verdanken wir neuerdings THEORELL eingehende Untersuchungen. Er zeigte, daß der Gesamtcholesterin- und Phosphatidgehalt des Plasmas keinen Einfluß auf die Skg-Geschwindigkeit ausübt, dagegen wirkt das Cholesterin, welches durch Äther leicht ausschüttelbar ist, stark skg-hemmend. Ebenso wirkt Cholesterin in vitro (mit Hilfe von Na-Oleat) in klarer Lösung dem Plasma zugesetzt stark skg-hemmend. THEORELL zieht die Möglichkeit in Betracht, daß die Skg-Beschleunigung bei infektiösen Erkrankungen nur teilweise eine Folge der Fibrinogen- und Globulinzunahme sei und daß sie auch dadurch zustandekomme, daß die Zunahme von Fibrinogen und Globulin durch Bindung von Cholesterin eine Abnahme des ungebundenen Cholesterins herbeiführt.

OHLSON und RUNDQUIST aber fanden, daß nach Entfernung der Lipoide aus dem Blute ohne nachweisbare Veränderung der Eiweißstoffe die Skg-Geschwindigkeit nicht verändert wird, so daß die nativen Plasmalipoide wahrscheinlich keinen nennenswerten Einfluß auf die Skg haben.

Noch unbestimmter ist der Einfluß der *Salze* auf die Skg. Die Wirkung der Salze auf die verschiedenen Blutbestandteile ist so kompliziert, daß ihr Einfluß auf die Erythrocyten-Skg ganz unübersichtlich ist.

ENOCKSSON untersuchte den Einfluß der Elektrolyte auf die Skg und fand bei beschleunigter Skg starke Skg-Hemmung bei bestimmten Mengen von NaCl-Zusatz. Besonders bei Zusatz von Glukose und NaCl in vitro fand er, daß bestimmte Konzentrationen von Glukose mit NaCl enorme Skg-Verlangsamung bewirkten, während größere oder kleinere Mengen diese Wirkung nicht zeigten. Es scheint daher, daß auch in vivo bestimmte Elektrolytenkonzentrationen die Skg stark beeinflussen können. Dadurch lassen sich vielleicht die Versuche von FRIEDMANN u. a. erklären, wo schwankende Skg-Änderungen nach NaCl-Zusatz gefunden wurden.

Neuerdings hat DEMURTAS den Einfluß des Calciumchlorids auf die Skg studiert und eindeutig gefunden, daß intravenös zugeführtes Calcium die Skg in manchen Fällen beschleunigt, in anderen wieder hemmt. Interessanterweise konnte er auch durch Austauschversuche nachweisen, daß auch die Erythrocyten durch Ionenverschiebung eine Skg-Änderung erfahren, die nicht durch Änderungen der Plasmaionen allein erklärt werden kann. Er folgert, daß die Änderungen des Gleichgewichtes der Salze in unübersehbarer Weise die Skg beeinflussen und daß daher Konzentrationsänderungen eines Salzes einmal skg-beschleunigend, das andere Mal aber umgekehrt wirken.

Über den Einfluß der *Blutgase* auf die Skg siehe S. 94, über den Einfluß der *Erythrocytenkonzentration* und des *Haemoglobin*-Gehaltes siehe S. 124ff.

Von abnormen Substanzen im Blute wirken *gallensaure* Salze in bestimmten Konzentrationen skg-hemmend (siehe S. 113f.). Durch *Haemolytica* soll die Skg nicht beeinflußt werden (HINTEREGGER). Erhöhter *Rest*-N wirkt stark skg-beschleunigend (ACHARD u. a.), ebenso der *Bence-Jonessche Eiweißkörper*. Über den Einfluß verschiedener *Medikamente* siehe S. 61, über Skg in *Lymphe, Liquor* usw. siehe S. 23 und 36.

Nachdem FISCHER nachgewiesen, daß *Heparin* die Globulinfällung hemmt, die Blutgerinnung hemmt und endlich daß Serumglobuline nichts anderes als Albumin-Heparin-Komplexe sind, wurde die Frage des Einflusses des Heparins auf die Skg und die Beziehung zur Gerinnung studiert. Sollte doch durch Heparin direkt Albumin in Globulin verwandelt werden können. Tatsächlich konnte auch nach Heparinzusatz zum Blute Globulinvermehrung in vitro nachgewiesen werden und gleichzeitig Skg-Beschleunigung (STORZ und SCHLUNGSBAUM). Demgegenüber soll aber nach ZIRM und SCHERK Skg-Beschleunigung nach Heparinzusatz in vitro nur in gewissen Fällen beobachtet werden, und zwar in den Fällen normaler Skg, die vorher eine Skg-Beschleunigung zeigten, die Skg aber in den letzten Tagen normal geworden ist (ausklingende Rekonvaleszenz). Ferner soll bei manchen Fällen beschleunigter Skg (aber nicht bei allen) nach Heparinzusatz in vitro eine stärkere Skg-Beschleunigung eintreten. Bei Gesunden wird die normale Skg durch Heparinzusatz nicht geändert.

Literatur.[1]

ABDERHALDEN: Fermentforschg 1920, Bd. 4, S. 230 u. Pflügers Arch. 1922, Bd. 193, S. 236 (Plasmadyalise, Austauschversuche). ABRAMSON: J. gen. Physiol. 1929, Bd. 12, S. 711 (Kataphoresegeschw. d. Erythrocyten versch. Säugetiere). ACHARD, CODOUNIS und HADJIGEORGES: Arch. mal. cœur 1931, Bd. 24, S. 657 (Kolloide, Kristalloide, Alkalireserve). AGGAZZOTTI und BUCCIARDI: Boll. Soc. Biol. sper. 1931, Bd. 6, S. 159 [ref. Kongreßzbl. inn. Med., Bd. 69, S. 56] (Nephelometr. Unters.).

BEHRENS: Münch. med. Wschr. 1924, S. 229 (Skg in Hayemscher Flüssigkeit). BEIGLBÖCK und OBERSOHN: Wr. Arch. inn. Med. 1935 [in Druck] (Eiweißfraktionen. Großes Material inn. Erkrankg.). BENDIEN und SNAPPER: Biochem. Z. 1931, Bd. 235, S. 14, und BENDIEN, NEUBERG und SNAPPER: ebenda 1932, Bd. 247, S. 306 (Eiweißfraktionen, Erythrocytengehalt, Theorie). BERTRAND und ROUSSEAUX: Rev. franç. Endocrin. 1931, Bd. 9, S. 445 [ref. Kongreßzbl. inn. Med., Bd. 65, S. 826] (Physikalische Grundlagen). BLOCH und OELSNER: Klin. Wschr. 1923, S. 1412 (Skg in NaCl-Lösung). BÜRKER: Münch. med. Wschr. 1922, S. 577 (Skg in Hayemscher Flüssigkeit).

[1] Siehe auch S. 3.

Corral und Vega Villalonga: Arch. card. y haemat. 1932, Bd. 13, S. 227, und Ann. Méd. int. 1932, Bd. 1, S. 753, und Arch. med. cir. y espec. 1932, Bd. 35, S. 633 [ref. Kongreßzbl. inn. Med., Bd. 69, S. 477 u. Bd. 70, S. 214] (Austauschvers. und Theorie). Csáki: Z. klin. Med. 1922, Bd. 93, S. 405 (Erythrocytenvolumen und Haemoglobingehalt).

Demurtas: Morgagni 1932, Bd. 74, S. 699 (Ca-Salze).

Enocksson: Acta med. scand. (Stockh.) 1931, Bd. 75, S. 360 (Elekrolyte).

Fåhraeus: Biochem. Z. 1918, Bd. 89, S. 335 (Theorie). Fischer: Biochem. Z. 1931, Bd. 240, S. 364, und Klin. Wschr. 1932, S. 936 (Heparin). Friedmann: Wratsch. Djelo 1925, Jg. 8, S. 62 [ref. Kongreßbl. inn. Med., Bd. 39, S. 690] (Chloride).

Gallerani: Boll. Soc. ital. biol. sper. 1933, Bd. 8, S. 265 [ref. Kongreßzbl. inn. Med., Bd. 72, S. 124] (Elektrische Ladung der Erythrocyten). Georgopulos: Z. klin. Med. 1926, Bd. 102, S. 46 (Theorie).

Heidenhain: Fol. haemat. (Lpz.) 1904, Bd. 1, S. 461 (Geldrollenbildung der Erythrocyten). Herzfeld und Klinger: Biochem. Z. 1917, Bd. 83, S. 42 (Theorie der Agglutination). Hinteregger: Biochem. Z. 1931, Bd. 241, S. 469 (Haemolytica). Höber: Handb. norm. u. path. Physiol., hrg. v. Bethe u. a. 1928, Bd. 6, 1. Hälfte, S. 656 (Theorie, Übersichtsreferat). Höber und Mond: Klin. Wschr. 1922, S. 2412 (Theorie).

Kanai: Pflügers Arch. 1923, Bd. 197, S. 583 (Theorie).

Linzenmeier: Pflügers Arch. 1920, Bd. 181, S. 169 u. 1921, Bd. 186, S. 272 (Theorie).

Manzini: Arch. Physique biol. 1931, Bd. 9, S. 97 [ref. Kongreßzbl. inn. Med., Bd. 68, S. 68] (Nephelometrische Untersuchungen). Medvei und Alpher: Z. klin. Med. 1932, Bd. 121, S. 504 (Eiweißfraktionen). Morioka: Mitt. med. Akad. Kioto 1933, Bd. 7, S. 1021 [ref. Kongreßbl. inn. Med., Bd. 71, S. 59] (Blutzucker). Mrugowsky und Schemensky: Z. exper. Med. 1932, Bd. 81, S. 208 (Cholesterin).

v. Oettingen: Biochem. Z. 1921, Bd. 118, S. 67 (Theorie). Ohlson und Rundquist: Biochem. Z. 1932, Bd. 247, S. 249 (Lipoide).

Pitinada: [ref. Zbl. Gynäk. 1924, S. 1602] (Skg von Kaolin und Tierkohle im Plasma).

Reiche: Med. Klin. 1929, S. 871 (Skg-ändernde Blutbestandteile); derselbe: Z. klin. Med. 1932, Bd. 119, S. 248 (Eiweißfraktionen). Reiche und Fretwurst: Beitr. Klin. Tbk. 1929, Bd. 72, S. 484 (Eiweißfraktionen). Rigoni: Arch. di Fisiol. 1932, Bd. 31, S. 1 (ref. Kongreßzbl. inn. Med., Bd. 68, S. 749] (Skg bei Blutverdünnung). Russel und Boyd: Amer. J. Physiol. 1932, Bd. 99, S. 424 [ref. Kongreßzbl. inn. Med., Bd. 67, S. 504] (Skg in Lymphe).

Sachs und v. Oettingen: Münch. med. Wschr. 1921, S. 351 (Theorie). Schlechter und Blühbaum: Z. exper. Med. 1927, Bd. 56, S. 671 (Elektr. Ladung d. E.). Starlinger: Biochem. Z. 1921, Bd. 114, S. 129 u. Bd. 122, S. 105 (Theorie). Starlinger und Winands: Z. exper. Med. 1928, Bd. 60, S. 138 (Eiweißfraktionen bei verschiedenen Erkrankungen). Storz und Schlungsbaum: Klin. Wschr. 1933, S. 184 u. Z. klin. Med. 1933, Bd. 124, S. 517 (Heparin). Schütz und Wöhlisch: Z. Biol. 1925, Bd. 82, S. 265 (Theorie). Swedin: Biochem. Z. 1933, Bd. 257, S. 411 (Eiweißfraktionen und Lipoide und Skg bei verschiedenen Tierarten).

TARRAS und WAHLBERG: Nord. med. Tidsskr. 1932, Bd. 4, S. 408 [ref. Kongreßbl. inn. Med., Bd. 68, S. 67] (Cholesterin).

WALTHER: Fol. haemat. (Lpz.) 1929, Bd. 38, S. 281 (Geldrollenbildung). WESTERGREN, THEORELL und WIDSTRÖM: Z. exper. Med. 1931, Bd. 75, S. 668 (Eiweißfraktionen, Lipoide, Erythrocytengehalt). WÖHLISCH: Z. exper. Med. 1924, Bd. 40 S. 137 (Theorie). WÖHLISCH und BOHNEN: Klin. Wschr. 1924, S. 472 (Theorie).

YAMAMOTO: Okayama Igakkai Zasshi (jap.) 1930, Bd. 42, S. 2939 u. 2963 und 1931, Bd. 43, S. 2467 [ref. Kongreßzbl. inn. Med., Bd. 63, S. 722 u. Bd. 66, S. 85] (Theorie).

v. ZÁRDAY und v. FARKAS: Z. exper. Med. 1931, Bd. 78, S. 367 (Eiweißfraktionen). ZIRM und SCHERK: Z. klin. Med. 1933, Bd. 125, S. 475 (Heparin).

Viertes Kapitel.

Physiologie.

Übersicht.

Beschleunigt	Normal	Verlangsamt
Gravidität v. 3 Mon. zunehmend. Puerperal im 1. Mon. Säugling 2. bis 6. Mon.	Bei verschiedenen Volksstämmen Männer 1 bis 10 mm nach 1 St. Frauen 2 bis 13 mm nach 1 St.	Säugling in d. 1. Woche (tiefnormale Werte um 1 mm)
Involutionsalter?	Zu allen Tageszeiten unabhängig von Nahrungsaufnahme und Menstruation	Agone Hochgebirgsaufenthalt (Polyglobulie)
	Blut aus peripheren Aa., Venen und Capillaren	Venenblut der Abdominalorgane Nabelschnurblut

Bei verschiedenen *Menschenrassen* [Südinder (FRIMODT-MÖLLER und BENJAMIN), Portugiesen (MAIA), Japaner (SAHEKI) u. a. siehe Literaturverzeichnis] konnten bisher keine sicheren Skg-Unterschiede nachgewiesen werden. Bei manchen anders lautenden Angaben (höhere Skg bei Südindern, Eskimos) ist die Möglichkeit einer höheren Laboratoriumstemperatur zu erwägen. So wissen wir auch von den Eskimos, daß sie in den Häusern meist unter höheren Temperaturen leben als die Mitteleuropäer.

Über die *Normalwerte der 1-St.-Skg* gibt es verschiedene Angaben, die zum Teil vielleicht auch durch verschiedene Laboratoriumstemperaturen erklärlich sind. Unsere Werte umfassen die Werte der meisten Autoren und geben somit einen Spielraum außerhalb dessen sicher pathologische Werte liegen. Wir verweisen besonders auf die

Angaben von LINDSTEDT, der nach Untersuchung von 10.000 Skg an 4000 Soldaten in einem Garnisonspital eine St.-Skg bei Männern von 10 mm noch als normal ansieht. Und HASELHORST nimmt bei Frauen bis 12, eventuell sogar 15 mm noch als normal an. Am nächsten unserer Normalgrenze stehen die Angaben von FÅHRAEUS, der für Männer 10 mm und Frauen 13 mm nimmt und noch hinzufügt, daß „in seltenen Fällen höhere Werte bei gesunden Personen gefunden werden".

Immerhin liegt in über der Hälfte gesunder Männer die Skg zwischen 1 und 3 mm nach einer St., wie SCHNELL an einem großen Material gesunder Soldaten festlegte. Auch ODENIUS fand bei gesunden Soldaten in fast 50% der Fälle die Skg zwischen 1 und 3 mm. Ob hochnormale Skg-Zahlen nicht vielleicht auf kleinste entzündliche Herde, wie Zahngranulome, zu beziehen sind (ALLARD und J. und H. RALSTON), ist vorderhand schwer entscheidbar.

Unsere Zahlenwerte stützen sich auf ausgedehnte persönliche Erfahrung und wir verzichten hier, die Zahlen anderer Autoren in extenso gegenüberzustellen (siehe diesbezüglich WESTERGREN, S. 648f. und KATZ und LEFFKOWITZ, S. 322). Wir können uns nicht den Grenzwerten von WESTERGREN (Männer 7 mm, Frauen 11 mm) anschließen. Findet doch WESTERGREN selbst, daß eine Skg von 8 mm bei einer Zimmertemperatur von 16° C, bei einer Temperatur von 20° C 12 mm wird. Das sind doch Temperaturschwankungen, die in jedem Laboratorium leicht vorkommen können, und schon deshalb scheint uns eine allzu enge Definition einer normalen Skg unzweckmäßig. Immerhin wollen wir gerne zugeben, daß in einzelnen Fällen eine Skg beim Manne von 8 mm pathologisch sein kann, ebenso wie einmal eine Körpertemperatur von 36,9° C Ausdruck eines leichten Infektes bei einem Menschen sein kann, dessen Temperatur sonst tiefer liegt. In diesem Sinne möchten wir eine Skg von 10 mm beim Manne noch als normal ansehen, obwohl uns klar ist, daß in der überwiegenden Mehrzahl normale Skg innerhalb der von WESTERGREN angegebenen Werte liegt.

Als *verlangsamte Skg* ist nur ein Stundenwert unter 1 mm anzusehen, was tatsächlich bei Polyglobulie, Polycythaemie und im anaphylaktischen Shock beobachtet wird.

Von manchen Autoren werden höhere Stundenwerte als unterste Grenze der Norm angenommen, wie 3 mm (ESSEN und MANITZ) oder 3,5 mm (ROSSIER und de CASTRO BASTO) u. a. Von solchen Grenzwerten ausgehend wurde verlangsamte Skg bei Icterus catarrhalis, Ulcus duodeni, Neurasthenie, ja von ROSSIER und de CASTRO BASTO sogar als typisch für chronische oberflächliche Entzündungen (Bronchitis, Rhinitis chron. u. a.) angegeben. Daß verlangsamte Skg mit der LINZENMEIER-Methode (HOFFSTAEDT) nicht verläßlich feststellbar ist, wurde bereits erwähnt (siehe S. 23).

Der *24-St.-Wert* der Skg ist natürlich ganz von der Länge der Skg-Säule abhängig. Er liegt bei normaler Skg und normalem Haemoglobingehalt etwa in der Mitte der Blutsäule, also bei 100 mm hoher Blutsäule um 50 mm, bei 200 mm hoher Blutsäule um 100 mm. Werte weit darüber deuten auf Haemoglobinverminderung.

Westergren hat eine Kurvenschar angegeben mit Hilfe deren man aus bekanntem 1-St.- und 24-St.-Wert den Haemoglobingehalt berechnen kann (siehe S. 19).

Auch ist der Zeitpunkt, wann der Endwert der Skg erreicht wird, von der Skg-Geschwindigkeit abhängig. Bei sehr rascher Skg ist der Endwert schon nach wenigen Stunden erreicht, bei verlangsamter Skg erst nach 2 bis 3 Tagen.

Die Skg-Werte aus Venen-, Arterien- und *Capillarblut* aller peripheren Gefäßbereiche sind in der Regel gleich (Reichel). Doch fanden wir bei sehr schweren Anaemien oft schnellere Skg des Capillarblutes, und Westergren gibt solche auch für Capillarblut aus Trommelschlägelfingern an.

Das Venenblut der großen Abdominalorgane: Leber, Milz, Niere, Darm, soll in der Regel eine langsamere Skg haben als das Blut der peripheren Venen, und zwar sollen die Unterschiede im Plasma liegen und nicht in Verschiedenheiten der Erythrocytenkonzentration (Gawrilow, Berglund).

Ein sicherer Einfluß der *Nahrungsaufnahme* (siehe auch haemoklasische Krise, S. 153) konnte bisher nicht nachgewiesen werden (Rourke und Plass, Frederiksen), ebensowenig deutliche konstante *Tagesschwankungen* (Westergren). (Über meteorologische Einflüsse auf die Skg (?) siehe Lederer, Hoverson und Petersen, Jores.)

So war die Skg 2 bis 5 St. nach sehr starker Fettbelastung ungeändert (Deutsch und Weiss), ebenso nach Milchmahlzeit (Engelmann); daß aber große Flüssigkeitsaufnahme (1500 ccm Tee) die Skg ändern kann, in manchen Fällen beschleunigend, in anderen wieder umgekehrt, zeigten Chrometzka und Grützmacher. Doch ist in der Regel die Skg nach Trinken von 1 l Wasser ungeändert (Westergren). Die Angaben über Spontanschwankungen und Einfluß von Nahrungsaufnahmen in der Literatur sind außerordentlich zahlreich, doch zum Teil durch Fehlerbreite der Skg-Methode erklärlich.

Seit der ursprünglichen Angabe von Linzenmeier, daß in der *Menstruation* eine leichte Skg-Beschleunigung statthat, ist eine Flut von Literatur pro und contra erschienen. Doch schon die Angabe von Linzenmeier, daß die Beschleunigung während der Menses etwa 1 mm betrage, zeigt, daß dieser Wert innerhalb der Fehlergrenze der Methodik liegt. Westergren hat an einem großen Material in Serien-Skg einwandfrei nachgewiesen, daß ein sicherer Einfluß der Menstruation auf die Skg nicht besteht.

Auch bei an und für sich pathologisch erhöhter Skg ist eine Zunahme der Beschleunigung durch die Menses, wie Poindecker u. Siess, Eufinger u. a. vermuteten, nicht nachgewiesen. Immerhin kann aber eine Beschleunigung, besonders nach den Menses, bei Aufflackern gynäkologischer Leiden vorkommen (Haselhorst, Rumpf, Würzburger u. a.). Natürlich können auch andere Erkrankungen durch die Menses verschlechtert werden und dadurch indirekt eine Skg-Beschleunigung zustandekommen. Kennen wir doch in besonderen Fällen Wirkungen der Menses auf die verschiedensten Organe und Krankheitsprozesse. So wurden Fälle von Cholelithiasis beschrieben, wo Anfälle regelmäßig während der Menses auftraten. Das sind aber Seltenheiten, und da würde die Skg-Beschleunigung nicht durch die Menses, sondern durch Aktivierung eines Krankheitsherdes beeinflußt, was der diagnostischen Bedeutung nicht Abbruch täte, sondern ganz im Gegenteil. Wir haben übrigens bei verschiedenen internen Erkrankungen die Skg vor und nach den Menses untersucht und in keinem Falle eine Änderung der Skg gefunden, die auf den Menstruationszyklus allein zu beziehen gewesen wäre.

Die Skg-Beschleunigung in der *Gravidität* beginnt im 3. bis 4. Monat und steigt in den folgenden Monaten an, um den Höhepunkt während der Geburt zu erreichen. Die Skg-Beschleunigung unterliegt in den einzelnen Monaten bei verschiedenen Frauen sehr großen Schwankungen, so daß sich keine Normalwerte für die einzelnen Graviditätsmonate angeben lassen.

Im unkomplizierten *Wochenbett* ist die Skg am Ende des ersten Monats wieder normal.

Während das *Nabelschnurblut* (Silzer) und der neugeborene *Säugling* eine tiefnormale oder verlangsamte Skg zeigen, beginnt in den ersten Lebenstagen die Skg-Geschwindigkeit anzusteigen, um am Anfang des zweiten Monats Werte zu erreichen, die an der obersten Grenze der Norm liegen. In der zweiten Hälfte des ersten Lebensjahres zeigt das Kind die gleichen Werte wie der Erwachsene, ohne deutliche Ausprägung der Geschlechtsunterschiede. Schuhricht gibt folgende Normalwerte: Neugeboren: 1 bis 3 mm, 2. bis 6. Monat 6 bis 18 mm, bis 14. Jahr 5 bis 15 mm. Gallagher findet bei gesunden Knaben (12 bis 20 J.) in 90% der Fälle eine Skg bis 6 mm.

Die Ursachen der Skg-Unterschiede zwischen den *Geschlechtern* ist bisher nicht sicher erklärt. Jedenfalls ist der Unterschied im Erythrocyten- und Haemoglobingehalt des Blutes allein nicht die Ursache (Greisheimer, Ryan und Johnson u. a.). Weitere Literatur siehe bei Katz und Leffkowitz 1928, S. 326.

Die Skg-Beschleunigung im *Involutionsalter* (Löw-Beer, Lasch), ohne nachweisbaren pathologischen Prozeß, hält sich in sehr mäßigen Grenzen (etwa bis 20 mm). Nach Burkhardt soll die Skg-Beschleunigung um das 40. Lebensjahr beginnen und bis zum 70. Lebensjahr langsam zunehmen. Relativ unbedeutende Krankheitsprozesse können im höheren Alter zu stärkeren Skg-Beschleunigungen führen als im mittleren Lebensalter (Löw-Beer). So soll auch die Skg-Beschleunigung nach Frakturen bei alten Patienten stärker ausgeprägt sein als bei jüngeren (Olovson), nach Operationen soll sie bei alten Leuten langsamer zur Norm zurückkehren (Heusser). Bei verschiedenen Altersklassen im Senium selbst (ab 60 Jahre) fand Arnstein keinen Unterschied in der Stärke der Skg-Reaktionen.

Nach den vorliegenden Literaturangaben erscheint uns nicht einwandfrei erwiesen, daß im Alter die normale Skg wirklich höherliegt. Man sieht zu oft bei sehr alten Leuten auch niedrige Skg. Anderseits können gerade kleine skg-beschleunigende Prozesse (z. B. Arthritiden, myomalacische Herde) auch bei der Autopsie schwer ausgeschlossen werden. So konnte Remen im normalen Senium keine beschleunigte Skg finden.

Praktisch ist immerhin einer leichten Skg-Beschleunigung im Senium eventuell keine klinische Bedeutung beizumessen, da zumindest häufig nicht nachweisbare Entzündungs- oder Degenerationsherde die Ursache derselben sein können. Außerdem sind bei alten Leuten oft verschiedene Organe so verändert, daß eine mäßige Skg-Beschleunigung erklärlich ist. Wir glauben daher, daß geringer Skg-Beschleunigung bei älteren Leuten keine so große diagnostische Bedeutung beizumessen ist als bei jüngeren.

Wir haben den Eindruck, daß die Streuung der Skg-Werte im höheren Alter eine größere ist, mit anderen Worten, die Skg-Werte anscheinend gesunder Personen liegen innerhalb eines größeren Spielraumes.

Nun scheinen die Skg-Verhältnisse im Kindesalter ähnlich zu liegen. Bei scheinbar gesunden Kindern findet man nicht allzu selten Senkungen bis 18 mm, aber in der überwiegenden Mehrzahl der Fälle niedrigere Werte (SCHUHRICHT, ANTWERP, GALLAGHER). Im Senium sinkt die Abwehrkraft gegen Infektionen, und der Mensch ist im Senium bakteriellen Infektionen ähnlich schutzlos ausgeliefert, wie im frühen Kindesalter (mit Ausnahme der „Kinderkrankheiten," die eine dauernde Immunität zurücklassen. Allergie des Lebensalters im Sinne PIRQUETS).

Vielleicht sind höhere Skg-Werte gesunder älterer Leute doch Ausdruck kleinster entzündlicher Prozesse, die im mittleren Lebensalter nicht zu Skg-Beschleunigung führen (leichte Bronchitis, Cystitis, Colitis u. a.). Wissen wir doch, daß skg-beschleunigende Erkrankungen im Greisenalter die Skg stärker verändern als im mittleren Lebensalter (siehe oben).

In der *Agone* findet man in der Regel schnelles Absinken der Skg, erklärlich durch gleichzeitig oft vorhandene Hydraemie (siehe S. 51).

Zwischen Skg-Geschwindigkeit und *Blutgruppen* besteht kein Zusammenhang (BAY-SCHMITH, CORVIN und KAUFMANN).

Skg-Beschleunigung nach längerem *Hunger*-Zustand könnte man wohl theoretisch erwarten, doch liegen bisher solche Angaben nur von HILLE bei Säuglingen vor, und die Beschleunigungen sind ganz minimal, wohl innerhalb der Fehlergrenze der Methodik. Wir selbst haben bei Patienten, bei denen zeitweise vollkommener Nahrungsentzug therapeutisch notwendig war (Melaena, Haematemesis, Diabetes), keine sichere Skg-Beschleunigung nachweisen können, die auf den Hungerzustand zu beziehen gewesen wäre.

Nach kurz dauernden, *erschöpfenden Leistungen* konnten ROURKE und PLASS keine Änderung der Skg nachweisen (siehe S. 127). Ebenso ist die Skg nach Langstreckenlauf (10 und 30 km) ungeändert (DEUTSCH und WEISS). (Gegenteilige Angaben: CASSINIS: Skg-Verlangsamung erst 2 St. nach Schnellauf, ROSENBLUM: Skg-Beschleunigung nach Eilmärschen sind bisher nicht bestätigt.)

Hochgebirgsaufenthalt führt mit zunehmender Erythrocytenvermehrung zu abnehmender Skg-Beschleunigung bei Lungentuberkulose (REALE). Über die Skg von Hochgebirgsbewohnern liegen keine Angaben vor, doch ist bei der physiologischen Polyglobulie, die z. B. in den Anden regelmäßig beobachtet wird (BARCROFT), auch mit Skg-Verlangsamung zu rechnen.

Literatur.[1]

ANTWERP: Amer. J. Dis. Childr. 1934, Bd. 48, S. 814 (Kinder). ARNSTEIN: Wien. med. Wschr. 1926, S. 688 (Alterstuberkulose).

BAY-SCHMITH: Acta path. scand. (Kobenh.) 1931, Bd. 8, S. 22 [ref. Kongreßzbl. inn. Med., Bd. 62, S. 131] (Skg und Blutgruppen). v. BALDEN: Z. exper. Med. 1931, Bd. 78, S. 164 (Normalwerte, Tagesschwankungen). BARCROFT: Die Atemfunktion des Blutes, übersetzt von FELDBERG, Berlin 1927, Bd. 1. BERGLUND: Hygiea (Stockh.) 1930, Bd. 92, S. 677 (ref. Dtsch. med. Wschr. 1931,

[1] Siehe auch S. 3.

S. 911] (Skg in Blutreservoiren). BURKHARDT: Med. Welt 1930, S. 1789 (Greisenalter).

CASSINIS: Boll. Soc. Biol. sper. 1928, Bd. 3, S. 439 [ref. Kongreßzbl., Bd. 53, S. 111] (Sport). CHROMETZKA und GRÜTZMACHER: Z. exper. Med. 1933, Bd. 86, S. 420 (Wasserstoß). CORVIN und KAUFMANN: Wien. med. Wschr. 1933, S. 1450 (Blutgruppen).

DEUTSCH und WEISS: Wien. Arch. inn. Med. 1931, Bd. 21, S. 446 (Sport, Fettbelastung).

ESSEN und MANITZ: Klin. Wschr. 1934, S. 1468 (verlangsamte Skg). EUFINGER: Mschr. Geburtsh. 1926, Bd. 74, S. 139 (Menstruation). EUFINGER und GOLDNER: Mschr. Geburtsh. 1926, Bd. 73, S. 62 (Menstruation).

FERRIO: Minnesota Med. 1931, Bd. 22, S. 497 (Atmosphärische Einflüsse). FREDERIKSEN: Hosp.tid. (dän.) 1929, Bd. 72, S. 1312 [ref. Kongreßzbl. inn. Med., Bd. 57, S. 829] (Nahrungsaufnahme). FRIMODT-MÖLLER und BENJAMIN: Tubercle 1927, Bd. 9, S. 57 [ref. J. amer. med. Assoc. 1928, Bd. 90, S. 152 (Inder).]

GALLAGHER: Amer. J. med. Sci. 1934, Bd. 88, S. 450 (Normalwerte bei Knaben). GAWRILOW: Virchows Arch. 1928, Bd. 269, S. 340 (verschiedene Gefäßgebiete). GREISHEIMER, RYAN und JOHNSON: Amer. J. Physiol. 1929, Bd. 89, S. 170 (Geschlechtsunterschiede).

HASELHORST: Dtsch. med. Wschr. 1922, S. 1100 (Menstruation). HILLE: Mschr. Kinderheilk. 1924, Bd. 28, S. 137 (Hungerzustand). HOFFSTAEDT: Dtsch. med. Wschr. 1928, S. 1925 (verlangsamte Skg). HOVERSON und PETERSEN: Amer. J. med. Sci. 1934, Bd. 188, S. 455 (meteorologische Einflüsse).

JORES: Erg. inn. Med. 1935, Bd. 48, S. 574 (meteorologische Einflüsse).

LASCH: Wien. Arch. inn. Med. 1931, Bd. 22, S. 155 (Greisenalter). LEDERER Mschr. Kinderheilk. 1924, Bd. 27, S. 608 (Skg-Beschleunigung im Frühjahr). LINDSTEDT: Hygiea 1927, Bd. 89, S. 876 [ref. Kongreßzbl. inn. Med., Bd. 53 S. 111 (Normalwerte). LOTTRUP und LEBEL: Acta med. scand. (Stockh.) 1934, Bd. 82, S. 170 (Bestimmung des Haemoglobingehaltes aus der Skg). LÖW-BEER: Klin. Wschr. 1929, S. 1909 (Greisenalter).

MAIA: C. r. Soc. Biol. 1930, Bd. 105, S. 487 (Portugiesen). MÜLLER: Beitr. Klin. Tbk. 1934, Bd. 84, S. 299 (Menstruation und Skg bei Tuberkulose).

ODENIUS: Tidskr. Mil. Hälsovard (schwed). 1927, S. 203 [zit. nach SCHNELL] (Normalwerte).

REALE: Arch. méd.-chir. Appar. respirat. 1933, Bd. 8, S. 40 (Höhenpolyglobulie bei Tuberkulose). REICHEL: Z. klin. Med. 1933, Bd. 125, S. 633 (Periphere Gefäße). REMEN: Klin. Wschr. 1931, S. 2131 (Greisenalter). ROESLER und MEISEL: Dtsch. med. Wschr. 1934, S. 1677 (verlangsamte Skg). ROSENBLUM: Ž. eksper. Biol. i Med. (russ.) 1928, Bd. 9, S. 69 [ref. Kongreßzbl. inn. Med., Bd. 51, S. 413 (Eilmärsche). ROSSIER und de CASTRO BASTO: Rev. méd. Suisse Rom. 1934, Bd. 54, S. 531 (verlangsamte Skg). ROURKE und PLASS: J. clin. Invest. 1930, Bd. 8, S. 545 (Tagesschwankungen, Nahrungsaufnahme usw.). ROXAS und BAENS: J. Philippine Islands med. Assoc. 1931, Bd. 11, S. 393 [zit. nach LEFFKOWITZ] (Philippinen). RUMPF: Zbl. Gynäk. 1922, Bd. 46, S. 1242 (Menstruation).

SAHEKI: Tohoku J. exper. Med. 1929, Bd. 13, S. 580 (Japaner). SCHNELL: Hygiea (Stockh.) 1928, H. 16 (Normalwerte). SCHUHRICHT: Z. Kinderheilk. 1934, Bd. 56, S. 272 (Normalwerte für Kinder). SILZER: Zbl. Gynäk. 1927, Bd. 51, S. 170 (Nabelschnurblut).

WÜRZBURGER: Zbl. Gynäk. 1925, Bd. 49, S. 1061 (Menstruation).

Fünftes Kapitel.

Allgemeine und experimentelle Pathologie.

1. Allgemeines.

Skg-beschleunigend wirken alle Prozesse, welche zur Vermehrung solcher Plasmabestandteile führen, von denen wir im Kapitel III gezeigt haben, daß sie die Skg fördern, also vor allem Fibrinogen- und Globulinvermehrung. Die Änderungen dieser Eiweißfraktionen interferieren in komplizierter Weise mit anderen Plasmaveränderungen und mit Änderung des roten Blutbildes. Die Plasmaeiweißkörper ändern sich im Laufe einer Krankheit teils in typischem Ablauf, teils wirken einzelne Organe entgegengesetzt auf die chemische Zusammensetzung des Plasmas ein.

Akute und chronische Infekte führen zu Fibrinogen- und Globulinvermehrung, Albuminverminderung; Leberzellschädigung führt zu Fibrinogenverminderung, Albuminverminderung, Globulinvermehrung; Kreislaufsdekompensation und Kachexie führen zu Gesamteiweißverminderung, Fibrinogen- und Globulinvermehrung, Albuminverminderung. So kann während einer Erkrankung das Eiweißbild bald so, bald anders verschoben werden, je nach der wechselnden Intensität der Beteiligung verschiedener Organe.

Dazu kommt noch der Einfluß der einzelnen Organschäden auf das rote Blutbild (toxische Anaemie, Blutungsanaemien, aplastische Anaemien, Polyglobulien).

Ein Integral aller dieser schwer übersehbaren Blutveränderungen ist die Skg, und wir werden bei Besprechung der Skg im speziellen Teil auf die chemischen und morphologischen Änderungen des Blutes zurückkommen müssen.

Praktisch wichtiger erscheint es aber, die Skg von den klinischen Symptomen aus zu ordnen. Es ist ohneweiters klar, daß man bei der Einteilung der Skg auch von den Bluteiweißkörpern ausgehen könnte. Man könnte etwa die Fälle mit Fibrinogenvermehrung in solche mit und ohne Skg-Beschleunigung einteilen und diesen beiden Gruppen die anderen Teilursachen unterordnen. So eine Einteilung wäre aber recht unpraktisch, weil wir zur Diagnose nicht die Bluteiweißkörper, sondern klinische Symptome zur Verfügung haben, allgemeine Symptome, wie Fieber, Blutbefunde, spezielle wie palpatorische und auskultatorische Befunde und Röntgenbilder. So werden wir im folgenden weitgehendst auf die Besprechung der Bluteiweißkörper verzichten und die Skg als diagnostisches Symptom mit anderen diagnostischen Symptomen in Beziehung bringen und zeigen, wie Skg u. a. klinische Symptome sich gegenseitig stützen. Eine ausführliche Zusammenstellung der bisher bekannten Veränderungen der Bluteiweißkörper bei verschiedenen inneren Krankheiten und die einschlägige Literatur siehe bei STARLINGER und WINANDS.

Wenn wir vom Standpunkt des Klinikers eine kurze Übersicht der Prozesse geben, die die Skg beeinflussen, so ergibt sich folgendes Schema.

Übersicht.

Beschleunigung	Verlangsamung
Parenterale Eiweißresorption	
Resorption entzündlicher Produkte	
Schwere Anaemien	Polyglobulien und Polycythaemien
Niereninsuffizienz	
	Parenchymikterus
	Anaphylaktischer Shock
	Schwerste Kachexie (Koma, Agone)

Beispiel für *parenterale Eiweißresorption* ist vor allem die Skg-Beschleunigung während der Gravidität, wo die Skg geradezu proportional dem Wachstum des Embryo ansteigt. Im Beginn des Puerperiums steigt die Skg noch weiter an, denn jetzt werden große Gewebsmassen aus dem Uterus resorbiert. Zum Teil gehört auch hierher die Skg-Beschleunigung bei malignen Tumoren. Der destruktiv wachsende Tumor bringt das Nachbargewebe zum Zerfall. So finden wir auch hier eine gewisse Abhängigkeit von Tumorgröße, Wachstumsgeschwindigkeit und Skg-Beschleunigung. Hier spielen oft aber auch schon entzündliche Erscheinungen mit (siehe S. 154f.).

Bei Resorption von *entzündlichen Produkten* steht die Skg.-Beschleunigung in einer gewissen Abhängigkeit von der Ausdehnung der entzündlichen Herde und der Günstigkeit der Resorptionsbedingungen.

Entzündungsherde, die nahe an serösen Häuten liegen, die, wie bekannt, besonders schnell resorbieren, beeinflussen die Skg besonders stark (Herzinfarkt, Cholecystitis). Greift die Entzündung in größerer Ausdehnung auf das Endothel über und ensteht eine Exsudation, so ist die Skg noch mehr beschleunigt (Pleuritis, Peritonitis, Perikarditis). Bei der akuten Polyarthritis ist eine Entzündung innerhalb mehrerer Gelenkspalten, und wir wissen, daß gerade die Gelenkserosa besonders günstige Resorptionsbedingungen bietet. Außerdem ist die Ausdehnung der Entzündung meist recht gewaltig, wenn man die Flächen aller erkrankten Gelenke zusammenrechnet. Tatsächlich beobachtet man auch bei der akuten Polyarthritis sehr starke Skg-Beschleunigungen, die mit zu den höchsten Graden der Skg-Beschleunigung gehören, die überhaupt beobachtet werden.

Den Einfluß der Resorptionsbedingungen auf die Skg illustriert folgender Versuch: Zwei gleich großen Meerschweinchen wird je ein gleich großes Muskelstück implantiert: dem einen Tier in die Muskulatur der Bauchdecke, dem anderen in die Bauchhöhle. Es zeigt sich beim zweiten Tier während der folgenden Tage eine viel höhergradige Globulinzunahme als beim Ersten, und es dauert viel länger, bis die Globulinzunahme zur Norm zurückgeht. Dies erklärt sich durch die besseren Resorptionsbedingungen vom Peritoneum aus (v. SEEMEN).

Entzündungsherde, die so gelagert sind, daß die entzündlichen Produkte frei abfließen können und in der Hauptsache nicht zur Resorption gelangen, beeinflussen dementsprechend die Skg nicht (oberflächliche Darmgeschwüre, abgekapselte Lungencavernen, die durch einen Bronchus nach außen drainiert sind).

Über den Einfluß der *Anaemie* und *Polyglobulie* auf die Skg (siehe S. 124ff.), *Parenchymikterus* (siehe S. 114), *Anaphylaxie* (siehe S. 152), *Niereninsuffizienz* (siehe S. 122).

Bei sehr schwerer *Kachexie* und in der Agone ist die Skg manchmal normal oder verlangsamt. Solche Fälle werden besonders bei langsam dahinsiechenden Tuberkulosen gefunden, besonders bei Fällen, die mit Darmtuberkulose kompliziert sind. Ebenso bei Krebskachexien. Die Skg-Werte sinken in den Tagen ante mortem oft steil von starker Skg-Beschleunigung bis auf subnormale Werte ab. Ähnliches ist auch von der Temperatur bekannt, aber es besteht kein Parallelismus zwischen agonaler Skg-Hemmung und Temperaturabfall. Die Skg-Abnahme bei Kachektischen entsteht durch Verminderung der grobdispersen Eiweißkörper, in manchen Fällen wird sogar Hydraemie beobachtet.

In Fällen von Agone, bei denen Dyspnoe und Cyanose im Vordergrund stehen, kann Skg-Abnahme durch Polyglobulie zustandekommen, wie wir in einem Fall von schwerer Pneumonie beobachten konnten. Ein ausgiebiger Aderlaß besserte den Zustand des Patienten, und die Skg stieg für kurze Zeit wieder an.

Bei tuberkulös infizierten Meerschweinchen wird auch nach anfänglich starkem Skg-Anstieg mit fortschreitender Ausbreitung der Tuberkulose Rückgang der Skg-Beschleunigung zur Norm beobachtet. Diesen Skg-Rückgang kann man nicht direkt mit den Befunden bei Menschen vergleichen, da hier die Skg meist erst wenige Tage vor dem Tode abfällt, beim Meerschweinchen dagegen lange vor allgemeiner Kachexie oder gar Agone. Die Tiere leben noch etwa 50 Tage und mehr, nachdem die Skg wieder normal geworden ist. Dabei steigen die Globulinwerte dauernd an, während die Fibrinogenwerte parallel dem Skg-Rückgang abfallen (GSELL).

Besonders interessant aber ist die Tatsache, daß die Rückkehr der Skg zur Norm bei den tuberkulösen Meerschweinchen mit Verminderung der Abwehr des Organismus parallel geht. Infiziert man nämlich ein gesundes Meerschweinchen mit Trichophytie, so heilt die Hauterkrankung nach etwa 14 Tagen aus. Während der Erkrankung ist die Skg deutlich beschleunigt. Bei tuberkulösen Meerschweinchen aber, bei denen die Skg wieder normal geworden ist, zeigt sich nach Trichophytieinfektion weder Skg-Beschleunigung, noch heilt die Trichophytie aus.

Bei *Kombination* mehrerer skg-beeinflussender Zustände summieren sich die einzelnen Faktoren in der Wirkung auf die Skg. Wird während einer Erkrankung, die mit Skg-Beschleunigung einhergeht, die Skg periodisch registriert und zeigt sich in einem Zeitpunkt eine rasche weitere Zunahme der Skg-Beschleunigung, so kann diese entweder durch rapide Ausbreitung der ursprünglichen Erkrankung oder durch Auftreten einer skg-beschleunigenden Komplikation oder durch eine zweite Erkrankung bedingt sein. Die ersten beiden Fälle sind häufiger und die Skg zu deren Erkennung vielfach diagnostisch bedeutsam. Seltener ist die wirkliche Kombination zweier selbständiger Erkrankungen, wie z. B. Tuberkulose und Malaria (Radosavljević und Ristić).

Ebenso ist die Kombination skg-hemmender und skg-beschleunigender Prozesse zu berücksichtigen. So ist die Skg-Hemmung der Polyglobulie so stark, daß skg-beschleunigende Prozesse die Skg in der Regel gar nicht oder nur innerhalb der Normalgrenzen der Skg verändern (siehe S. 137).

2. Senkung in Beziehung zu klinischen Befunden.

Senkung und Fieber. Meist ist die Ursache der Skg-Beschleunigung und der Temperaturerhöhung eine gemeinsame. Daß Temperaturerhöhung als solche zu Skg-Beschleunigung führt, ist unwahrscheinlich. Im Tierversuch wurde *künstliche Hyperthermie* durch Wärmestich bei Kaninchen (Harada und Kusaka), durch zentral angreifende Gifte bei Kaninchen (β-Tetrahydronaphthylamin-HCl, Bernet) und Kurzwellen bei Meerschweinchen (Lumière und Sonnery) erzeugt. Nur bei Wärmestichhyperthermie wurde Skg-Beschleunigung beobachtet, doch ist dabei schwerlich der skg-beschleunigende Faktor der Operation auszuschließen. Bei toxisch erzeugtem Fieber und Kurzwellenhyperthermie zeigte sich keine Skg-Beschleunigung, doch wurde in den Versuchen die Skg nur während der kurzdauernden Hyperthermie selbst untersucht, wogegen wir vom infektiösen Fieber wissen, daß die Skg-Beschleunigung erst Stunden nach dem Fieberbeginn deutlich wird. Beim Menschen ist über den Einfluß zentraler Hyperthermie auf die Skg nichts bekannt.

Daß Fieber allein nicht zu Skg-Beschleunigung führt, beweist unter anderem die Skg bei kurzdauernden akuten Infektionskrankheiten (Masern, Parotitis), wo in unkomplizierten Fällen trotz hohem Fieber die Skg normal ist und bleibt (Abb. 7).

Beim *Fieber* beginnt der Temperaturanstieg vor dem Beginn der Skg-Beschleunigung. Auch nach parenteralen Eiweißreizen (intramuskulare Injektion von Milch, Kaseosan und Pferdeserum) zeigten W. und H. Löhr u. a., daß die Skg-Beschleunigung später als die Temperaturreaktion einsetzt (siehe S. 59).

Das Maximum der Skg-Steigerung wird erst nach mehreren Tagen erreicht, so daß bei Krankheiten, bei denen das Fieber bald zurückgeht (ähnlich wie beim Blutbild, Abb. 6), die stärkste Skg-Beschleunigung in der Regel erst einige Tage nach der höchsten Temperatur auftritt.

Die maximale Skg-Beschleunigung steht ceteris paribus in gewisser

Abhängigkeit von der Höhe und Dauer des Fiebers und es dauert oft mehrere Tage, bis bei einem zyklisch ablaufenden Fieber die Skg ihren Höhepunkt erreicht. Noch viel langsamer als der Anstieg der Skg-Beschleunigung ist ihr Abfall. Auch da besteht eine gewisse Abhängigkeit von der Höhe des Fiebers und von dessen Dauer. Dauert das fieberhafte Stadium einer Krankheit länger und ist die Temperatur höher, so dauert auch die Rückkehr der Skg zur Norm länger (objektives Zeichen der Rekonvaleszenz nach längerdauernden und schweren Infektionen).

Bei fieberhaften *Infektionskrankheiten*, bei Typhus usw., ferner bei exanthematischen Krankheiten ist die Skg, soweit keine lokalen ent-

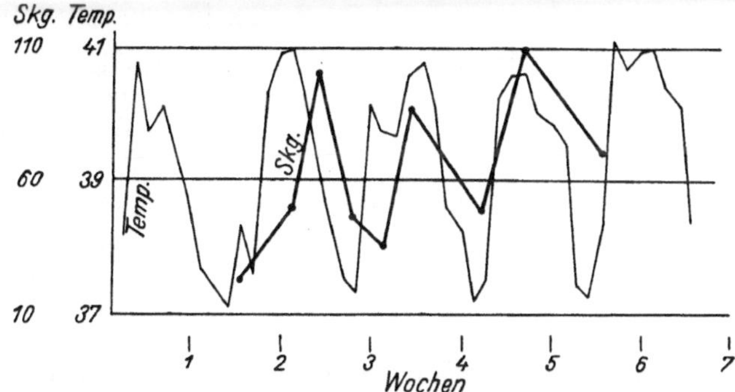

Abb. 5. Septische Temperaturen nach Milzexstirpation (Milzvenenthrombose).

zündlichen Komplikationen vorhanden sind, im Vergleich zur Temperatur wenig und spät verändert.

Bei *entzündlichen Komplikationen* einer fieberhaften Erkrankung oder bei Infektionskrankheiten, die mit ausgedehnten Entzündungsprozessen einhergehen, wie Pneumonie, Pleuritis, Polyarthritis, ist die Skg stark beschleunigt. Dabei ist oft die Zunahme der Skg-Beschleunigung das erste manifeste Anzeichen einer entzündlichen Komplikation einer fieberhaften Erkrankung.

Die fortdauernde Skg-Erhöhung nach Rückgang des Fiebers einer Infektionskrankheit ist oft ein Hinweis auf *Rezidivgefahr* (Malaria, Recurrens).

Bei *remittierendem* oder *intermittierendem Fieber* findet man häufig auch starke Schwankungen in der Skg-Beschleunigung. Da die fiebererzeugende Noxe die Temperatur schneller beeinflußt als die Skg, beobachtet man bei remittierenden Fieberschüben, daß während der höchsten Temperatur die Skg relativ niedrig, während der schnellsten Skg die Körpertemperatur wieder am tiefsten ist (Abb. 5).

Am besten lassen sich diese Verhältnisse bei Malaria und Recurrens studieren. Es zeigt sich dabei in typischen Fällen, daß die Skg-Maxima mit den Temperaturmaxima interferieren und nach jedem Temperaturanstieg die Skg stufenförmig höher ansteigt. Ferner dauert die Rückkehr der Skg zur Norm nach Beendigung der Erkrankung um so länger, je mehr Fieberanfälle gewesen sind. So verlaufen diese Krankheiten vom Standpunkt der Skg wie mehrere rasch aufeinanderfolgende akute Infektionskrankheiten (s. S. 138f.).

Diagnostisch ist die Bestimmung von Skg und Temperatur oft von großer Bedeutung, da beide Reaktionen nicht parallel gehen.

Übersicht.

	Körpertemperatur	Senkung
Akute Entzündung		
Beginn (1. Tag)	Schneller Anstieg	Normal
2. Tag bis Abflauen	Hoch	Stark beschleunigt
Abflauen	Subfebril bis normal	Langsamerer Rückgang der Beschleunigung
Akute Infektionskrankheit ohne lokale Entzündung	Hoch	Mäßig beschleunigt, meist in der ersten Woche normal
Chronische Entzündung	Leicht erhöht oder normal	Beschleunigt, selten normal (beschleunigt oft auch bei normaler Temperatur!)
Mit deutlich abnehmender Reaktionskraft (Kachexie)	Manchmal fallend	Eventueller Rückgang der Beschleunigung
Langsame Gewebseinschmelzung, Lues, maligne Tumoren	Normal	Beschleunigt bis stark beschleunigt

Aus der *Übersicht* lassen sich die wichtigsten Fälle herauslesen, wo Skg-Beschleunigung in Verbindung mit Temperatur *diagnostisch* besonders wertvoll ist. Hier nur wenige Beispiele: Akute Appendicitis: hohe Temperatur bei normaler Skg, dagegen Adnexitis: hohe Temperatur bei hoher Skg, da die akute Adnexitis meist eine Exazerbation chronischer Entzündung ist.

Typhus abdominalis: hohe Temperatur mit anfangs normaler oder mäßig beschleunigter Skg, dagegen zentrale Pneumonie: hohe Temperatur bei stark beschleunigter Skg.

Koliken im rechten Oberbauch: keine Temperatur bei normaler Skg bei Ulcus ventriculi oder duodeni. Hohe Temperatur, am nächsten Tage schnelle Skg bei Cholelithiasis oder Nephrolithiasis. Hohe Temperatur gleich mit schneller Skg bei akuter Exazerbation einer chronischen Pyelitis.

Noch viel wichtiger ist die Bestimmung der Skg bei *subfebrilen* Temperaturen. Schleichende chronische Entzündungen beeinflussen in der Regel die Skg viel stärker als die Temperatur. Besonders wichtig ist dies bei der Lungentuberkulose (s. S. 92f.). Schließlich ist eine einmalige Temperaturmessung von relativ geringer Bedeutung, dagegen ermöglicht eine einmalige Bestimmung der Skg-Geschwindigkeit viel verläßlichere diagnostische und prognostische Schlüsse. Daß in manchen Fällen schleichender Entzündung die Skg ein viel feinerer Indikator als die Temperatur ist, zeigen besonders schön die Verhältnisse der Skg während der Inkubation der Malaria. Bei künstlicher Malariaimpfung beobachtet man in der Regel bereits einige Tage vor dem Fieberbeginn bei noch ganz normaler Körpertemperatur ein deutliches Ansteigen der Skg.

Endlich ist die Skg in vielen Fällen eine wertvolle Methode zur Erkennung *simulierter Fiebertemperaturen* (Beispiel siehe S. 185f.). Höheres Fieber bei normaler Skg ist ganz besonders selten. LINDSTEDT schlug sogar vor, Fieber bei normaler Skg als Pseudofieber zu bezeichnen. Leichte Temperatursteigerungen bis 37,5 ohne Skg-Beschleunigung beobachtet man häufiger, besonders bei Patienten weiblichen Geschlechtes.

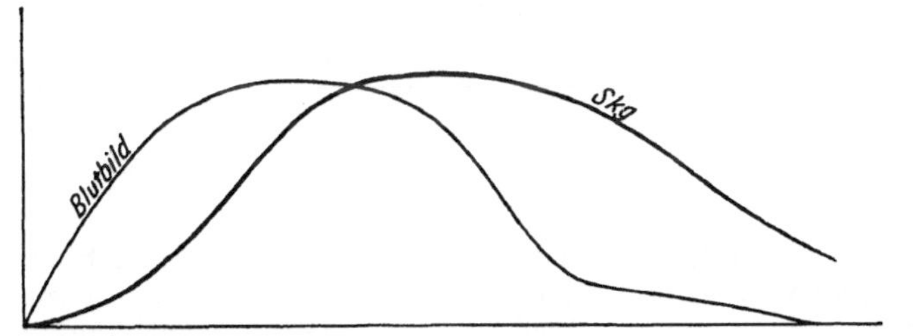

Abb. 6. Schema des weißen Blutbildes und der Skg bei einer akuten Entzündung.

Senkung und Blutbild. Über Skg und rotes Blutbild (siehe S. 124ff.).

Das weiße Blutbild (Knochenmark) wird durch Bakterien und deren Toxine stark beeinflußt, die Skg jedoch durch Entzündungsprodukte, Reaktionsprodukte des Körpers. Das Blutbild reagiert daher schneller als die Skg, die erst deutlich beeinflußt wird, wenn entzündliche Produkte, wie Eiter oder seröse Exsudate, eine entsprechende Ausdehnung erreicht haben (Abb. 6). Solange entzündliche Produkte wachsen, Eiter unter Druck steht, wird das Blutbild stark beeinflußt. Geht die Entzündung zurück oder wird sie chronisch, wird das Blutbild bald im wesentlichen normal. Auf die Skg üben aber chronische Entzündungsprodukte, wenn sie resorbiert werden, eine starke Wirkung aus.

Die Meinung der Autoren über die Bedeutung der Skg für die Diagnose und Prognose im Vergleich zu der des Haemogramms war anfangs geteilt. Heute ist es aber bereits klargestellt, daß in manchen Fällen die eine, in manchen die andere Methode aufschlußreicher ist. Es liegen über das Thema Untersuchungen vor, von: VOLK, CHAIMOFF, WESTERGREN, JUHLIN-DANNFELT und SCHNELL. Speziell bei Lungentuberkulose: WEICKSEL, MÜLLER, SCHEIDEMANTEL, KERSENBOOM, BECKER, CUMMINS und ACLAND, VOS, WELTMANN und PAULA (weitere Lit. s. b. LEFFKOWITZ); bei Karzinom: GUTWIRTH; in der Gynäkologie: WÜRZBURGER, TRETTENERO und CONTINI, LIEBHART und TELEZÝNSKI. Weitere Literatur siehe S. 158ff.

Übersicht.

	Blutbild	Senkung
Akute, lokale Entzündung (Abb. 6), aseptische Nekrose	Schnelle Zunahme der Blutveränderung (Leukocytose mit Li-Verschiebung bei schweren Graden, eventuell Leukopenie mit starker Li-Verschiebung, weiters Hyp- bis Aneosinophilie, Lymphopenie;	Anstieg am Ende des ersten Krankheitstages
	dann	
	schneller Rückgang d. Blutveränderung	Längere Fordauer der Beschleunigung, sehr langsamer Rückgang derselben
Akute Infektionskrankheit (ohne lokale Entzündung)	Normale Leukocytenzahlen häufiger als Leukocytose. Oft Leukopenie. Li-Verschiebung, Hyp- bis Aneosinophylie (außer bei einigen exanthymatischen Infektionskrankheiten)	Oft mehrere Tage normal, dann mäßig beschleunigt
Chronische Entzündung		
Leichte Grade (oberflächliche Entzündung) Bronchitis, chronische Tonsillitis, Gastritis, Colitis	Normale, eventuell hochnormale Leukocytenzahl, Lymphocytose, Monocytose, Eosinophilie	Normal
Schwere Grade (tiefgreifende Entzündung oder chronische Entzündung parenchymatöser Organe)	Eventuell hochnormale Leukocytenzahl, Lymphocytose, eventuell leichte Li-Verschiebung	Deutlich erhöhte Skg

Bei *akuten, lokalen Entzündungen* ist das Blutbild durch seine prompte Reaktionsbereitschaft aufschlußreicher als die Skg. Aber gerade die Kombination beider beweist den ganz akuten Charakter einer Erkrankung.

Eine ganz akute Appendicitis kann am ersten Tag noch normale Skg zeigen, während das Blutbild schon sehr deutlich verändert ist. Ähnlich bei anderen, ganz plötzlich beginnenden Entzündungen. Ist die Skg bereits beschleunigt, obwohl der Krankheitszustand erst ganz rezent ist, so kann man mit Sicherheit annehmen, daß der scheinbar akute Beginn nur eine akute Exazerbation eines chronisch entzündlichen Prozesses ist. Beim Rückgang einer akuten Entzündung folgt das Blutbild den einzelnen Phasen des Verlaufes schneller als die Skg (Abb. 6).

Graduell ist der Einfluß verschiedener fieberhafter Erkrankungen auf Blutbild und Skg oft auch sehr verschieden. Während akute *Infektionskrankheiten*, die wenig lokal entzündliche Reaktionen machen (Typhus, Paratyphus, Influenza u. a.), das Blutbild stark beeinflussen, ist die Skg nur sehr mäßig beschleunigt. Oberflächliche Entzündungen, wie typhöse Darmgeschwüre, Rhinitis bei Influenza, beeinflussen ja direkt die Skg wenig. Tritt aber als Komplikation eine ausgedehntere Entzündung auf (Pneumonie, Pleuritis), so steigt die Skg rapid an. Es kann inzwischen der infektiöse Prozeß im Abflauen begriffen, die Li-Verschiebung verschwunden sein, das Exsudat muß resorbiert werden und während dieser ganzen Zeit bleibt die Skg stark beschleunigt.

Bei akuten fieberhaften Erkrankungen, wo *ausgedehnte Entzündungsherde* im Vordergrund stehen (Pleuritis, Polyarthritis acuta), ist die starke Linksverschiebung meist nur anfangs und kurze Zeit deutlich, und dann ist während langer Zeit das Blutbild wenig verändert, während die Skg stark beschleunigt ist.

Bei vorwiegend *chronisch verlaufenden Entzündungen* (Endokarditis, chronische Nephritis, chronische Polyarthritis) ist das Blutbild oft durch lange Zeit fast normal. Eventuell besteht eine leichte Lymphocytose, zeitweise bei akuten Exazerbationen eine Leukocytose mit geringer Linksverschiebung, weiters Schwankungen der Monocyten- und Eosinophilen-Zahlen. Dabei ist aber meist die Skg stark beschleunigt und begleitet mit sehr deutlichen Ausschlägen die Schwankungen des chronischen Krankheitsbildes. Führt die chronische Entzündung zu Ausfall funktionellen Gewebes der Exkretionsorgane (Lebercirrhose, Nephrosklerose), so kann die Skg (Uraemie) enorm stark beeinflußt werden.

Eine ganze Reihe von Zuständen (*maligne Tumoren*, *aseptische Nekrosen*) äußern sich in der Regel mit starker Skg-Beschleunigung, auch in solchen Fällen, wo das Blutbild nicht wesentlich verändert ist.

Die Skg ist somit *diagnostisch* dem Blutbefund überlegen: bei chronischen Entzündungen und Verfolgung des Verlaufes derselben, bei verborgenen aseptischen Nekrosen, bei akuten Infektionskrankheiten zur Erkennung entzündlicher Komplikationen und bei Tumoren.

Der Blutbefund ist wichtiger: bei akuten Infektionskrankheiten (gibt es doch charakteristische Blutbefunde, aber keine charakteristischen Skg), ferner zur Beurteilung des Verlaufes akuter eitriger Entzündungen.

Vielfach wurde bei der *Lungentuberkulose* Skg und Blutbild miteinander verglichen (siehe S. 55 u. 90 ff.). Die Ergebnisse beider Methoden brauchen im Einzelfalle nicht übereinzustimmen. Daß die Skg einen gewissen Anhaltspunkt für die Aktivität des Prozesses gibt, ist sicher, besonders die schönen statistischen Tabellen von WESTERGREN haben dies erwiesen. Die Skg gibt vorwiegend ein Bild der Ausdehnung und Aktivität des Tuberkuloseprozesses. Natürlich kann sie bei Vorhandensein ausgedehnterer unspezifischer pneumonischer Prozesse, die sich schnell wieder zurückbilden können, abnorm erhöht sein. Im allgemeinen zeigt sie aber die Aktivität des spezifischen Prozesses an, und wenn die Herde in Rückbildung begriffen sind, gehen auch die Skg-Werte herunter. Nur in seltenen Fällen, bei augenfällig schwerster Kachexie, geht die Skg trotz objektiver Verschlechterung der Erkrankung zurück.

Das Blutbild ist ebenfalls ein Ausdruck der Aktivität des Prozesses, aber es wird durch die Immunitätslage des Organismus stärker beeinflußt als die Skg. Bei vorwiegend chronischen Prozessen ist das Blutbild nicht sehr augenfällig verändert. Also ein ausgedehnter spezifischer Prozeß ohne stärkere Progredienz wird mit sehr starker Skg-Beschleunigung und geringerer Veränderung des Blutbildes einhergehen. Wie ist aber die Prognose in so einem Falle? Die Skg deutet auf große Ausdehnung des Prozesses, der Blutbefund auf relativ geringe Progredienz. Der große Herd kann jederzeit durch Aspiration oder haematogen fortschreiten; tritt das ein, so entspricht die Skg der Prognose, er kann aber durch Schrumpfung der Ausheilung entgegengehen, und in diesem Falle entspricht der Blutbefund einer günstigen Prognose besser. Die Verhältnisse liegen mithin recht kompliziert, und Skg und Blutbefund geben jeder für sich etwas, beide zusammen mehr, und schließlich ist der klinische Befund, Röntgenbefund usw. ebenso wichtig für die Prognose, die Therapie, das Verhalten des Patienten u. v. a. für den tatsächlichen Ablauf der Erkrankung.

Daß bei incipienten Phthisen das Blutbild normal sein kann, ist erwiesen, das gilt auch für die Skg, ebenso wie alle anderen Befunde in manchen Fällen „versagen". Ob Skg oder Blutbefund aufschlußreicher oder verläßlicher sind, ist ein müßiger Streit. Sicherlich ist die Bestimmung der Skg technisch einfacher und schneller ausführbar. Ist irgendein Befund sicher pathologisch, dann ist ja größte Aufmerksamkeit am Platze, auch wenn andere Befunde normal sind. Und endlich spielt die persönliche Erfahrung in der Bewertung der einzelnen Befunde eine große, vielleicht die größte Rolle. Die Bestimmung der Skg hat, wie bereits betont, den großen Vorteil der Einfachheit vor allen anderen Methoden. Darin liegt aber auch schon ihr Nachteil: die Vieldeutigkeit.

3. Senkung und andere Serumreaktionen.

Der Wert der Skg-Reaktion wurde vielfach, besonders auf dem Gebiete der tuberkulösen Lungenerkrankungen, auch mit anderen *unspezifischen Serumreaktionen* verglichen, mit dem Guttadiaphot, der Novocainreaktion nach COSTA, der Fällungsreaktion nach v. GERLÓCZY, der *Mátéfy*reaktion, VERNESschen Flockungsreaktion, dem Koagulationsbande nach WELTMANN und der Formaldehydkoagulierung (KÜRTEN) u. a. Da diese Reaktionen bis heute fast ausschließlich bei Erkrankungen aus dem Formenkreis der Tuberkulose (siehe S. 90) studiert worden sind, lassen sie einen allgemeinen Vergleich mit der Skg-Reaktion nur in sehr beschränktem Maße zu. (Literatur siehe bei KATZ und LEFFKOWITZ und bei LEFFKOWITZ.)

Zwischen spezifischer *Agglutination der Bakterien* und der Agglomeration der Erythrozyten bestehen gewisse Berührungspunkte. So werden auch Bakterienagglutinate durch Histonsulfat und Lathanitrat zu rascherer Skg gebracht (VORSCHÜTZ). Normalagglutinine (d. s. Bakterienagglutinine, die in normalem, nicht immunisiertem Blute vorhanden sind) zeigen eine Zunahme bei bestimmten physiologischen und pathologischen Vorgängen (z. B. bei Gravidität, fieberhaften Erkrankungen), wo gleichzeitig Skg-Beschleunigung vorhanden ist, also gesteigerte Agglomeration der Erythocyten. Normalagglutinine finden sich nach manchen Autoren im Globulin, welches ja auch Beziehungen zur Skg-Geschwindigkeit hat (Literatur siehe bei KRAUS, KOVÁCS und PALTAUF). Auch sind Normalagglutinine in der Regel empfindlich gegen Temperaturen von 56°, ähnlich wie das Serum bei der Erythrocyten-Skg (FÅHRAEUS) und im Gegensatz zu den Immunagglutininen, die auch höhere Temperaturen längere Zeit vertragen. Es besteht aber lange kein Parallelismus zwischen Normalagglutiningehalt und Skg-Beschleunigung. So hat normales Rinderserum hohen Normalagglutiningehalt, während die Skg im Rinderblut besonders langsam verläuft.

Immunagglutinine gehen mit der Skg-Beschleunigung aber ganz und gar nicht parallel. Erstens wissen wir, daß nach Heilung einer Infektionskrankheit (z. B. Typhus, Cholera) der Agglutinationstiter meist sehr hoch ist, während die Skg zur Norm zurückkehrt. Zweitens steht bei künstlicher Immunisierung gegen Typhus (Schutzimpfung) die geringe Skg-Beschleunigung in gar keinem Verhältnis zum erworbenen Agglutinationstiter des Serums (VORSCHÜTZ). Während der Immunisierung steigt als unspezifische Reaktion auf die inoculierten Bakterien das Globulin im Plasma stark an. Diese unspezifische Reaktion ist natürlich von einer entsprechenden Skg-Beschleunigung begleitet, die aber, wie nach Infektionskrankheiten, bald wieder abklingt.

Agglutination verschiedener Bakterienarten in Serum und Erythrocyten-Skg-Geschwindigkeit darin stehen in gar keiner Beziehung (MANDELSTAMM). Über Isoagglutination und Skg siehe SCHLOSS.

Die begriffliche und sachliche Abgrenzung der Erythrocytenagglomeration, wie sie bei der Skg stattfindet, von Geldrollenbildung, Autoagglutination, Panagglutination, Kälteagglutination u. a. ist im einzelnen schwierig. Vgl. darüber WALTHER.

4. Therapeutische Eingriffe.

Wie bereits erwähnt, leistet die Bestimmung der Skg gute Dienste zur Beurteilung des Krankheitsverlaufes; da Rückgang einer Skg-Beschleunigung meist ein sicheres Zeichen einer Besserung der Krankheit ist, dient die Skg auch zur Beurteilung des Erfolges therapeutischer Eingriffe. Dagegen wissen wir recht wenig, inwieweit therapeutische Eingriffe als solche skg-ändernd wirken.

Unspezifische Eiweißreize (Milch, Seruminjektion usw.) führen auch zu mäßiger Skg-Beschleunigung. Die Beschleunigung beginnt nach H. LÖHR 1 bis 3 St. (?), oft auch später nach intramuskulärer Injektion. Die Beschleunigung kann dann noch weiter zunehmen und erst nach mehreren Tagen wieder zurückgehen. Bei deutlicher Allgemeinreaktion beginnt die Fiebersteigerung vor dem Skg-Anstieg. Dabei ist die Reizwirkung auf die Skg abhängig von der Reaktionsbereitschaft des Organismus. So lassen geringe Dosen bei Gesunden und degenerativen Arthropathien die Skg unbeeinflußt, bei entzündlichen Arthritiden tritt regelmäßig Skg-Beschleunigung ein (v. BALDEN).

Die Skg-Beschleunigung kann als Anhalt für die *Dosierung* einer unspezifischen Therapie benutzt werden. Hohe Skg beweisen eine erheblichere Beteiligung des Gesamtorganismus, und es sind in diesen Fällen, wenn überhaupt, nur kleine Vaccinedosen indiziert. Je niedriger die Skg, um so kräftiger kann man dosieren. An der regelmäßig ausgeführten Bestimmung der Skg ist der Einfluß der Therapie auf den Organismus objektiv verfolgbar (PATSCHKE, VOHWINKEL).

Nach intramuskulärer *Eigenblut*-Injektion tritt auch eine Skg-Beschleunigung ein (WESTERGREN). Wir selbst haben nach Eigenblutinjektion nur sehr bescheidene Skg-Anstiege beobachtet. Dagegen soll nach KNOSP, SORRENTINO, nach Eigenblutinjektion (intramuskulär) bei Kindern regelmäßig Skg-Verlangsamung (?) beobachtet werden.

Nach *Schutzimpfung* findet man sehr mäßige Skg-Beschleunigung, die nur bei stärkerer Allgemeinreaktion des Körpers deutlicher wird. So ist nach WESTERGREN nach cutaner Variolaimpfung die Zunahme der Skg ganz gering. Das Maximum der Skg-Zunahme wird etwa 2 Wochen nach der Impfung erreicht, und es steigen die Skg-Werte z. B. von 2 bis 3 mm (vor der Impfung) auf 8 bis 10 mm an. In Fällen mit sehr kräftiger Allgemeinreaktion (hohem Fieber) steigt die Skg nach dem Fieberbeginn entsprechend höher an und fällt sehr langsam zur Norm ab. Ähnlich bei intra- und subcutaner Vaccination (CONNERTH). Während schneller und kurzer Fieberreaktion (i. v. Typhusschutzimpfung) und unmittelbar nachher ist die Skg ungeändert (GUIFFRÉ und SCONZO).

Die Skg-Beschleunigung ist somit eine Begleiterscheinung der Allgemeinreaktion, eine unspezifische Reaktion und kein Maß des Immunitätsgrades. Als weiteren Ausdruck der Allgemeinreaktion außer der Temperaturerhöhung fand SHINTAKE Änderungen des weißen Blutbildes (Lymphocytose) nach Variolavaccination (Kaninchen) gleichzeitig mit Skg-Beschleunigung.

Während der Immunisierung mit *B. C. G.* (0,1 mg s. c.) ist keine Skg-Beschleunigung nachweisbar. Die Skg bleibt die ganze Zeit von der Impfung bis zum Auftreten der Tuberkulinallergie normal. Das ist wohl unter anderem ein wichtiger Beweis für die Unschädlichkeit der B. C. G.-Prophylaxe. Die Kinder zeigten auch keine Allgemeinreaktion auf die B. C. G.-Impfung (LANDAU). Bei Affen fanden NOHLEN und SARVAN nach B. C. G.-Impfung regelmäßig nach 1 bis 4 Wochen mäßige Skg-Beschleunigung. Allerdings haben diese Autoren enorme Dosen (25 bis 50 mg) pro Tier (Macacus rhesus) subcutan injiziert und in vielen Fällen auch lokale Absceßbildung beobachtet.

Skg-Beschleunigung nach *Tuberkulin*-Injektion ist Ausdruck der spezifischen Reaktion des Organismus und wird bei der Tuberkulose besprochen (siehe S. 84f. u. 90). Daß Tuberkulin als unspezifischer Eiweißreiz die Skg beeinflußt, ist nicht wahrscheinlich, da es sich um minimalste Eiweißmengen handelt, die mit dem Tuberkulin injiziert werden (WESTERGREN). Besonders instruktiv sind die Versuche von FREUND und FRANK, die zeigen, daß bei Kaninchen, die tuberkulosefrei sind, auch enorme Tuberkulinmengen (0,5 ccm Alttuberkulin) intravenös injiziert, die Skg nicht verändern, bei tuberkulösinfizierten Kaninchen aber eine starke Skg-Beschleunigung zustande kommt.

Durch Blockade des *Reticuloendothels* (mit Elektrokollargol bei Kaninchen) konnten LINZENMEIER und JERNAKOFF keine sichere Skg-Veränderung erreichen. Es wurde die Skg nach experimentellen Coliinfektionen mit und ohne Blockade untersucht. Dagegen will KLINCK beobachtet haben, daß nach Blockade mit Trypanblau bei pneumokokkeninfizierten Kaninchen eine Hemmung des Grades der Skg-Beschleunigung, verbunden mit längerer Dauer der Beschleunigung, statt hat. Theoretisch wurde dagegen von v. NEERGAARD postuliert, daß durch Schädigung des Reticuloendothels, das ja die Funktion hat, toxische Stoffe aufzunehmen, die Skg eher beschleunigt werden sollte. Der Autor erklärt die sehr starke Skg-Beschleunigung bei chronischen Polyarthritiden direkt als Ausdruck der Schädigung des Reticuloendothels, das Autohaemagglutinine nicht genügend aufnimmt (?).

Der Einfluß verschiedener *Medikamente* auf die Skg wurde teils in vivo, teils in vitro in sehr zahlreichen Arbeiten untersucht (Literatur siehe bei KATZ und LEFFKOWITZ). Im allgemeinen zeigt sich durchwegs, daß nur nach solchen Injektionen, die mit starker Allgemeinreaktion einhergehen, entsprechend später eine leichte Skg-Beschleunigung eintritt. Solche Erscheinungen können bei Unverträglichkeit eines Medikaments eintreten (Salvarsan, Quecksilber), und in solchen Fällen kann die Skg später als Ausdruck gewisser Intoleranzerscheinungen sehr deutlich beschleunigt werden (HEDÉN). Eine Skg-Veränderung nach Medikamenten bei normaler Verträglichkeit ist in den Konzentrationen, die üblich verwendbar sind, in der Regel nicht nachweisbar.

Manche Pharmaka beeinflussen aber in vitro (allerdings in viel höherer Konzentration als sie in vivo verwendet werden) die Skg sehr stark. So hemmen Alkohole (BAUMECKER, MACCO), Gelatine beschleunigt, Novasurol, Natrium salicylicum hemmen (BENDIEN, NEUBERG und SNAPPER), Chinin hemmt (RADOSAVLJEVIĆ und RISTIĆ).

Die ausgedehntesten Untersuchungen über den Einfluß verschiedener Medikamente, dem Blute in vitro zugesetzt, hat HARA angestellt. Er untersuchte die Skg nach Zusatz verschiedener Digitalis- und Ergotinpräparate, Cocain und Ersatzpräparaten, Pilocarpin, Nicotin, Morphin und verschiedener Antipyretika. Bei allen diesen Stoffen fand er Skg-Hemmung in Konzentrationen von 0,1 bis 1,0% zum Blute zugesetzt, kaum je in niedrigerer Konzentration.

Auch nach Injektion von Pharmacis, die üblicherweise als Styptica empfohlen werden, ist die Skg $^1/_2$ St. und 1 St. später ungeändert (DONINI). Bei Substanzen, die typischerweise Allgemeinreaktion hervorrufen, wie nach Schwefelinjektionen, tritt auch entsprechend regelmäßig Skg-Beschleunigung ein (HOLBØLL und HERBORG).

Tritt bei einer Behandlung ein anaphylaktischer Shock auf, so kann die Skg verlangsamt, sogar fast aufgehoben sein (siehe S. 152).

Der Einfluß verschiedener *physikotherapeutischer* Maßnahmen (Moor-, Sol-, Darm-, Licht-, CO_2-Bäder usw.) läßt sich zusammenfassend besprechen. Die Reaktion, die sofort auf die hydrotherapeutische Prozedur folgt (nach $^1/_2$ bzw. 1 St.), kann ziemlich ausgiebig sein. Die Skg kann langsamer oder schneller werden, als sie vor der Prozedur war, und zwar können die Skg-Unterschiede besonders bei vorher stärkerer Beschleunigung recht erhebliche sein. Die Änderungen der Skg hängen nicht so sehr von der Art des Bades oder der Packung ab, als von der Anwendung der hydrotherapeutischen Maßnahme überhaupt (KRAMER). Diese Sofortänderung der Skg hat wenig prognostischen und diagnostischen Wert.

Im weiteren Verlaufe der Behandlung ändert sich die Skg, gleichgültig von der Art des therapeutischen Eingriffes, entsprechend der Allgemeinreaktion des Organismus. Sie ist der Ausdruck der reaktiven Entzündung („Heilentzündung" BIERS). Arthrosen mit normaler Skg reagieren auf Moorbäder mit sehr geringer Beschleunigung. Arthritiden mit starker Skg reagieren mit sehr starker Zunahme. Dabei geht die Skg keineswegs den subjektiven Erscheinungen parallel, wohl aber den objektiven (Abnahme von Tumoren, Resorption von Exsudaten usw.) und ist somit eine biologische Kontrolle der Badeprozedur. Hohe Skg mahnen gleich anfangs zur Vorsicht vor intensiven hydrotherapeutischen Maßnahmen (BRUSSILOWSKI und TURTELTAUB). Der allmählich zunehmende Rückgang der Skg-Beschleunigung während der Therapie darf als günstiges Zeichen angesehen werden (BICHOWSKAJA) (siehe Kap. VI. H.).

Ähnliche Beobachtungen sind bei verschiedenen Thermalwässern als objektiver Maßstab des Einflusses der Quelle auf den kranken Organismus gemacht worden (GRUNOW, SCHNEYER, EINSTOSS und HIRSCH u. v. a.). Nach CHROMETZKA und GRÜTZMACHER treten aber in vielen Fällen schon unmittelbar nach Trinken einer größeren Menge gewöhnlichen Tees (1500 ccm) erhebliche Skg-Veränderungen (Verlangsamung oder Beschleunigung) regellos auf.

Über den Einfluß von *Röntgenstrahlen* auf die Erythrocyten-Skg in vitro liegen widersprechende Angaben vor. Nach der Bestrahlung des Blutes soll nach einigen Autoren (v. MIKULICZ-RADECKI, POHLE) die Skg gehemmt, nach anderen (BRUMMER, RISSE) beschleunigt sein. JALLER zeigte aber, daß bei fehlerfreier Versuchsanordnung kein sicherer Einfluß der Bestrahlung auf die Skg in vitro nachweisbar sei. Zu dem gleichen Resultate kamen RUBIN und GLASSER und wiesen gleichzeitig darauf hin, daß durch Erhitzung des Blutes während der Skg (durch die Röntgenröhre) die von manchen Autoren beobachtete Skg-Beschleunigung zustande kommt. LEITNER fand dann nach Röntgenbestrahlung in manchen Fällen deutliche Skg-Veränderung, doch waren die Resultate uneinheitlich. In einem Blute war die Skg nach der Bestrahlung verlangsamt, in anderem wieder beschleunigt. Das gleiche fand er auch bei getrennter Bestrahlung des Plasmas oder der Erythrocyten. Ebenso verhielt sich die Skg nach *Ultraviolettbestrahlung*, und zwar sowohl nach Bestrahlung des Citratblutes als auch bei getrennter Bestrahlung des Plasmas und der Erythrocyten. Endlich fand er keine Abhängigkeit der Skg-Änderung von der Strahlendosis. (Über theoretische Deutungen von Strahlenwirkung auf die Skg und weitere Literatur siehe HALBERSTAEDTER und SIMONS; über Kurzwellen siehe BENZA und PICASSO.)

Bei der Wirkung der Röntgenbestrahlung des Patienten ist zu unterscheiden: die Skg unmittelbar nach der Bestrahlung und die Änderung der Skg im weiteren Verlaufe der Erkrankung durch die Röntgentherapie. Der unmittelbare Einfluß der Bestrahlung auf die Skg ist wechselnd. Die Skg kann ungeändert bleiben, was in einem großen Teil der Fälle zutrifft, oder sie kann zu- oder auch abnehmen. Eine strenge Regel oder Beziehung läßt sich nicht erkennen, doch scheinen die Befunde keine Zufallsschwankungen zu sein, da in Fällen öfterer Bestrahlung mehrmals gleichsinnige Skg-Änderung im einzelnen Falle beobachtet wurden (CHRISTIANI). Doch besteht keine einheitliche Reaktion, etwa bei bestimmten Erkrankungen, wenn auch bei manchen Erkrankungen scheinbar regelmäßig die Skg nach der Röntgenbestrahlung ungeändert bleibt (Gelenkrheumatismus, Asthma bronchiale), in anderen Fällen (Lymphadenose) die Skg meist beschleunigt ist (CHRISTIANI). Die Änderung der Skg durch die Bestrahlung klingt bald wieder ab. Im Röntgenkater ist die Skg nicht charakteristisch verändert (v. MIKULICZ-RADECKI). Nach Radiumbestrahlung von Uteruskarzinomen beobachtete RUD fast regelmäßig Skg-Beschleunigung. Im Tierversuch war nach Röntgenbestrahlung keine Skg-Änderung nachweisbar (LUDDY bei Kaninchen).

Prognostisch wichtig ist dagegen der Skg-Ablauf im Anschluß an die Röntgen- und Radiumtherapie (v. MIKULICZ-RADECKI, RUD u. v. a.). Da eine eventuelle Beeinflussung der Skg durch die Bestrahlung sehr „bald" abklingt (genauere Zahlen und Skg-Kurven sind in der Literatur nicht vorhanden), so ist der weitere Verlauf der Skg in den folgenden Wochen ein Indikator der Beeinflussung des Krankheitsprozesses durch die Bestrahlung. Bei Rückbildung von Karzinomen, Rückgang von Entzündungserscheinungen, auch bei Tuberkulose, ist der Skg-Verlauf diagnostisch und prognostisch wichtig (siehe S. 157, 203f. und 230).

Literatur.[1]

BAUMECKER: Biochem. Z. 1924, Bd. 152, S. 64 (Narcotika). BECKER: Beitr. Klin. Tbk. 1925, Bd. 60, S. 570 (Blutbild b. Tbk.). BENZA und PICASSO: Morgagni 1934, Bd. 76, S. 935 (Kurzwellen). BERNET: Z. exper. Med. 1932, Bd. 80, S. 662 (Zentrales Fieber). BICHOWSKAJA: Z. physik. Ther. 1927, Bd. 32, S. 183 (Physik. Therapie). BIRKHAUG: Ann. Inst. Pasteur 1933, Bd. 51, S. 428 (Skg u. Blutbild b. tbk. Meerschweinchen). BRUMMER: Strahlenth. 1926, Bd. 22, S. 322 (Röntgen). BRUSSILOWSKI und TURTELTAUB: Z. physik. Ther. 1926, Bd. 31, S. 48 (Moorbäder). BUSCHMANN: Ann. Inst. Pasteur 1929, Bd. 43, S. 838 (B. C. G.-Impfung).

CHAIMOFF: Z. klin. Med. 1927, Bd. 106, S. 628 (Blutbild). CHRISTIANI: Strahlenther. 1932, Bd. 43, S. 126 (Röntgenther.). CHROMETZKA und GRÜTZMACHER: Z. exper. Med. 1933, Bd. 86, S. 420 (Wasserstoß). CONNERTH: Dtsch. med. Wschr. 1925, S. 1525 (Vaccination). CUMMINS und ACLAND: Tubercle 1927, Bd. 9, Nr. 1 [ref. Z. Tbk., Bd. 49, S. 443] (Blutbild b. Tbk.).

DONINI: Giorn. Clin. med. 1928, Bd. 9, S. 1031 (Haemostatica).

EINSTOSS und HIRSCH: Dtsch. med. Wschr. 1926, S. 524 (Wiesbadner Thermalquellen).

FLACK und SCHEFF: Amer. J. med. Sci. 1927, Bd. 173, S. 59 (Tuberkulinreaktion). FORESTIER: Monde méd. 1931, Bd. 41, S. 708 (Variolaimpfung). FREUND und FRANK: J. of Immun. 1933, Bd. 24, S. 247 (Tuberkulininj. b. Kaninchen).

GIUFFRÉ und SCONZO: Pediatria 1927, Bd. 35, S. 127 (Typhusvaccination). GRUNOW: Z. physik. Ther. 1924, Bd. 28, S. 101 (Wildbader Thermalbäder). GSELL: Dtsch Arch. klin. Med. 1932, Bd. 172, S. 443 (tbk. Meerschweinchen). GUTWIRTH Wien. klin. Wschr. 1934, S. 1580 (Blutbild bei Ca.).

HALBERSTAEDTER und SIMONS: Handb. d. allgem. Haematol. v. HIRSCHFELD und HITTMAIR: 1933 Bd. 1, 2. Hälfte, S. 1496 (Röntgen u. Radium, zusammenfassende Darstellung). HARA: J. orient. Med. 1923, Bd. 1, S. 128 u. 181 und 1924, Bd. 2, S. 21 u. 191 [ref. Ber. Physiol., Bd. 26, S. 82 u. Kongreßzbl. inn. Med., Bd. 37, S. 471 u. Bd. 38, S. 74 u. 463] (Medikamente). HARADA und KUSAKA: Okayama Igakkai Zasshi (jap.) 1931, Bd. 43, S. 1558 (künstl. Fieber).

[1] Siehe auch S. 3.

HAUCK: Handb. d. Haut- u. Geschl.-Krankh., herausg. v. JADASSOHN, 1928, Bd. 17, T. 3 S. 142 (Syphilistherap. Lit.-Übersicht). HEDÉN: Acta dermatovener. (Stockh.) 1921, Bd. 2, S. 74 u. 1922, Bd. 3, S. 32 (Syphilistherap.). HÉTÉNYI: Verh. Ges. inn. Med. 1927, S. 342 (Formaldehydkoag.). HOLBØLL und HERBORG: Hosp.tid (dän.) 1930, Bd. 73, S. 985 (Schwefelinj.).

JALLER: Dtsch. med. Wschr. 1924, S. 1080 (Röntgen- u. Ultraviolettbestr. in vitro).

KERSSENBOOM: Beitr. Klin. Tbk. 1925, Bd. 61, S. 534 (Blutbild b. Tbk.). KLEIN: Strahlenther. 1924, Bd. 16, S. 232 (Röntgen). KLINCK: Arch. Path. 1931, Bd. 12, S. 429 [ref. Kongreßzbl. inn. Med., Bd. 66, S. 86] (Trypanblaublockierung d. Reticuloend.). KNOSP: Klin. Wschr. 1928, S. 1909 (Skg u. Gerinnung). KÖHLER: Münch. med. Wschr. 1929, S. 1665 (Intrav. Inj.). KRAMER: Zbl. inn. Med. 1933, S. 1041 (Hydrother.). KRAUS, KOVÁCS und PALTAUF: Handb. d. path. Mikroorg., herausg. v. KOLLE, KRAUS, UHLENHUTH, 1929, Bd. 2, T. 2, S. 988 (Agglutination). KÜRTEN: Z. exper. Med. 1924, Bd. 40, S. 244 (Formaldehydkoag.).

LANDAU: Rev. franç. Pédiatr. 1931, Bd. 7, S. 374 (B. C. G.-Impfung). LAPATSANIS: Strahlenther. 1926, Bd. 22, S. 484 (Röntgen). LEITNER: Fortschr. Röntgenstr. 1930, S. 743 (Röntgen u. Ultraviolett in vitro). LIEBHART und TELEZÝNSKI: Ginek. polska 1932, Bd. 11, S. 461 [ref. Kongreßzbl. inn. Med., Bd. 68, S. 67] (Blutbild b. gynäk. Erkr.). LINDSTEDT: Hygiea (Stockh.) 1927, Bd. 89, S. 876 [ref. Kongreßzbl. inn. Med., Bd. 53, S. 111] (Pseudofieber). LINZENMEIER und JERNAKOFF: Z. exper. Med. 1931, Bd. 78, S. 438 (Elektrokollargol-Blockade d. Reticuloend.). LÖHR: Z. exper. Med. 1922, Bd. 27, S. 1 (Reizth.). LUDDY: Inaug. Diss. Lausanne 1927 [zit. n. LEFFKOWITZ] (Röntgen-Tierversuch). LUMIÈRE und SONNERY: C. r. Soc. Biol. 1933, Bd. 112, S. 1414 (künstl. Fieber).

MACCO: Gazz. int. med. chir. 1925, S. 153 [ref. Ber. Physiol. 1925, Bd. 32, S. 782] (Alkohol). MAKITRA und TYNDEL: Beitr. Klin. Tbk. 1934, Bd. 84, S. 265 (Koagulationsband b. Tbk.). MANDELSTAMM: Mschr. Geburtsh. 1925, Bd. 70, S. 180 (Bakterienagglutination). MATWIIN: Med. Klin. 1926, S. 785 (Adrenalin, Atropin). MEDVEI und ALPHER: Z. klin. Med. 1932, Bd. 121, S. 504 (Adrenalin). v. MIKULICZ-RADECKI: Strahlenther. 1924, Bd. 16, S. 222 (Röntgen). MONTANARI-REGGIANI: Policlinico sec. chir. 1932, Bd. 39, S. 104 (Blutbild). MÜLLER: Dtsch. med. Wschr. 1925, S. 354 (Blutbild b. Tbk.).

v. NEERGAARD: Verh. d. Kongresses f. inn. Med. 1928, S. 311 (Reticuloend.). NOHLEN und SARVAN: Beitr. Klin. Tbk. 1931, Bd. 78, S. 250 (B. C. G. b. Affen).

OBERHOLZER: Z. exper. Med. 1930, Bd. 74, S. 663 (Exp. Tuberkulose bei Kaninchen). OLOVSON: Arch. klin. Chir. 1933, Bd. 175, S. 446 (Skg bei Frakturen in verschiedenen Altersklassen).

PATSCHKE: Dtsch. med. Wschr. 1924, S. 1412 (Vaccineth.). POHLE: Zit. n. HALBERSTAEDTER und SIMONS.

RISSE: Arch. f. Gyn. 1923, Bd. 120, S. 181 (Röntgen, Radium). RUBIN und GLASSER: Amer. J. Roentgenol. 1927, Bd. 18, S. 520 (Röntgenbestrahlung in vitro). RUD: Strahlenther. 1927, Bd. 25, S. 195 (Radium).

SCALA: Studium 1931, Bd. 21, S. 15 (Unterdruck u. niedere Temperatur bei Kaninchen). SCHEIDEMANTEL: Z. Tbk. 1925, Bd. 42, S. 363 (Blutbild, Komplementabl. n. Wassermann b. Tbk). SCHNEYER: Münch. med. Wschr, 1925, S. 986 (Gasteiner Thermalbäder). v. SEEMEN: Dtsch. Z. Chir. 1930. Bd. 223, S. 85 (Eiweißabbauprodukte). SCHLOSS: Biochem. Z. 1927, Bd. 181, S. 345 (Isoagglutination). SHINTAKE: Arch. Schiffs- u. Tropenhyg. 1924, Bd. 28, S. 62 (Variolavaccination bei Kaninchen). SORRENTINO: Pediatr.

prat. 1931, Bd. 39, S. 905 (Eigenblutth.). SPITZER: Dtsch. med. Wschr. 1924, S. 950 (Skg mit sensibilisierten Erythrocyten).

TRETTENERO und CONTINI: Giorn. clin. med. 1932, Bd. 13, S. 657 (Blutbild, Gynäk.).

VOHWINKEL: Münch. med. Wschr. 1928, S. 2097 (Vaccineth.). VOLK: Dtsch. med. Wschr. 1924, S. 610 (Blutbild). VORSCHÜTZ: Zbl. Bakter. 1922, Bd. 88, S. 394 (Agglutination); ders. 1923, Bd. 90, S. 105 (Agglutinationstiter und Skg). VOS: Z. Tbk. 1930, Bd. 55, S. 431 (Blutbild bei Tbk.).

WALTHER: Fol. haemat. (Lpz.) 1929, Bd. 38, S. 281 (Autohaemagglutination, Geldrollenbildg. und Skg). WEICKSEL: Dtsch. med. Wschr. 1924, S. 1603 (Blutbild bei Tuberkulose). WELTMANN und PAULA: Z. klin. Med. 1931, Bd. 113, S. 664 (Blutbild, Koagultionsband bei Tuberkulose). WESTERGREN, JUHLIN-DANNFELT und SCHNELL: Acta med. scand. (Stockh.) 1932, Bd. 77, S. 469 (Blutbild). WÜRZBURGER: Zbl. Gynäk. 1925, Bd. 49, S. 1061 (Blutbild, Gynäk.).

Sechstes Kapitel.

Innere Erkrankungen.

Einleitung.

Angaben über die Skg-Geschwindigkeit der Erythrocyten bei bebestimmten Erkrankungen sind nur grobe Anhaltspunkte. Die Skg hängt als unspezifische Reaktion so sehr von dem Stadium und der Ausdehnung einer Erkrankung ab, daß man sie in erster Linie als Gradmesser einer Erkrankung, erst in zweiter Linie als diagnostisches Hilfsmittel ansehen kann.

Sie ist eine sehr empfindliche Reaktion und, wie oben gezeigt wurde, von den verschiedensten Faktoren abhängig. Sie kann daher bei oberflächlicher Betrachtung eines Krankheitszustandes zu Irrtümern führen, dem Erfahrenen aber leistet sie ebensoviel wie die besten klinischen Untersuchungsmethoden.

Wir können auch andere diagnostisch wertvolle Methoden nicht in ein einfaches Schema bringen. Bei allen neueren Methoden neigt man anfangs allzusehr zu einem gewissen Schematismus und lernt mit der Zeit erst gewisse Ausnahmen richtig zu verwerten, die man anfangs als Versager der Methode ansah. Wie das Fieber eines der Leitsymptome der Tuberkulose ist, sehen wir doch gar nicht so selten schwere progressive Tuberkulosen, die zeitweise fieberfrei sind. Wie die Abmagerung uns in vielen Fällen zur Diagnose eines malignen Tumors führt, gibt es doch oft Träger maligner Tumoren, die lange Zeit bei gutem Allgemeinbefinden sogar an Gewicht zunehmen. Und wenn uns ein rapider Gewichtsverlust eine schwere Erkrankung anzeigt, dürfen wir doch nicht jede Gewichtszunahme als Zeichen einer Besserung ansehen, wenn der Gewichtsanstieg etwa durch Wasserretention bedingt ist.

So ist auch die Skg nur im Zusammenhalt mit dem ganzen Krankheitsbilde diagnostisch wirklich aufschlußreich und kann als isolierter Befund den Unerfahrenen leicht täuschen.

Oft findet man daher auch in der neuesten Literatur noch abfällige Urteile über den Wert der Skg von Autoren, die sie von falschen Voraussetzungen ausgehend verwenden. Häufiger sind heute schon einseitige Überschätzungen der Reaktion. So will LINDSTEDT Fieber, das ohne Skg-Beschleunigung auftritt, als Pseudofieber bezeichnen, und CURSCHMANN warnt anderseits unter den Patienten Skg-Hypochonder zu schaffen.

Der diagnostische Hauptwert der Skg zeigt sich in folgenden Fällen:

Übersicht.

1. „Funktionelle" Beschwerden	Normale Skg
2. Akuteste Erkrankung und frische Verletzung (z. B. Appendicitis, Perforationsperitonitis, Pneumonie, Coronarthrombose, Fraktur)	Am ersten Tag normale Skg
3. Schleichende ausgedehnte Entzündung mit geringen klinischen Erscheinungen (Tuberkulose, Lues III, chronische Sepsis, Pyelitis)	Beschleunigte bis stark beschleunigte Skg
4. Gewebszerfall nichtentzündlicher Ätiologie (maligne Tumoren, Leukaemien)	Beschleunigte bis stark beschleunigte Skg erst bei einer gewissen Ausdehnung des Prozesses
5. Entzündliche Komplikationen bei fieberhaften Erkrankungen, wo das Fieber, durch die Grundkrankheit bedingt, die Komplikation übersehen läßt (Pneumonie bei Typhus, Lungentuberkulose bei Masern usw.)	Schnelle Zunahme der Skg-Beschleunigung
6. Beurteilung der Zu- und Abnahme klinisch schwer übersehbarer Entzündungscheinungen (Lungentuberkulose, Arthritis, Cholecystitis usw.)	Zu- bzw. Abnahme der Skg-Beschleunigung
7. Beurteilung des Erfolges im Verlaufe einer Therapie (Pneumothorax, Anaemiether., Vaccinetherapie, Bewegungstherapie)	Zu- bzw. Abnahme der Skg-Beschleunigung
8. Verlauf der Rekonvaleszenz	Langsames Abflauen der Skg-Beschleunigung. Solange die Skg noch nicht normal ist, besteht Rezidiv- und Komplikationsgefahr

Wir haben in obigem versucht, die Skg-Geschwindigkeit der inneren Erkrankungen systematisch im Schema zusammenzustellen, soweit aus der Literatur bekannt und durch eigene Erfahrungen ergänzt. Den *Grad der Skg-Beschleunigung* haben wir mit —, ±, +, bzw. ++ angedeutet. Normale Skg — Männer 1 bis 10 mm, Frauen 2 bis 13 mm nach 1 St., $\pm$ Männer 11 bis 13 mm, Frauen 14 bis 17 mm, $+$ bis 50 mm, $++$ über 50 mm (in 200 mm langer Skg-Säule). Eine genauere Spezifikation gestattet die Materie nicht. So soll durch $++$ nur angedeutet sein, daß bei einer Erkrankung häufiger eine sehr hohe Skg-Beschleunigung vorhanden ist als eine geringere, aber es kann natürlich ohneweiters dieselbe Erkrankung auch einmal mit einer geringeren Beschleunigung einhergehen. (So wie auch ein Typhus oder eine Pneumonie einmal sub- oder afebril verlaufen, ein Scharlach ohne Exanthem verlaufen kann.)

Der Wert der Skg ist insbesondere bei ambulatorischer Untersuchung sehr groß. Wenn man prinzipiell in jedem Fall die Skg aufstellt, wird man sehr oft bei scheinbar Gesunden nachträglich durch einen pathologischen Skg-Wert auf die richtige Diagnose geführt werden. Daß normale Skg kein Beweis für Gesundheit ist, ist klar. Aber deutlich erhöhte Skg haben wir bei organisch vollkommen Gesunden niemals beobachtet, wenn es auch oft erst nach längerer Beobachtung möglich war, die krankhafte Ursache der Skg-Beschleunigung zu finden. In diesem Sinne kann man die Erythrocyten-Skg als die wertvollste unspezifische Reaktion bezeichnen, die wir haben.

A. Infektionskrankheiten.

Die Angaben der Literatur über die Skg bei Infektionskrankheiten sind zum Teil, soweit sie sich auf einzelne Bestimmungen beziehen, nur von sehr beschränktem Werte. Es ändert sich die Skg-Geschwindigkeit im Verlaufe der einzelnen Erkrankung, und es ist gerade die Kenntnis der Skg-Kurve während des ganzen Verlaufes einer infektiösen Erkrankung diagnostisch und prognostisch aufschlußreich.

Soweit bekannt, scheint bei allen Infektionskrankheiten die Skg während der *Inkubation* und zu Beginn der manifesten klinischen Erscheinungen normal zu sein und erst nach einigen Tagen anzusteigen. Für den Grad und die Dauer der Skg-Beschleunigung scheinen dann die Umstände maßgebend zu sein, die im Kapitel „Fieber und Senkung“ erwähnt wurden (siehe S. 52).

Komplikationen einer Infektionskrankheit, die stark skg-beschleunigend wirken (Pneumonie, Pleuritis, Arthritis, Peritonitis usw.) erzielen den deutlichen Effekt starker Skg-Beschleunigung, 1 bis $1^1/_2$ Tage nach ihrem Beginn. In diesem Zeitpunkt ist die Komplikation oft klinisch noch nicht nachweisbar und die Skg das erste manifeste Anzeichen derselben. Diese Skg-Beschleunigungen sind meist sehr deutlich ausgeprägt und viel stärker, als sie Infektionskrankheiten ohne entzündliche Lokalsymptome allein erzielen.

Jedenfalls ist festzuhalten, daß Infektionskrankheiten ohne ausgedehntere lokalentzündliche Erscheinungen erst relativ spät und in der Regel mit sehr mäßigen Skg-Beschleunigungen einhergehen.

Übersicht.

Beschleunigung	Normal
A. Allgemeine akute Infektionskrankheiten (Typhus, Paratyphus, Miliartuberkulose, exanthematische Infektionskrankheiten, Diphtherie, Bang, Poliomyelitis, Ruhr, Influenza usw.) Ende der 1. Woche bis lange in der Rekonvaleszenz +	Inkubation und erste Fiebertage besonders bei ausgedehnten Exanthemen Infektionskrankh. mit kurzdauerndem Fieber (Masern, Parotitis epidemica) 7 bis 10 Tagen nach Serumbehandlung, eventuell Rückgang der Skg-Beschleunigung, auch ohne manifeste Anaphylaxie Schwerste Formen (Koma, Agone)
B. Infektiöse und entzündliche Erkrankungen mit vorwiegend lokaler Entzündung	
Ausgedehnte Entzündung mit guten Resorptionsbedingungen (Pleuritis, Peritonitis, Arthritis, Cholangitis, Pneumonie, Empyem) + +	
Ausgedehnte Entzündungen mit vorwiegender Sekretion nach außen (Colitis ulcerosa, Cystitis ulcerosa bei tiefgreifenden Entzündungen) +	Wenig ausgedehnte Entzündung mit vorwiegender Sekretion nach außen (Laryngitis, Rhinitis, Urethritis) Ausgedehnte, oberflächlich sitzende Entzündung sehr milder Natur (Tracheitis, Gastritis, Colitis)
Kleinere Entzündungsherde mit ungünstigen Resorptionsbedingungen (abgekapselte Abscesse) +	
Kleinere Entzündungsherde mit chronischer Ausschwemmung in den Kreislauf (Sepsis) + +	
C. Chronische Infektionskrankheiten kryptogene Sepsis + +	
Syphilis:	
Seropositiver Primäraffekt ±	Seronegative Primäraffekte
Floride sekundäre Syphilis +	Latente seropositive Syphilis
Organsyphilis und Metasyphilis Erkrankung in Progred. ±, +	
Lepra:	Lepra in der Inkubation
anaesthica ±	
nodosa +	
nodo-ulcerosa + +	
Kala azar	Gelbfieber
Tuberkulose (siehe S. 76 ff.)	
Malaria und Recurrens (siehe S. 138 f.)	

Während der Inkubation der Infektionskrankheiten ist die Skg normal. Zu Beginn des *Fiebers* steigt sie dann langsam an, dem Temperaturanstieg um Tage bis Wochen nachhinkend. Je stärker und schneller das Fieber ansteigt, umso früher beginnt im allgemeinen die Skg-Beschleunigung. Infektionskrankheiten mit sehr kurz dauerndem Fieber und sehr beschränkter lokaler Entzündung (z. B. unkomplizierte Parotitis) zeigen überhaupt keine deutliche Skg-Beschleunigung.

Für *Typhus abdominalis* gibt Söderström folgende Durchschnittszahlen an: 1. Woche 10 bis 12 mm, 2. Woche 14 mm, 3. Woche 19 mm, 4. Woche 27 mm, 5. Woche 29 mm, 6. Woche 22 mm, und die Skg bleibt dann noch viele Wochen in der Rekonvaleszenz leicht beschleunigt. Anderseits findet man bei Typhus abdominalis in der zweiten Woche gar nicht so selten hohe Skg-Werte. Unter 202 Fällen fand Curschmann in der 1. Woche bei 53% eine normale Skg (1 bis 10 mm), bei 32% eine Skg zwischen 11 und 18 mm. In der 2. Woche hatten bereits die Hälfte der Fälle „mäßige Beschleunigung“ und 27,8% „stärkere“ Skg-Beschleunigung.

Zwischen Skg-Beschleunigung und Agglutinationstiter besteht kein Zusammenhang (siehe S. 59). Bei Typhusschutzimpfung findet man 8 Tage nach der Impfung regelmäßig leichte Skg-Beschleunigung.

Bei *Paratyphus* soll die Skg in der Regel früher und höher ansteigen und nach Abflauen des Fiebers schneller zurückgehen als bei Typhus. Söderström gibt folgende Durchschnittswerte: 1. W. 27 mm, 2. W. 29 mm, 3. W. 38 mm, 4. W. 34 mm, 5. W. 28 mm. Doch findet man sehr häufig Ausnahmen, so daß eine Differentialdiagnose zwischen Typhus und Paratyphus auf Grund der Skg nicht zulässig ist (Grunke).

Bei *Bang*-Infektion des Menschen soll die Skg ähnlich wie bei Typhus sein (Grunke, Schulten). Häufig soll die Skg aber auch bis in die dritte Woche normal sein (Hermann. Curschmann).

Ähnlich verhält sich die Skg bei *Typhus exanthematicus, Febris recurrens, Ruhr, Cholera nostras, Meningitis tuberculosa* und *epidemica, Stomatitis aphthosa* und ist in keiner Weise differentialdiagnostisch verwertbar. Die Skg bei *Diphtherie* soll ähnlich sein wie bei Angina tonsillaris (Curschmann).

Auch bei *exanthematischen Infektionskrankheiten* ist die Skg nicht charakteristisch. Bei kurzer Fieberdauer wie bei unkomplizierten Masern bleibt die Skg während des ganzen Krankheitsverlaufes und auch in der Rekonvaleszenz in der Regel normal. (Rømke, Leffkowitz.) Nach Curschmann soll dagegen bei Masern die Skg häufig beschleunigt sein. Bei Scharlach ist die Skg meist bereits in den ersten Wochen deutlich beschleunigt (20 bis 50 mm). In der dritten Woche fällt sie ab oder steigt bei Auftreten von Komplikationen hoch an. Manchmal treten auch kurzdauernde Skg-Abstürze auf. Die Skg kann dabei für einige Stunden stark verlangsamt sein, und die gleichzeitig verlängerte Blutgerinnung läßt diese Zustände als echte anaphylaktische Zustände erklären (Rhodin). Jedenfalls ist eine Skg-Beschleunigung zu Beginn einer exanthematischen Erkrankung diagnostisch für Scharlach zu verwenden (BÜCHLER) (siehe Kapitel VII. C.).

Bei Infektionskrankheiten mit *sehr kurzer Fieberdauer*, wie Parotitis epidemica, unkomplizierte Masern, Pertussis usw., ist die Skg in der Regel normal (Abb. 7). Bei Pertussis soll auch verlangsamte Skg im Stadium convulsivum häufig sein (FASBAENDER).

Bei unkomplizierter *Influenza* ist nach 2 bis 3 Tagen ein leichter Skg-Anstieg feststellbar, doch bewegen sich die Werte in der ersten Woche im Bereiche der Normalgrenzwerte. Bei genauer Verfolgung der Skg bei influenzagefährdeten Personen findet man am 2. bis 3. Tage der Erkrankung bereits mäßige Skg-Zunahme, aber wie gesagt, meist inner-

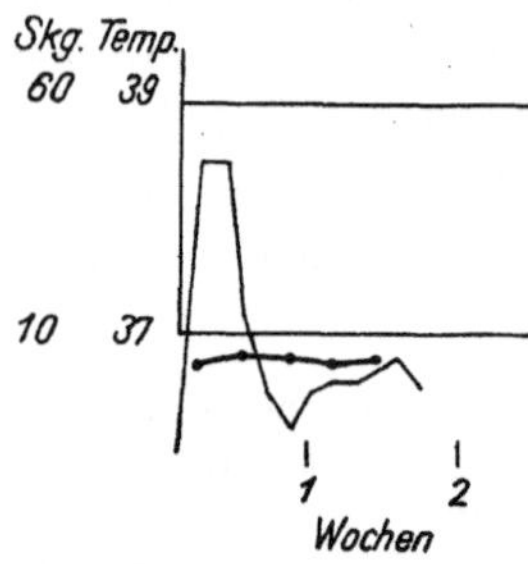

Abb. 7. Parotitis epidemica (nach RØMKE modifiziert).

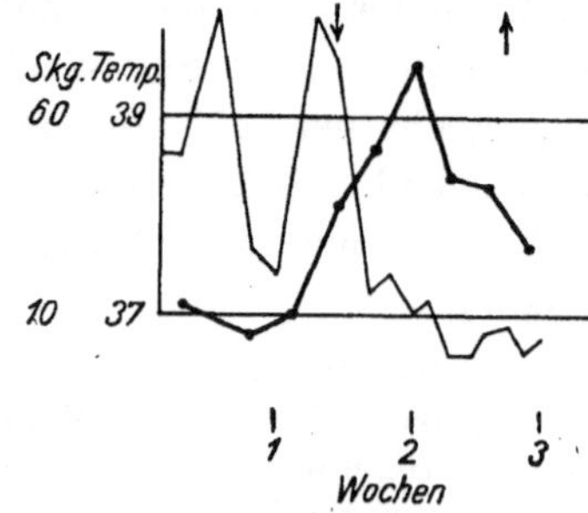

Abb. 8. Parotitis epidemica mit Orchitis ↓ bis ↑ (nach RØMKE modifiziert).

halb normaler Grenzen, z. B. Zunahme von 5 auf 10 mm. In der zweiten Woche findet man geringe Beschleunigungen (15 bis 20 mm), und dann sinken die Werte langsam im Verlaufe der folgenden Woche wieder ab. Komplikationen (Bronchopneumonie usw.) gehen mit starkem Anstieg der Skg-Kurve einher, und in solchen Fällen bleibt die Skg oft lange (2 bis 3 Monate) in der Rekonvaleszenz erhöht (WESTERGREN).

Nach allem, was wir sonst von der Skg wissen, erweckt es den Anschein, daß die Skg-Beschleunigung bei Infektionskrankheiten als Gradmesser der Intensität *lokaler, entzündlicher Prozesse* gut brauchbar ist (Abb. 8). So ist bei unkomplizierten Masern die Skg normal, bei Scharlach und Diphtherie beschleunigt, da letztere Erkrankungen mit einer nekrotisierenden Angina beginnen. Bei Typhus abdominalis ist die Skg anfangs normal, und erst in der 2. bis 3. Woche tritt häufig Skg-Beschleunigung ein. Dem entspricht gut, daß in der 1. Woche im Darm die PEYERschen Placques markig anschwellen, in der 2., häufiger erst in der 3. Woche geschwürig zerfallen. Wir glauben somit, daß die Skg Ausdruck der entzündlichen Veränderungen bei akuten Infektionskrankungen ist, für deren Beurteilung wir zum Teil bisher gar keine klinischen Symptome kannten.

Die Skg bei der *kryptogenen Sepsis* ist sehr abhängig von der Intensität der Erkrankung und neben anderen klinischen Erscheinungen mit ein

Maßstab der Schwere der Erkrankung und im weiteren Verlaufe ein Indikator lokaler Komplikationen.

Unter 7 Fällen schwerer Sepsis und Pyaemie beobachteten wir 1+, 6++. 1+ war eine Pyaemie mit Osteomyelitis und Paranephritis kurz vor dem Tode.

Bei der frischen *syphilitischen Infektion* ist die Skg im seronegativen Stadium in der Regel normal. Im seropositiven Stadium wächst die Zahl der Fälle mit beschleunigter Skg, und die floride sekundäre Lues zeigt in der Mehrzahl der Fälle mäßige bis mittelstarke Skg-Beschleunigung. Bei Lues latens sollen in mehr als der Hälfte der Fälle leichte Skg-Beschleunigungen nachweisbar sein. Im Tertiärstadium ist die Skg-Beschleunigung abhängig von der Ausdehnung und Aktivität der Organprozesse. Am regelmäßigsten scheint die Skg-Beschleunigung bei Neurolues zu sein. Insbesondere bei progressiver Paralyse ist die Skg fast regelmäßig stark beschleunigt und ein gewisser Maßstab für die Schwere des organischen Prozesses (SCHOTTKY). Auch bei Tabes kann die Skg als Maß der Akuität des Prozesses verwendet werden (Zusammenstellung der Literatur über Syphilis, siehe HAUCK) (siehe S. 210 u. S. 215).

Bei congenitaler Lues des Säuglings soll in einem großen Teil der Fälle die Skg beschleunigt sein (SILZER) (siehe S. 173f. u. S. 194ff.).

Ein Parallelismus zwischen Wassermannreaktion und der Skg-Geschwindigkeit ist nicht vorhanden. Der diagnostische Wert der Skg ist für die Syphilis jedenfalls äußerst gering im Verhältnis zu den anderen diagnostischen Methoden. In manchen Fällen wird aber eine Skg-Beschleunigung, die sonst durch keine krankhaften Prozesse erklärbar ist, eine luetische Erkrankung entdecken helfen (siehe S. 210).

Bei *Lepra* besteht ein deutlicher Unterschied zwischen der nodösen und anästhetischen Form. Bei ersterer ist die Skg viel häufiger und stärker beschleunigt, bei letzterer finden sich in der Regel (soweit keine Ulcerationen vorhanden sind) normale oder sehr wenig beschleunigte Skg-Werte. Nach ITURBE soll jeder Lepröse Skg-Beschleunigung zeigen (auch klinisch und bakteriologisch negative Fälle), so daß die Skg für die Diagnose von großer Bedeutung ist. Im Inkubationsstadium ist die Skg immer normal. Akute Schübe der Erkrankung sind von deutlichen Anstiegen der Skg-Beschleunigung begleitet.

Auch zur Beurteilung des Erfolges der *Therapie* wurde die Skg vielfach herangezogen (CO_2-Behandlung, Chaulmoograöl). Unmittelbar nach der Behandlung wird in der Regel eine stärkere Zunahme der Skg-Beschleunigung als Zeichen der Reaktion beobachtet, worauf in günstig reagierenden Fällen später ein Rückgang der Skg-Beschleunigung folgt.

Auch *prognostisch* ist die Skg bedeutungsvoll, da der Grad der Beschleunigung nicht vom Alter des Prozesses, sondern vorwiegend von seiner Ausdehnung abhängig ist und den Erfolgen bzw. Teilerfolgen der Therapie parallel geht. Komplikationen der Lepra (Tuberkulose, Malaria und Lepra innerer Organe) gehen mit deutlicher Zunahme der Skg-Beschleunigung einher.

(Ausführliche Darstellung und Literatur der Skg bei Lepra siehe KLINGMÜLLER.)

Bei anderen *Tropenkrankheiten* (außer bei Malaria) ist die Skg noch wenig studiert, dürfte aber in manchen Fällen, besonders für Massenuntersuchungen, diagnostisch wertvoll sein. So wissen wir, daß bei *Kala azar* die Skg in allen Fällen stark beschleunigt ist und unter dem Einfluß der spezifischen Antimontherapie langsamer wird (MILIO). Bei *Gelbfieber* ist in manchen Fällen die Skg verlangsamt. Die Verlangsamung ist wohl durch die bei Gelbfieber häufig vorhandene Polyglobulie (LEITE) erklärbar. *Malaria* siehe S. 138f.

B. Erkrankungen der Atmungsorgane.

Bei *Empyemen der Nebenhöhlen* fand ich im akuten Stadium mäßige Skg-Beschleunigung. Bei subakuten und chronischen Empyemen mit vorwiegend rein lokalen Symptomen (Kopfschmerzen ohne Fieber) ist die Skg normal. Ebenso ist die Skg bei akuter und chronischer *Rhinitis* und bei *Pharyngitiden, Tracheitis,* soweit sie nicht symptomatisch bei allgemeinen Infektionskrankheiten auftreten, normal.

Asthma bronchiale, siehe S. 152.

Emphysem ist niemals direkt die Ursache einer Skg-Beschleunigung, und die dabei eventuell vorhandene Polyglobulie und Vergrößerung des Erythrocytendurchmessers (PRICE-JONES) wirken in manchen Fällen skgverlangsamend.

Unter 16 Fällen von schwererem Emphysem waren 5 verlangsamt, 10—, 1 ±. Alle Fälle mit verlangsamter Skg hatten eine Polyglobulie. Der Fall ± hatte eine Temperatur bis 38° und wahrscheinlich kleine bronchopneumonische Herde.

Bei kardialem und nephrogenem *Lungenödem* ist die Skg normal. Ebenso bei *Pneumonokoniosen,* wenn keine entzündlichen Lungenkomplikationen vorhanden sind.

Bei *Bronchitis* ist die Skg wechselnd. Soweit die Entzündung nicht sehr tief in die Schleimhaut eindringt, bleibt die Skg unbeeinflußt. So ist bei Bronchitis, die als Begleiterscheinung akuter fieberhafter Zustände auftritt, die Skg durch die Bronchitis selbst nicht beschleunigt. Ebenso ist bei Reizbronchitis nach stärkeren Rauch- oder Gasschäden die Skg normal. Die Menge des Sputums ist kein Maßstab für die Tiefe und Intensität der Entzündung. So ist auch bei Asthma bronchiale mit schwerster Bronchitis die Skg normal. Sobald aber bei der Bronchitis die Entzündung in die tieferen Schichten der Bronchien sich fortsetzt, besonders wenn sie das peribronchiale Gewebe in größerer Ausdehnung mit befällt, und in höchstem Grade bei fortschreitender Entzündung bis in die Alveolen (bronchopneumonische Herde) ist die Skg entsprechend stark bis sehr stark beschleunigt.

Da die katarrhalische Bronchitis an der Oberfläche der Bronchialschleimhaut, die Tuberkulose in der Tiefe beginnt oder bald in die Tiefe

Übersicht.

Beschleunigung	Normal
Empyem der Nebenhöhlen +	Rhinitis acuta
	Rhinitis nervosa und Heuschnupfen
	Pharyngitis catarrhalis
Bronchitis ±, öfter —	Asthma bronchiale
	Emphysem
	Stauungsbronchitis und Lungenödem
Bronchiektasie mit pneumonischer	Unkomplizierte Bronchiektasie
Infiltration +, ++	Pneumonokoniose (ohne entzündliche Komplikationen)
Pneumonie ++	
Lungengangrän und Absceß ++	
Lungeninfarkt ±	
Pleuritis ++	Hydrothorax
Empyem ++	
Lungentuberkulose, Skg-Beschleunigung, abhängig von:	
1. Ausdehnung des Prozesses im allgemeinen	Kachexie ante exitum
2. Ausdehnung des exsudativen Prozesses:	
Indurative Formen ±	
Produktive Formen +	
Miliartuberkulose +	Frische miliare Aussaat (Temperatursteigerung 1 bis 2 Tage vor der Skg-Beschleunigung)
Exsudative Formen + +	
Pleuritis exsudativa + +	Pleuraschwarte
Empyem + +	
Mischinfektionen + +	
Amyloidose + +	
3. Caverne (beschleunigt die Skg, nicht nur die Umgebung der Caverne)	
4. Anderweitige Organtuberkulose (insbesondere Arthritiden, Darmtuberkulose)	
	Polyglobulie

fortschreitet, ist die Skg in vielen Fällen ein gutes *differentialdiagnostisches* Unterscheidungsmittel. Speziell bei einem Altersemphysem wird die begleitende Bronchitis in der Regel die Skg unverändert lassen, klinisch ähnliche Formen der Tuberkulose aber die Skg stark beschleunigen. Ist die Bronchitis durch bronchopneumonische Herde kompliziert, so finden sich ähnliche Skg-Beschleunigungen wie bei klinisch ähnlichen Fällen von Tuberkulose. Doch wird die Skg im Verlaufe der Erkrankung bei

Rückgang der Bronchopneumonie bald langsamer werden, bei tuberkulösen Infiltraten aber im Verlaufe vieler Wochen stark erhöht bleiben oder bei weiterer Progredienz noch stärker zunehmen.

Es ist ein großer Wert der Skg-Bestimmung, daß ihre Ausschläge sich *im Alter* nicht abstumpfen (siehe S. 46f.), wo andere klinische Zeichen oft versagen (erschwerte Perkussionsverhältnisse, Erschwerung der Röntgenuntersuchung durch Emphysem, verminderte Temperaturreaktion auf Infekte usw.).

Bei *Bronchiektasien* finden sich besonders hohe Skg-Beschleunigungen, abhängig von dem Grade und der Ausdehnung der Entzündung des umgebenden Lungengewebes, der allgemeinen Infektion und der Anaemie. Alte gut abgekapselte Bronchiektasien zeigen normale Skg.

In zwei Fällen klinisch typischer und mit Bronchographie verifizierter Bronchiektasien, die stationär waren, war auch die Skg normal.

Das gleiche gilt von *Lungenabsceß* und *Gangrän.*

In 5 Fällen frischer Lungenabszesse war die Skg ++. Heilt der Lungenabszeß aus, so fällt die Skg auch bald zur Norm ab.

Leopoldine H. vor 3 Wochen mit Stechen im Rücken und Fieber erkrankt. Seit einer Woche reichlich übelriechendes Sputum. Seit 3 Tagen bis 40°. Röntgenologisch Absceß im rechten Oberlappen, hohes Fieber. Leukocyten 16000 — 100 ccm täglich übelriechendes Sputum. Keine Tuberkulosebazillen. *Skg 60 mm.* Innerhalb von 6 Wochen nimmt die Sputummenge ganz ab. Pat. wird fieberfrei, die *Skg normal.* Röntgenologisch ist nur mehr eine zarte Trübung an der Stelle, wo früher der Absceß war.

In einem anderen Falle (Leopoldine Br.) war nach einer Myomoperation ein Lungenabsceß entstanden (wahrscheinlich abszedierte Infarktpneumonie). Aufnahme an die Klinik 11. 11. 33. Röntgenologisch Absceß im rechten Oberlappen. Leukocyten 12000, Fieber bis 39°. *Skg 144 mm.* Im Verlaufe eines Monats verminderte sich die Sputummenge, die Leukocyten gingen auf 5000 zurück, die Temperatur wurde subfebril (bis 37,3°). Die Skg blieb sehr stark beschleunigt (*85 mm*). Pat. ging auf eigenen Wunsch nach Hause. Nach einem Monat kam sie wieder an die Klinik zurück, hatte noch immer sehr viel Sputum, und röntgenologisch hatte der Absceß an Größe zugenommen. Sie kam dann noch öfter zur Kontrolle, und 7 Monate nach der ersten Spitalsaufnahme war der Absceß noch klinisch und röntgenologisch deutlich nachweisbar. Die Skg war auf *25 mm* zurückgegangen. Nach weiteren 5 Monaten war an Stelle des Abscesses nur mehr ein intensiver Schatten röntgenologisch sichtbar, die Sputummenge hatte sich stark vermindert, und die Skg war *14 mm.* 15 Monate nach Beginn der Erkrankung war die Skg *10 mm,* Pat. war jetzt dauernd fieberfrei, hatte kein Sputum mehr, und an Stelle des Abscesses war röntgenologisch nur mehr eine Verdichtung ohne Höhlenbildung sichtbar.

Besonders starke Skg-Beschleunigung findet sich bei *Pneumonien.* Zwischen lobulären und lobären Pneumonien besteht kein Unterschied (Motzfeld). Die Skg-Beschleunigung bei der Pneumonie beginnt bereits 18 bis 24 St. nach dem klinischen Beginne der Erkrankung (Westergren, Moen und Reimann). Das konnte an Fällen bestimmt werden, wo die

Pneumonie mit initialem Schüttelfrost aus voller Gesundheit beginnt (Abb. 9). Die Skg-Beschleunigung nimmt rapide zu, erreicht um den fünften Tag die höchsten Werte, dann beginnt ein rascher Abfall der Skg-Beschleunigung bis in die ersten Tage nach der Krise, dann nimmt die Skg-Beschleunigung langsamer ab und besteht noch mehrere, (mindestens 2 bis 3) Wochen nach der Entfieberung, ebenso wie die Infiltration die Krisis noch lange überdauert. Nach längerdauernden Pneumonien (Pneumonia migrans, chronische Pneumonien) kann die Skg-Beschleunigung die volle Entfieberung noch Monate überdauern.

Besonders bei Bronchopneumonien ist aber Zu- und Abnahme der Skg ein praktisch wichtiger Indikator der Ausbreitung, bzw. Rückbildung des Prozesses. Alle toxisch infektiösen Komplikationen einer Pneumonie führen auch zu weiterem Skg-Anstieg (Empyem, Absceß, Arthritis).

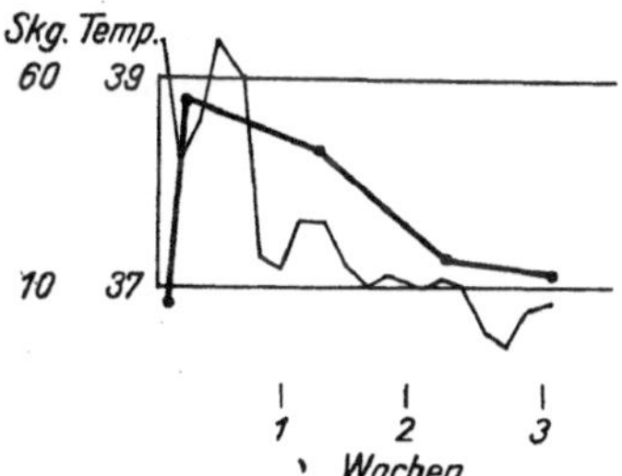

Abb. 9. Pneumonia crouposa. Beginn der Erkrankung 12 Stunden vor der Spitalsaufnahme.

Der Grad der Skg-Beschleunigung bei Pneumonie ist kein Maßstab des Immunitätsgrades und Agglutinationstiters (Moen und Reimann). Die Stärke der Skg-Beschleunigung ist wohl im gewissen Sinne abhängig von der Ausdehnung der Pneumonie, doch nicht ohne weiters für die *Prognose* verwertbar. Gerade bei schwersten Pneumonien kann die Skg durch Anoxaemie und Polyglobulie gehemmt sein. In diesen Fällen steigt bei beginnender Besserung der Erkrankung die Skg wieder stärker an. Westergren hat bei Behandlung von Pneumonien in Sauerstoffkammern deutliche Zunahme der Skg-Beschleunigung unmittelbar nach der Sauerstoffatmung mit gleichzeitiger Abnahme des Haemoglobingehaltes beobachtet.

Unter 46 Fällen von Pneumonie beobachteten wir 1 —, 1 ±, 13 +, 31 + +. Der Fall — war noch keine 24 St. erkrankt, am folgenden Tage war die Skg bereits + +. Der Fall ± war eine Rekonvaleszentin nach einer Lobulärpneumonie vor 6 Wochen und hatte noch subfebrile Temperaturen. Die Fälle + waren zum Teil ganz frische Fälle (2 bis 3 Tage), zum Teil im Beginne der Rekonvaleszenz. Die Fälle, die kritisch entfieberten, zeigten auch noch 1 bis 3 Wochen erhöhte Skg. Die Fälle + + waren alle mindestens 2 Tage krank, teils auf der Höhe der Erkrankung, teils in den ersten Tagen der Lösung der Pneumonie.

Bei *Empyemen* (4 Fälle) war die Skg immer + +.

Die trockene *Pleuritis* führt nur bei entsprechender Ausdehnung zu Skg-Beschleunigung. Exsudative Pleuritis führt schnell zu sehr hohen Skg-Beschleunigungen, die manchmal früher manifest werden, als ein langsam wachsendes Exsudat nachgewiesen ist.

Unter 16 Fällen von Pleuritis exsudativa waren 6 +, 10 + +. Die Fälle +

waren zum größeren Teil solche, wo das Exsudat bereits in Rückbildung begriffen war. Geht die Skg mit Rückbildung des Exsudats nicht zurück, so ist meist ein aktiver Lungenherd nachweisbar.

Ebenso führt Pleuritis exsudativa *als Komplikation* anderer Erkrankungen (Tumoren, Traumen) zu besonders starker Skg-Beschleunigung. Bei der *Rückbildung* der Pleuritis geht die Skg langsam zur Norm zurück und bleibt meist solange erhöht, als noch entzündliches Exsudat resorbiert wird. Kleine abgekapselte Exsudatreste können die Skg unbeeinflußt lassen, doch ist anderseits eine beschleunigte Skg in vielen Fällen wertvoll zur Auffindung kleiner Exsudatreste.

Der *Hydrothorax* verändert die Skg-Geschwindigkeit nicht. Ergibt die Punktion einen einfachen Hydrothorax und ist die Skg beschleunigt, so ist nach anderen Ursachen der Beschleunigung zu suchen (meist frische Herz- oder Nierenkrankheiten), oder der Hydrothorax ist Folge lokaler Gefäßstauung (entzündliche Venenthrombose, Tumormetastase).

Lungentuberkulose.

Von **Gösta Widström,** Stockholm.

Einleitung.

Ein bedeutender Teil der klinischen *Literatur* über die Skg-Geschwindigkeit der roten Blutkörperchen beschäftigt sich mit ihrem Verhalten bei der Lungentuberkulose. Bei dieser Krankheitsform ist ja die Skg ziemlich regelmäßig beschleunigt und folgt dem Verlauf der Krankheit in einigermaßen gesetzmäßiger Weise, was bei dem früher am meisten beachteten Indikator — der Körpertemperatur — durchaus nicht der Fall ist. Ferner stellen die Patienten der Heilstätten ein Material dar, das durch seine relative Größe und Einheitlichkeit der statistischen Bearbeitung leicht zugänglich ist. Die einschlägige Literatur hatte von den Jahren 1920 bis 1921 an, wo Westergrens erste Mitteilungen veröffentlicht wurden, bis zum Jahre 1924, wo derselbe Autor seine Monographie veröffentlichte, schon ziemlich großen Umfang erreicht. Heutzutage, nach weiteren zehn Jahren, dürfte die Literatur allein auf dem Gebiet der Lungentuberkulose an 1000 Einzelarbeiten umfassen.

Dem Zweck dieses Buches entsprechend, soll in folgendem auf eine nähere Analyse der Literatur verzichtet werden. Die Literatur findet man in größter Ausführlichkeit bei Westergren, Katz und Leffkowitz sowie in den wiederholt erneuten Zusammenstellungen von Leffkowitz. Unsere Aufgabe dagegen besteht darin, die wichtigsten Erfahrungen auf diesem Gebiete von praktischen und allgemeinen Gesichtspunkten aus zusammenzufassen und durch Beispiele zu illustrieren.

Ausbreitung und Art des Lungenprozesses. Komplikationen.

Schon bei den ersten Untersuchungen wurde beobachtet, daß der Skg-Wert zu der *Ausbreitung* und *Art* des Lungenprozesses in bestimmtem Verhältnis steht. Wenn man ein Patientenmaterial nach der TURBANschen Stadieneinteilung ordnet, so findet man, daß die Skg durchschnittlich höhere Werte zeigt, je ausgedehnter der Prozeß ist. Aber innerhalb jeder Gruppe kommen Werte von sehr verschiedener Höhe vor. Im allgemeinen verhält es sich dann so, daß Fälle mit Anzeichen von größerer „Aktivität" höhere Skg-Werte zeigen als Fälle mit stationären, gutartigen, vielleicht sogar ausgeheilten Veränderungen, selbst wenn letztere größere Ausdehnung zeigen. Dies hängt damit zusammen, daß exsudative Formen der Tuberkulose im allgemeinen hohe Werte aufweisen, die produktiven Formen mittelhohe Werte und die cirrhotischen Formen die niedrigsten Werte. So ist eine Skg von 10 bis 20 mm für cirrhotische Prozesse als typisch angegeben worden und für die exsudativen eine von 60 bis 110 mm.

THIELE, der neuerdings 5145 Fälle von Lungentuberkulose zusammengestellt hat, unter denen allerdings eine erstaunlich große Anzahl von Fällen mit normaler Skg-Geschwindigkeit sind, gibt folgende Skg-Werte bei verschiedenen Typen der Lungentuberkulose:

	Skg 1—5 mm	Skg mehr als 30 mm
Gesamte Fälle	34%	22%
Cirrhotische Form	66,8%	2,1%
Cirrhotisch proliferative Form	45,6%	7,0%
Cirrhotisch kavernöse Form	24,3%	13,1%
Überwiegend produktive Form	15,5%	21,5%
Exsudative und exsudativ kavernöse Form	5,4%	49,1%

Diese Zahlen mögen eine Vorstellung davon geben, in wie verschieden hohem Grade die Skg durch verschiedene anatomische Typen von Lungenaffektionen beeinflußt wird. Die Skg kann deshalb die Beurteilung der Art des einzelnen Falles auch von diesen Gesichtspunkten aus erleichtern. Dabei muß man jedoch bedenken, daß erstens jeder einzelne Fall ja gleichzeitig die ganze Skala von Prozessen verschiedenen Typus aufweisen kann, und zweitens sind Komplikationen verschiedener Art für die Skg maßgebend, die gelegentlich klinisch nicht nachzuweisen sind.

Solche *Komplikationen* können nicht nur eine im Hinblick auf die Tuberkulose unverhältnismäßig hohe Skg verursachen, sondern manchmal auch einen skg-vermindernden Einfluß ausüben. Auf Grund des klinischen und röntgenologischen Bildes kann man faktisch die Höhe der Skg ungefähr einschätzen, und bedeutendere Abweichungen von dem erwarteten Wert geben Veranlassung, nach Komplikationen zu suchen.

Unverhältnismäßig niedrige Werte findet man vor allem bei Marasmus, auch bei bestehender hochfebriler Temperatur; aber bisweilen auch ohne daß der Allgemeinzustand des Patienten in so hohem Grade gelitten hat, kommt es vor, daß vor dem Tode ein schnelles Sinken der Skg-Werte beobachtet wird (Abb. 10). Auch bei *Miliartuberkulose* findet man nach WESTERGREN u. a. oft niedrige, manchmal sogar subnormale Werte, eventuell nach einer vorhergegangenen Steigerung. In skg-hemmendem Sinne wirkende Einflüsse machen sich auch bei ausgesprochen *cyanotischen Zuständen* geltend, so besonders bei Fällen von *Polyglobulie*.

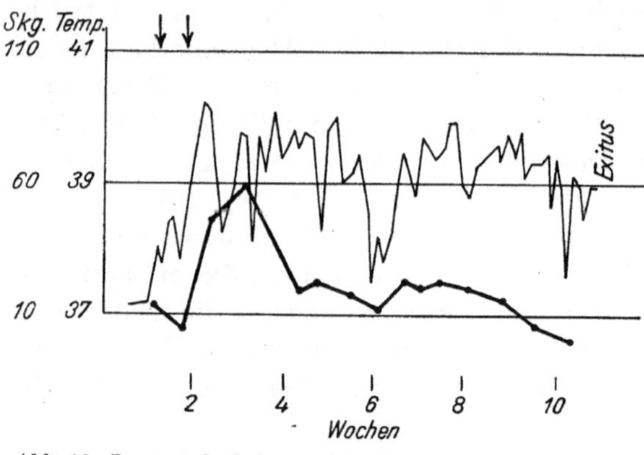

Abb. 10. Lungentuberkulose. Akute Progression nach Haemoptoen (↓). Absinken der Skg-Beschleunigung bei zunehmender Verschlechterung. Schwer kachektischer 18jähr. Patient. (Nach WESTERGREN, JUHLIN-DANNFELT und SCHNELL modifiziert).

Häufiger jedoch bedingen Komplikationen ein *Ansteigen* der Skg-Werte. Dies ist besonders bei *Pleuritis* der Fall und bei anderen Komplikationen seitens der Lunge, auf die unten näher eingegangen werden soll, aber als praktisch und auch prinzipiell von

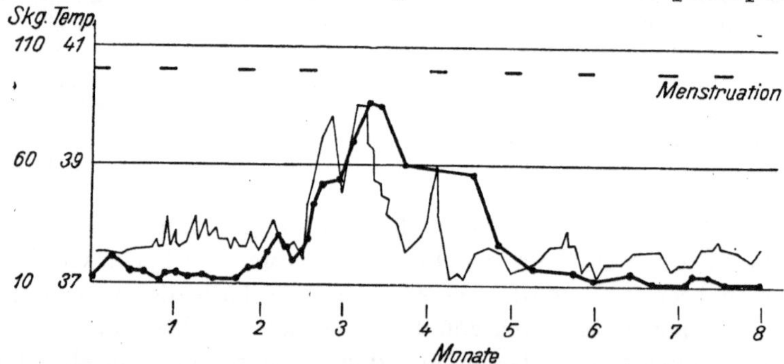

Abb. 11. Leichte doppelseitige tuberkulöse Spitzenaffektion. Während eines Sanatoriumsaufenthaltes akute Pleuritis exsudativa dextra. (Nach WESTERGREN modifiziert.)

noch größerer Bedeutung ist an *Nierenkomplikationen* von Nephritis- oder Nephrosetypus, *septische* Komplikationen von rheumatischem Typus, ferner an *Syphilis* u. a. m. zu erinnern (Abb. 11).

Natürlich können die hohen Werte auch durch eine komplizierende *extrapulmonale Tuberkulose*, z. B. eine Gelenk-, Knochen- oder Urogenitaltuberkulose, veranlaßt sein. Was Komplikationen tuberkulöser Natur anbelangt, so verdient nach ROTHER die *Darmtuberkulose* besondere Beachtung. Er vergleicht eine Gruppe von 193 Fällen mit auf Darmtuberkulose deutendem Röntgenbefund mit einer anderen, gleichwertigen Gruppe von 167 Fällen mit negativem Röntgenbefund des Darmes. In ersterer Gruppe hatten 62,2%, in letzterer 49,8% eine Skg von über 30 mm in einer Stunde. ROTHERS Material umfaßt zum großen Teil Fälle mit frühdiagnostizierter Darmtuberkulose. Bei weiter vorgeschrittenen Fällen mit ausgesprochenen Durchfällen ergibt die Skg dagegen manchmal verhältnismäßig niedrige Werte im Zusammenhang mit dem Eintreten des kachektischen Zustandes (Leberinsuffizienz? WESTERGREN).

Nach *Haemoptoe* sieht man manchmal eine sehr starke, manchmal aber eine unbedeutende Erhöhung eintreten, einigermaßen abhängig von der Größe der Blutung und den sich später entwickelnden spezifischen oder unspezifischen bronchopneumonischen Veränderungen. Eine *exsudative Pleuritis* gibt gewöhnlich starken, oft sogar sehr starken Ausschlag. Von besonders großem Interesse ist das Verhalten der Skg bei den während einer Pneumothoraxbehandlung auftretenden Exsudaten. Kleine Sinusexsudate bewirken oft keine merkbare Veränderung der Skg. Frische, größere Ergüsse können hohe oder gewöhnlich mäßige Skg-Werte geben, die allmählich auf niedrige, ja sogar auf ganz normale Werte heruntergehen können, selbst wenn die Ergüsse noch immer vorhanden sind. Bei akutem tuberkulösem *Empyem* findet man immer hohe Werte. Auch hier sieht man bei chronischen Formen bei Patienten in gutem Allgemeinzustand oft allmählich niedrige Werte auftreten. *Amyloidose* gibt regelmäßig hohe Skg-Werte, was mit dem für diesen Zustand charakteristischen hohen Globulingehalt des Plasmas zusammenhängt.

Die durchschnittlich hohen Skg-Befunde bei kavernösen Lungenprozessen sind nach WESTERGREN zum Teil als durch die *Mischinfektion* bedingt zu erklären. Die Verhältnisse sind hier wohl so kompliziert, daß man sich damit begnügen muß, darauf aufmerksam zu machen, daß die Mischinfektion vielleicht indirekt, durch Verschlechterung des tuberkulösen Prozesses, in skg-vermehrendem Sinne eine gewisse Rolle spielen kann. Dasselbe gilt in gewissem Maße für die bei Phthisikern nicht selten vorkommenden sogenannten fokalen Infektionen: Tonsillitis, Nebenhöhlenaffektionen und dentale Infektionsherde.

Bei 18 Patienten, zumeist im III. Stadium und in ziemlich schlechtem Allgemeinzustand mit durchschnittlich 6 intraossalen Entzündungsherden wurden jedem im Durchschnitt 15 Zähne gezogen und später durch Prothesen ersetzt. Die Skg und das Blutbild wurden mittels wiederholter Proben vor und nach dieser Behandlung verfolgt. 4 Fälle starben während der Beobachtungszeit. 12 Fälle wiesen nach der Sanierung der Mundhöhle niedrigere Skg-Werte auf. 14 von den Fällen zeigten Abnahme der Linksverschiebung. Auch klinisch schien auf den Verlauf der Lungenkrankheit der Eingriff von günstigem Einfluß gewesen zu sein (bei 9 — Besserung) (JONSGAR und HERTZBERG).

Prognose.

Der Wert der Skg als Indikator für die *Prognose* wird durch statistische Untersuchungen in klarer Weise illustriert.

Westergren und zahlreiche später erschienene Publikationen haben dies zur Genüge erhärtet. Sein Material umfaßt 295 männliche Patienten, die in den Jahren 1919 und 1920 in bezug auf die Skg und die Art und Ausbreitung des Lungenprozesses klassifiziert wurden. Das spätere Schicksal dieser Patienten wurde im Jahre 1923, also nach 3 bis 4 Jahren, registriert. „Von den 34 Patienten, bei denen es im Jahre 1919 und 1920 berechtigt schien, Stadium I zu diagnostizieren, kamen 31 zur Nachuntersuchung. Von diesen 31 hatten 28 im Jahre 1919 und 1920 eine Skg unter 15 mm. 20 davon waren im Jahre 1923 noch völlig arbeitsfähig und subjektiv gesund, 8 litten zuweilen an Husten oder Müdigkeit, sind aber sonst völlig oder fast völlig arbeitsfähig. Die Skg bei diesen 8 hatte 4 bis 12 mm ergeben. Von keinem dieser 28 Fälle wurden Angaben erhalten, die auf eine sichere Verschlimmerung des Lungenzustandes seit 1919 und 1920 schließen lassen. Von den drei übrigen Fällen, welche alle im Jahre 1919 und 1920 eine Skg von etwa 20 mm aufwiesen, ist hingegen einer an Lungentuberkulose gestorben, der zweite wurde nach ungefähr einem Jahre wieder aufgenommen, er zeigte schon da einen deutlich verschlimmerten Lungenstatus und war im Jahre 1923 nicht arbeitsfähig, der dritte bekam im Jahre 1921 eine exsudative Pleuritis und klagt im Jahre 1923 über allgemeine Schwäche; der Zustand seiner Lungen scheint aber nicht verschlimmert zu sein.

Wenn wir nun auch zu den Patienten übergehen, bei denen in den Jahren 1919 und 1920 schon ein ausgedehnterer Krankheitsprozeß bestand, so müssen wir uns da mit der Feststellung begnügen, ob die betreffenden Patienten noch leben oder ob sie gestorben sind.

Wenn nur das Verhältnis der gefundenen Skg-Werte zur Anzahl der Gestorbenen und der Lebenden betrachtet wird, so finden wir, daß von 14 Patienten mit einer Skg von 1 bis 3 mm, die durch die Nachuntersuchung erreicht wurden, 13 leben, einer tot ist. Von 26 Patienten mit Skg von 3 bis 5 mm leben 25, einer ist tot. Von 22 mit Skg von 5 bis 8 mm leben 19, 3 sind tot. Von 31 Patienten mit Skg von 9 bis 14 mm leben 27, 4 sind tot. Von 35 Patienten mit Skg von 15 bis 26 mm leben 24, 11 sind tot. Von 38 Patienten mit Skg von 27 bis 37 mm leben 21, 17 sind tot. Von 47 Patienten mit Skg von 38 bis 50 mm leben 19, 28 sind tot. Von 34 Patienten mit Skg von 51 bis 70 mm leben 5, 29 sind tot. Von 28 Patienten mit Skg von 71 bis 89 mm leben 2, 26 sind tot. Von 16 Patienten endlich mit Skg im Jahre 1919 und 1920 von 90 bis 120 mm lebte 1923 nur noch einer, die übrigen 15 waren tot.

Aus diesen Zahlen geht hervor, daß mit steigender Skg auch die relative Anzahl der Todesfälle ziemlich gleichmäßig ansteigt, und zwar ist dieses relativ unabhängig von der Schwere der Lungenaffektion im Jahre 1919 bis 1920 sowie von dem Vorliegen klinischer Aktivitätszeichen. Es sei hinzugefügt, daß der durchschnittliche Wert der Skg im Jahre 1919 bis 1920 bei den 135 Fällen, die im Jahre 1923 tot waren, 56 mm betrug, während der entsprechende Wert für die 156 nach 3 bis 4 Jahren noch lebenden Patienten 20 mm war."

Tillisch hat bei einer Nachuntersuchung von 818 Fällen nach 1 bis 4 Jahren gefunden, daß diejenigen Fälle, die während des Krankenhausaufenthaltes eine Skg von höchstens 8 mm gehabt hatten, eine Sterblichkeit von 2,5% aufwiesen; bei einer Skg von 9 bis 14 mm war die entsprechende Zahl 4,1%, bei einer Skg von 15 bis 37 mm — 9,3% und bei Fällen mit höherer Skg — 36,8%. BERG hat 171 in der Heilstätte behandelte Fälle nach 5 Jahren nachuntersucht und dabei gefunden, daß die Sterblichkeit bei einer Skg von höchstens 6 mm (bei der Entlassung aus der Heilstätte) 3% betrug, bei einer Skg von 7 bis 25 mm — 32%, bei einer Skg von 26 bis 50 mm — 80%, und bei einer Skg über 50 mm waren 95% zur Zeit der Nachuntersuchung tot. Sämtliche Fälle mit einer Skg von unter 25 mm wiesen zusammen 16,5% Tote auf, diejenigen mit einer Skg von über 25 mm — 86% Tote, nach 5 Jahren.

THIELE, der 60 Kranke $2^1/_4$ Jahre später nachuntersuchte, fand, daß von denen, die eine Skg von über 51 mm aufgewiesen hatten, 75% gestorben waren, von denen mit einer Skg von 31 bis 50 mm 41%, von denen mit einer Skg von 21 bis 30 mm 20%, von denen mit einer Skg von 11 bis 20 mm 16% verstorben waren.

TRAIL teilt ein Material von 500 Fällen in folgende Gruppen ein: a) Fälle mit bazillenhaltigem Sputum bei der Aufnahme sowie bei der Entlassung; b) Bazillenhaltiges Sputum bei der Aufnahme, aber bazillennegativ bei der Entlassung; c) die ganze Zeit über bazillenfreies Sputum. Bei der Nachuntersuchung 2 bis 6 Jahre später fand er bei den Fällen, die bei der Entlassung zeigten:

Skg 1 bis 10 mm	in Gruppe	a) 12,6%,	b) 4,3%	und c) 2,6%	Tote
Skg 11 „ 20 mm	„ „	a) 29,1%,	b) 28,3%	„ c) 10 %	„
Skg 21 „ 30 mm	„ „	a) 51,9%,	b) 25,0%	„ c) 15,0%	„
Skg über 31 mm	„ „	a) 52,9%,	b) 30%	„ c) 50 %	„

Er sagt weiter, daß z. B. wenn ein Patient mit einer Skg von 20 mm aufgenommen wurde und das Sanatorium mit einer Skg von über 10 mm verläßt, dieses auf eine schlechte Prognose des Falles deutet. Ferner gibt er an, daß es für den Patienten günstiger zu sein scheint, bazillenpositiv zu bleiben, dafür aber auf eine Skg von weniger als 10 mm herunterzugehen, als eine geschlossene Tuberkulose und eine Skg von mehr als 10 mm zu haben.

Mehrfach wurde versucht, eine *Grenze* zwischen den prognostisch günstigen und den prognostisch ungünstigen Skg-Werten anzugeben. Diese Grenze hat WESTERGREN ungefähr bei 35 mm ziehen wollen. SILZBACH bei ungefähr 20 mm, und BERG findet sie bei seinem oben erwähnten Material bei 23 mm. Solche Zahlen gewähren eine nicht zu verachtende Stütze bei der Beurteilung der Aussichten des einzelnen Falles, müssen aber selbstverständlich immer im Zusammenhang mit dem übrigen klinischen Bilde betrachtet werden. Ausnahmen von der Regel kommen natürlich sehr häufig vor. Ein hoher Skg-Wert ist freilich immer, auch bei im übrigen unbedeutendem klinischem Befund, als ein ernstes Zeichen anzusehen, besonders wenn keine Komplikationen mit deutlich skg-vermehrender Wirkung nachzuweisen sind. Als allgemeine Regel gilt jedoch, daß die Skg bei prognostisch günstigem Ausfall zuverlässigere Auskünfte gibt als bei ungünstigem, worauf (in einem teilweise anderen Zusammenhang) von FRIMODT-MÖLLER besonders hingewiesen worden ist.

Wenn man den Zustand eines Patienten durch *wiederholte Skg-Proben* verfolgt, so gewinnt die Skg selbstverständlich für die Beurteilung des Falles größere Bedeutung, als wenn nur einzelne Werte zur Verfügung stehen.

Man braucht sich in diesem Falle nicht nur an die absoluten Zahlen zu halten, sondern kann sich auch nach dem Verlaufe der Kurve richten. Wie oft man diese Proben am besten anstellen soll, hängt davon ab, wie schnell sich die Veränderungen des Blutbefundes entwickeln können und inwieweit es nötig erscheint, sie genau zu verfolgen. SYLLA u. a. geben an, daß tägliche Proben im allgemeinen nicht viel mehr geben als die einmal die Woche angestellte Skg. Gewöhnlich genügt, z. B. während des Heilstättenaufenthaltes, eine Untersuchung alle vierzehn Tage, sonst vielleicht sogar einmal im Monat oder in noch größeren Zwischenräumen. Bei akut einsetzenden Temperatursteigerungen usw. können jedoch viel häufiger wiederholte Proben sehr wünschenswert sein.

Therapie.

Die Skg-Kurve pflegt mit der Tendenz der Fälle zu Besserung oder Verschlimmerung in guter Übereinstimmung zu stehen. Schnelle Veränderungen der Kurve können Komplikationen oder ein plötzliches Aufflackern anzeigen, bzw. durch gelungene therapeutische Eingriffe usw. bedingt sein. Sehr oft kommt es vor, daß die Zunahme des Skg-Wertes früher auftritt als alle anderen Anzeichen einer Verschlimmerung des Zustandes des Patienten. Dieser in praktischer Hinsicht sehr bedeutungsvolle Umstand wird allgemein hervorgehoben. So hat DUFFY den Wert der Skg, des Leukocytenbildes und des Röntgenbefundes für die Beurteilung der Aktivität tuberkulöser Lungenprozesse miteinander verglichen. Er gibt an, daß die Skg manchmal früher als der Röntgenbefund, manchmal gleichzeitig mit diesem auf einen neuen Schub aufmerksam macht. Manchmal sah er Ansteigen der Skg bei Fehlen sowohl klinischer als auch röntgenologischer Veränderungen. Seine Resultate stehen also in gewissem Widerspruch zu den später näher zu erörternden Erfahrungen bei beginnender Tuberkulose, und es scheinen die Verhältnisse bei Aufflackern eines bestehenden mehr oder weniger aktiven Prozesses anders zu liegen, als bei Entstehung eines frischen Prozesses um einen alten latenten Herd oder um einen Reinfektionsherd herum. Durch ein strengeres Regime können die Wirkungen eines eventuellen Aufflackerns des Prozesses, schon ehe das klinische Bild dazu Veranlassung gibt, dann eingeschränkt und gemildert werden, oder man kann ihnen sogar vorbeugen. Freilich „beugt" man auf diese Weise vielleicht Unglücken „vor", die nie passiert wären. Aber die Vorteile einer angemessenen Berücksichtigung einer Skg-Zunahme sind diese Unbequemlichkeiten wohl wert.

Auch finden ROCHE u. a., daß die Skg bei der *Dosierung von Ruhe und Bewegung* für die Patienten, besonders bei Terrainkuren, ein guter Anhaltpunkt ist. Er legt großes Gewicht darauf, daß man sehr zurückhaltend damit ist, die Patienten ihre Kräfte versuchen zu lassen, ehe die Skg auf nur unbedeutend erhöhte Werte zurückgegangen ist (unter 15 mm). FRIMODT-MÖLLER und BARTON, die sich in ähnlichem Sinne aussprechen, sagen, daß man oft sieht, wie die Veränderung der

Skg rasch zurückgeht, wenn man mehr Ruhe verordnet. Sie geben sogar an, daß Skg-Zunahme manchmal angezeigt hat, daß der Patient seine Bewegungsfreiheit überschritten hat.

In welchem Grade dem Wechsel der Skg auch die Veränderungen des klinischen Bildes entsprechen, wird durch eine Statistik von FRIMODT-MÖLLER und BARTON beleuchtet. An 424 Heilstättenpatienten wurden 1594 gleichzeitige Skg, Blutkörperchenzählungen und Differentialzählungen ausgeführt, die mit den vorhergehenden bei demselben Patienten verglichen wurden, also etwa drei Vergleiche für jeden Patienten. Die Autoren fanden dabei, daß, wo die Skg ansteigende Werte zeigte, diesen bei 66,7% der Fälle eine Verschlechterung des Zustandes entsprach. Zeigte die Skg fallende Werte, entsprach diesem eine Besserung des klinischen Bildes bei 86,0%. Bei Vergleichung der Zahlen für die neutrophilen Leukocyten waren die entsprechenden Ziffern 66,5%, bzw. 89,6%. Für die Stabkernigen 67,1%, bzw. 90,4% und für ihre Indexziffer 77,4, bzw. 95,5%. (Etwa zwei Drittel seiner Fälle gehören zum Stadium III nach TURBAN) (siehe S. 91).

Mit gewissen Einschränkungen gilt auch, daß man eine Heilstättenkur nicht beenden lassen und also nicht der Ansicht sein soll, daß der Lungenprozeß in zuverlässiges Gleichgewicht gekommen ist, ehe die Skg auf normale oder nur leicht erhöhte Werte zurückgegangen ist. Dabei müssen frische Fälle mit weniger ausgedehnten Veränderungen am vorsichtigsten beurteilt werden. Wenn es sich um alte, mehr oder weniger ausgedehnte Prozesse handelt, die bei vorsichtiger Lebensweise vielleicht jahrelang stationär bleiben und auf Temperatur und Allgemeinbefinden keinen nennenswerten Einfluß haben, so brauchen die Forderungen nicht so streng zu sein. Bei solchen Fällen kann die Skg ja trotzdem dauernd leicht erhöhte oder mäßig hohe Werte zeigen. Nach der Entlassung ermöglicht die Skg eine häufigere Kontrolle des Patienten als andere Methoden und scheint hier oft in bezug auf Verschlimmerungen zuverlässiger zu sein als die Röntgenuntersuchung und andere Untersuchungen. Schnell eintretenden, aber geringfügigen Rückgang der Skg-Beschleunigung im Höhenklima beschreiben KAPP, REALE u. a.

Auch bei aktiver Therapie hat die Skg sich als eine wertvolle Bereicherung unserer Möglichkeiten den Effekt der Behandlung zu beurteilen erwiesen. Dies gilt nicht zuletzt für die *Pneumothoraxbehandlung*. Hierbei spielt die Skg in nicht geringem Grade auch für die Indikationsstellung eine Rolle. Bei dieser muß man natürlich in erster Linie auf Art und Ausbreitung des Lungenprozesses usw. Rücksicht nehmen, aber in Zweifelsfällen kann man sich durch die Skg leiten lassen.

BERG ist der Ansicht, daß, wenn die Skg normal ist (höchstens 3 mm für Männer, höchstens 7 mm für Frauen), eine Kollapsbehandlung meist nicht notwendig ist und nicht ausgeführt werden sollte. Hohe Skg-Werte bedeuten eher Indikation für eine eventuelle Kollapstherapie. Dabei stützt er sich auf seine unten angeführten Nachuntersuchungen.

Bei Einleitung einer Pneumothoraxbehandlung tritt oft eine initiale

Skg-Zunahme auf, die man einer vermehrten Resorption von toxischen Produkten zuzuschreiben pflegt. Bei gutem Effekt der Kollapsbehandlung ohne Komplikationen sieht man ein mehr oder weniger gleichmäßiges Sinken der Skg-Kurve, die manchmal sogar innerhalb eines Monats von mittelhohen oder noch höheren Werten auf normale heruntergehen kann, und dies sogar, ehe der Auswurf bazillenfrei wird (Abb. 12). Vielleicht trägt die dabei häufig vorkommende Erythrocytose etwas dazu bei, daß die Zahlen so niedrig ausfallen (Westergren u. a.). Bei unbefriedigendem Kollaps bleiben hohe Werte oft lange Zeit hindurch unverändert bestehen, selbst wenn im übrigen deutliche Anzeichen von Besserung auftreten sollten.

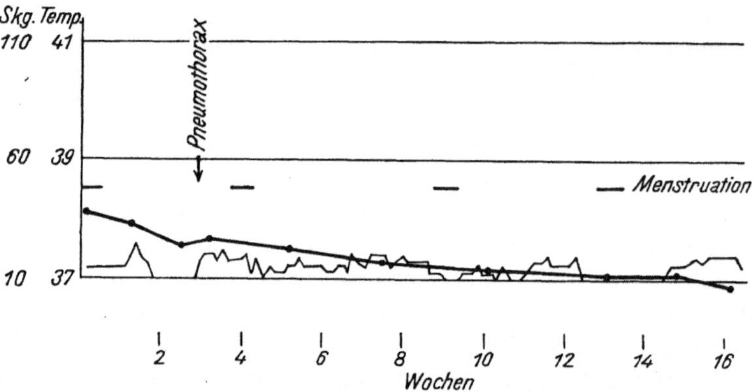

Abb. 12. Lungentuberkulose. Links Kaverne, rechts basal kleine Herde. Nach Anlegung eines Pneumothorax auf der linken Seite Rückbildung der rechtsseitigen Affektion.

Nach *Thorakoplastik, Thorakokaustik* nach Jacobaeus oder anderen Eingriffen kann die Skg später heruntergehen, eventuell nach einer vorübergehenden Zunahme als unmittelbarer Folge der Operation. Nach Einlegen von Plomben ist die Skg meist längere Zeit stärker beschleunigt. Wenn nicht größere Ergüsse auftreten, so muß man bei plötzlichen Skg-Steigerungen während einer Pneumothoraxbehandlung immer einen Prozeß auf der anderen Seite oder Progression der Krankheit in der unvollständig kollabierten Lunge vermuten. Die Skg hat hier besonders großen Wert, da sie in diesem Falle ein früh auftretendes Symptom zu sein scheint und die Deutung der Röntgenbilder hier auf besondere Schwierigkeiten stößt.

Die Skg reagiert im großen ganzen empfindlicher auf *Tuberkulin* als die Temperaturkurve, und es wird vielfach empfohlen, Tuberkulinkuren mittels regelmäßiger Untersuchungen der Skg zu überwachen. Als typischer Verlauf der Skg-Kurve bei dieser Behandlung wird eine Skg-Zunahme innerhalb von 24 Stunden bis 4 Tagen angesehen. Wenn diese Zunahme nur wenige Millimeter beträgt, so fährt man mit der Kur fort, vielleicht kann man etwas rascher vorgehen, wenn die Skg zuerst gar keine Beeinflussung zeigt. Stärkere Steigerung veranlaßt vorsichtigere Dosierung oder Unterbrechung der Kur. Man kann eine kleine Skg-Steigerung im Anschluß an die Injektion vielleicht als ein Anzeichen dafür ansehen, daß man mit therapeutisch wirksamen Dosen arbeitet. Der wünschenswerteste Typus der Skg-Kurve zeigt also wellenförmigen, im großen ganzen ziemlich rasch abnehmenden Verlauf. Wenn die Kurve statt dessen langsame oder allzu starke plötzliche Anstiege zeigt, so ist der Fall als für diese Therapie weniger geeignet anzusehen (Literatur bei ZINN und KATZ sowie LEFFKOWITZ).

Die Skg-Veränderungen während einer *Goldbehandlung* sind im großen ganzen ähnlich denjenigen im Verlauf von Tuberkulinkuren. Im allgemeinen beschäftigt sich die Literatur über die Goldbehandlung nicht viel mit der Skg. Doch wird von vielen Seiten darauf hingewiesen, daß die Skg bei dieser Therapie schneller auf normale Werte zurückzugehen scheint, als was ohne dieselbe zu erwarten wäre. HOUGHTON, der Blutbild und Skg bei 50 Fällen verfolgt hat, findet oft schon nach 3 bis 48 St. ein vorübergehendes Sinken der Skg und Besserung des Blutbildes, was er als „good responce“ ansieht. Wenn die Kur dann weiter durchgeführt wird, so tritt stetige Abnahme der Skg und Besserung des Blutbildes ein. „Bad initial responce“, was Skg und Blutbild anbelangt, stellt eine Kontraindikation gegen das Fortsetzen der Kur dar. HEAF fand gleichfalls stetige Verminderung der Skg im Verlaufe der Kur. Bei 75% der Fälle fand er nach beendeter Kur wieder allmähliches Ansteigen der Skg, was er als ein Anzeichen dafür ansieht, daß die Goldtherapie nur vorübergehend günstig eingewirkt hat. HERBORG findet bei Goldexanthem kein Ansteigen der Skg.

Die Skg ist auch bei allerlei *anderen therapeutischen Maßnahmen* studiert worden. Bei Rußeinspritzungen soll Beschleunigung eintreten. Während einer Kohlenstaubinhalationskur tritt Verlangsamung der Skg ein. GERSON beschreibt bei seiner Diätbehandlung der Lungentuberkulose eine initiale Steigerung, der er günstige Bedeutung zuschreibt, und später im Verlauf der Kur Verminderung der Skg-Werte. Es versteht sich von selbst, daß für jede besondere Art von Therapie viel Kritik und große Erfahrung nötig sind, ehe man eine abfallende Skg-Kurve als Beweis für den günstigen Einfluß eines gewissen Regimes gelten läßt.

Frühdiagnose und Beurteilung der Aktivität der Erkrankung.

Wenn wir uns jetzt mit dem Wert der Skg für die *Frühdiagnose der Lungentuberkulose* beschäftigen, so sollen zuerst einige derjenigen Krankheitszustände erwähnt werden, die an und für sich zu größter Vorsicht mahnen und aufmerksame Überwachung der Patienten mittels Röntgen und anderen Methoden veranlassen. Auch die Skg kann dann nicht selten wertvolle Hinweise auf einen komplizierenden Lungenprozeß bei oder nach Pleuritis, tuberkulösen Lymphomen, Erythema nodosum usw. geben.

Die hohen Skg-Werte bei exsudativer Pleuritis gehen zumeist ziemlich schnell zurück. Bei langsamer Resorption kann die Skg-Steigerung lange Zeit hindurch bestehen bleiben, um endlich in den meisten Fällen trotz

Pleuraschwarten, Schrumpfungen usw. auf normale Werte zurückzugehen. Wegen des regellosen Verlaufes dieser Krankheitszustände ist es dabei oft schwer, die Ursache einer längere Zeit bestehenden Skg-Steigerung anzugeben. Bei tuberkulösen Halslymphomen ohne Periadenitis usw. pflegt die Skg nicht oder nur ganz unbedeutend beschleunigt zu sein. Periadenitis und besonders Einschmelzung geben gewöhnlich ziemlich starke Reaktionen, aber in vielen Fällen kommt solch eine Komplikation erst zur Untersuchung, wenn ihre akute Phase schon längst überstanden ist; anderseits können sogar fistelnde Prozesse nicht selten normale Skg aufweisen. Bei Erythema nodosum, wo die Skg-Werte im akuten Stadium gewöhnlich etwa 40 bis 60 mm erreichen, kann man oft schon innerhalb von 4 Wochen einen Rückgang bis auf normale Werte sehen. Abweichungen von diesen Verhältnissen mahnen dazu, nach Komplikationen, wie Lungenprozessen oder abgekapselter Pleuritis usw., zu suchen.

Die Angaben, wie oft eine *normale Skg bei aktiver Tuberkulose vorkommt,* sind sehr verschieden. Die Frage, inwieweit im einzelnen Falle eine „aktive" Tuberkulose vorgelegen hat, ist in sehr verschiedener Weise beurteilt worden, und solch ein Urteil ist immer ziemlich subjektiv gefärbt. Deshalb kommt es auch vor, daß einer der Ansicht ist, daß eine normale Skg das gleichzeitige Vorhandensein einer aktiven Tuberkulose ausschließt, während ein anderer solch eine Kombination für sehr gewöhnlich hält. Zu dieser Frage äußerte WESTERGREN bei einer Diskussion im Jahre 1927 folgendes: „Ich möchte hier nicht versäumen, noch einmal festzustellen, wie schwach begründet unser Begriff ‚aktive Tuberkulose' streng genommen ist. Im Jahre 1924 wagte ich es zu behaupten, daß es nicht möglich sei, eine unanfechtbare Definition dieses Begriffes aufzustellen und daß verschiedene Autoren offenbar für den Begriff dieses Wortes ganz verschiedene Grenzen aufstellen. Ich hatte bald die Befriedigung, verschiedene Tuberkuloseautoritäten (RITTER, KLEMPERER und andere) den Begriff verwerfen zu sehen.

So sagt z. B. RITTER: ‚Der Begriff der aktiven und der inaktiven Tuberkulose ist weder klinisch noch serologisch klar zu bestimmen und ist daher als wissenschaftlicher Begriff abzulehnen'. Was die Frage anbelangt, ob normale Skg-Werte bei Fällen vorkommen, die wir notwendigerweise als aktiv ansehen müssen, so war ich von Anfang an der Ansicht, daß dies *höchstwahrscheinlich* nicht der Fall ist, und ich habe keine Veränderung meines Standpunktes in praktischer Hinsicht zu melden. Viele haben ungefähr denselben Standpunkt eingenommen — manche sind noch weiter gegangen — aber die meisten Autoren heben gerade diejenigen Fälle hervor, von denen sie der Ansicht sind, daß sie für das Gegenteil sprechen. Aus den letzten drei Jahren ist jedoch BOCHALLI anzuführen, der die Skg als ein nicht ‚absolut sicheres Aktivitätsdiagnostikum' bezeichnet. CURSCHMANN betont den Wert der Skg gerade für die Frühdiagnose; HARMS ist der Ansicht, daß eine normale Skg aktive Tuberkulose ausschließt, ZADEK betont dasselbe. MAYRHOFERS Erfahrung scheint in ähnlicher Richtung zu gehen. Ferner ist zu erwähnen, daß WILH. NEUMANN subfebrile Temperaturen für praktisch bedeutungslos hält, wenn die Skg normal ist. KLARE bezeichnet die Skg als die beste Methode zur Beurteilung der Aktivität usw., um hier nur einige der bekanntesten Autoren zu zitieren."

Jedoch ist es selbstverständlich nicht zulässig, Vorhandensein einer „aktiven" Tuberkulose nur mit Rücksicht auf eine normale Skg als ausgeschlossen anzusehen. Von Autoren, die zu dieser Frage Stellung nehmen, werden jedoch unter normaler Skg oft Werte bis zu 10 mm oder noch mehr verstanden. Manchmal ist die Frage dahin vereinfacht worden, daß es festzustellen galt, wie häufig eine „normale" Skg bei offener Tuberkulose vorkommt. Die in verschiedenen Heilstätten gefundenen Zahlen stimmen jedoch erstaunlich gut miteinander überein. BANYAI und ANDERSON haben an einem Material von 2000 Fällen normale Skg bei offener Tuberkulose bei 7,35% der Fälle gefunden. SYLLA fand sie bei 6,11% von 428 Fällen, FREUDENTHAL bei 4,7% von 1000 Fällen. An einem anderen Material von 1500 Fällen findet derselbe Verfasser bei 1,8% der Fälle aktive Tuberkulose bei streng normaler Skg. BERG hat bei 2422 Heilstättenfällen in 2,25% der Fälle offene Tuberkulose mit einer Skg von unter 10 mm gefunden. Von diesen 2,25% wies ein Drittel streng normale Werte auf (normale Werte im Sinne WESTERGRENS siehe S. 44).

BERG macht auf einige weitere Eigentümlichkeiten bei seinen Fällen mit positivem Bazillenbefund und niedrigen Skg-Werten aufmerksam. Bei 52% der Fälle war in der Anamnese Haemoptoe vorhanden. Die Mehrzahl der Fälle waren Männer. Auch bei BANYAI und ANDERSON machten die Männer den größten Teil dieses Materials aus. Es wird allgemein hervorgehoben, daß die Fälle, bei denen bei aktiver Tuberkulose die Skg normal ist, eine in prognostischer Hinsicht sehr günstig gestellte Gruppe darstellen.

Von ganz besonders großem Interesse sind BERGS Nachuntersuchungen von 53 Patienten nach bis zu 11 Jahren (durchschnittlich 6 Jahren), die in der Heilstätte positiven Bazillenbefund bei niedriger Skg aufgewiesen hatten. 18 dieser Fälle hatten ganz normale Skg (höchstens 3 mm bei Männern, höchstens 7 mm bei Frauen). Sämtliche 18 lebten, und ein Fortschreiten des Lungenprozesses war bei einem einzigen Falle eingetreten, der gleichzeitig an Dementia praecox litt. Von den 36 Fällen mit einer Skg von 4 bis 7 mm bei den Männern und 8 bis 11 mm bei den Frauen erwiesen sich 22 als gesund, ohne Symptome von Lungenkrankheit, und auch vollständig arbeitsfähig. Drei hatten wieder kürzere Krankheitsperioden durchgemacht, waren aber bei der Nachuntersuchung gesund und völlig arbeitsfähig. Von den übrigen Patienten lebten 7 immer noch, waren aber infolge fortschreitender Lungentuberkulose nicht arbeitsfähig. Die Verschlechterung war in diesen Fällen nach 1 bis 6 Jahren eingetreten. Endlich waren 3 Fälle nach 3, nach 8, nach 9 Jahren gestorben. Die Resultate werfen ja u. a. ein Licht auf die wesentliche Bedeutung, die der Unterscheidung zwischen den Normalwerten einerseits und den sogenannten Grenzwerten anderseits zugeschrieben werden muß, wie sie von WESTERGREN aufgestellt und aufrechterhalten wurden (siehe S. 44).

Bei normaler oder niedriger Skg mit Verdacht aktiver Tuberkulose findet man zwar nicht selten ältere Fälle, die früher eine gesteigerte Skg aufgewiesen haben, aber in der Mehrzahl der Fälle scheint es sich um verhältnismäßig frische Fälle zu handeln.

In dieser Hinsicht sind einige Angaben von BRAEUNING von Interesse. Von 127 von verschiedenen Ärzten eingelieferten Fällen mit offener Tuberkulose zeigten 93,7% beschleunigte Skg. Von 28 Fällen mit geschlossener Tuberkulose hatten 18% „normale" Skg, und von 47 Fällen, die bei einer Umgebungsuntersuchung einen auf Tuberkulose verdächtigen Röntgenbefund aufwiesen, hatten 62% „normale" Skg, womit Werte von unter 10 mm gemeint zu sein scheinen. Viele dieser letztgenannten Fälle sind später an schwerer Lungentuberkulose erkrankt. Man meint, daß je näher man den frischesten Fällen an den Leib rückt, umso öfter eine normale oder jedenfalls niedrige Skg zu finden. Doch liegen gerade über das Verhalten der Skg bei verschiedenen Typen frischer Fälle erstaunlich spärliche Literaturangaben vor. Hier können fortgesetzte Untersuchungen und besonders Nachuntersuchungen wertvolle Resultate ergeben.

Wenn wir jetzt versuchen, auf das Verhalten der Skg bei den verschiedenen *Frühformen von Tuberkulose*, die als Primär- oder Sekundärinfiltration, haematogene Aussaat, Frühinfiltrat usw. bezeichnet werden, näher einzugehen, so müssen wir zuerst gewisse Erfahrungen erwähnen, die zum Teil auf dem Gebiete der Kindertuberkulose gemacht worden sind.

Nach ULRICI ist die Skg bei Primär- und Sekundärinfiltraten unbedeutend bis mäßig beschleunigt (15 bis 20 mm), aber es kommen auch hohe Zahlen vor. Von ungefähr derselben Größenordnung sind die Werte bei aktiver Bronchialdrüsentuberkulose, bei der manche Autoren Werte von über etwa 35 mm für ziemlich selten halten. Bei hämatogener Aussaat bei Kindern findet ULRICI unbedeutende bis mäßige Beschleunigung. Auch WEICKSEL findet unbedeutende Skg-Steigerung bei hämatogener Aussaat bei Jugendlichen. Er gibt an, daß bei Fällen dieser Art nur solche, deren Skg über etwa 40 mm ist, eine absolut schlechte Prognose haben.

Was das Verhalten der Skg bei Frühinfiltraten anbelangt, so möge es gestattet sein, in dieser Frage REDEKER und WALTER ziemlich ausführlich zu referieren: Die betreffenden Patienten weisen in der Anamnese oft eine Influenza auf. Sie sehen „vergiftet" aus, aber zeigen keine besondere Abmagerung. Bei der physikalischen Untersuchung findet man objektiv nichts oder nur sehr wenig; oft hin und wieder erhöhte Temperatur, von der der Patient vielleicht selber nichts merkt, selten ziemlich hohe Temperatur („Influenza"). Gleichzeitig gewöhnlich leicht vermehrte Skg (12 bis 18 mm) und mäßige Linksverschiebung (bis 12 Stabkernige). Diese Trias verschwindet nun recht schnell — in wenigen Tagen. Am ehesten bleibt noch eine geringe Linksverschiebung bestehen (6 bis 8% Stabkernige). Das Infiltrat schreitet trotz des Rückganges der objektiven toxischen Erscheinungen ungestört weiter fort. Und ferner: „In der Tuberkuloseliteratur werden Blutbild und Skg viel zu sehr unter dem Gesichtspunkt des positiven Effekts bei Aktivität betrachtet. Weit wichtiger ist der bei der Tuberkulose negative Effekt. Tuberkulöse Prozesse machen geringere Linksverschiebungen und niedrigere Senkungsziffern als andersartige infiltrative Lungenprozesse. Hat man also einen infiltrativen Prozeß vor sich und weiß nicht, ob er als tuberkulös zu werten ist oder nicht, so spricht eine geringere Blutveränderung für eine Tuberkulose, eine stärkere — dagegen. Ebenso spricht ein Abklingen der Blutveränderungen bei stationärem Infiltrat für eine Tuberkulose, ein Bestehenbleiben der Blutveränderungen bis nach Abklingen des Infiltrats jedoch dagegen.“ — Diese Autoren sehen erst eine Skg von über 10 mm als erhöht an. Die in der Kasuistik der einzelnen Fälle angeführten, freilich ziemlich vereinzelten Skg-Zahlen entsprechen jedoch oft streng normalen Werten (im Sinne WESTERGRENS).

Unter anderen Autoren, die sich über das Verhalten der Skg bei Frühinfiltraten ausgesprochen haben, ist auch ULRICI zu erwähnen, der 20 bis 30 mm im ersten akuten Stadium und darnach Rückgang der Skg bis auf normale Werte als typisch angibt, EISELSBERG und PATRONICOLA führen Fälle an, von denen viele eine Skg von ungefähr 20 mm aufweisen. Auch STURM und VESTER demonstrieren einige Fälle, bei denen frische Prozesse mit Erweichungsherden ziemlich hohe Werte aufweisen, während zwei Infiltrate ohne Kavernen eine unbedeutend beschleunigte Skg hatten. LEFFKOWITZ gibt für diese Infiltrate mittlere bis große Skg-Beschleunigungen an. — Wie man sieht, liegen hier verschiedene Angaben vor.

Wie bekannt, kommt es hin und wieder vor, daß die Röntgenuntersuchung, selbst während einer längeren Beobachtungszeit, negativ ist, obwohl andere Symptome die Diagnose Lungentuberkulose wahrscheinlich gemacht haben (MISGELD, BERG u. a.).

Als Stütze für die Tatsache, daß die Skg in gewissen Fällen für die Frühdiagnose von entscheidender Bedeutung sein kann, beschreibt BERG folgenden Fall: Ein Pat. war wegen eines leichten trockenen Hustens zur Beobachtung eingeliefert worden. Er wies bei der Aufnahme weder klinisch noch röntgenologisch sichere Anzeichen von Tuberkulose auf, war völlig fieberfrei, hatte aber eine Skg von 17 mm. Einige Wochen später war die Skg auf 24 mm gestiegen. Gleichzeitig leicht erhöhte Temperatur und allmählich andere Anzeichen einer fortschreitenden Lungen- und Kehlkopftuberkulose mit weiterem Ansteigen der Skg bis auf 48 mm. Hier war es anfangs nur die beschleunigte Skg, die zeigte, daß etwas Ernstes im Anzuge war. Solche Fälle sind natürlich ungewöhnlich, aber wohl kaum selten zu nennen.

Besonders mit Rücksicht auf die influenzaähnlichen Symptome bei den Frühinfiltraten ist eine Untersuchung von HECKSCHER in diesem Zusammenhang von Interesse. Sie umfaßt fast 1500 Männer, die während des Militärdienstes akut mit Fieber erkrankten, zumeist Influenza. Die Patienten hatten also gewöhnlich einige Tage lang Fieber und verschiedene katarrhalische Symptome gehabt, sind dann ein paar Tage mit normaler Temperatur zu Bett gelegen und nach einer Rekonvaleszenz von weiteren 2 bis 3 Tagen aus dem Krankenhause entlassen worden, falls der Zustand nichts Besonderes aufgewiesen hatte. Der Verlauf dieser Fälle wurde mittels wiederholter Skg kontrolliert. HECKSCHER schätzt die Anzahl derjenigen Patienten, die, nachdem sie 14 Tage lang fieberfrei gewesen waren, eine normale oder schnell abnehmende Skg zeigten, auf 95% sämtlicher Fälle. Unter den Fällen, deren Skg-Kurve einen gedehnteren Verlauf zeigte, befanden sich 4 Fälle von frischer Lungentuberkulose, 3 von exsudativer Pleuritis, 7 von Angina tonsillaris und 3 von Bronchopneumonie. Bei keinem einzigen der hiernach als nichttuberkulös entlassenen Patienten war später während des 6 bis 12 Monate dauernden Dienstes Tuberkulose festgestellt worden.

Über den Einfluß einer „Influenza“ auf die Skg bei Lungentuberkulose siehe MANDEL.

Senkung und andere Untersuchungsmethoden.

Zahlreiche Untersucher vergleichen den Ausfall der Skg mit *anderen unspezifischer Labilitätsreaktionen* bei Tuberkulose. Letztere Reaktionen und die Skg haben das gemeinsam, daß sie Veränderungen im Zustand der Blutkolloiden veranschaulichen. Deshalb kann man von vornherein erwarten, daß das Ergebnis der Skg und dasjenige dieser verschiedenen Reaktionen im gleichen Sinne ausfällt. Die Erfahrung bestätigt auch, daß diese Untersuchungsmethoden im großen ganzen ungefähr dasselbe sagen. Zumeist scheint man zu der Auffassung gekommen zu sein, daß die Skg in der Praxis vorzuziehen ist. Dies gilt für die COSTAsche Novokainreaktion, die v. GERLÓCZYsche Fällungsreaktion, die Guttadiaphotprobe, die MÁTÉFY-Reaktion, die VERNESsche Flockungsreaktion, die BENDIENsche Probe usw.

Bei *spezifischen serologischen Reaktionen* mit BESREDKAS, WASSERMANNS oder anderem Antigen findet man keine allgemein gültige gesetzmäßige Beziehung zwischen der Skg einerseits und dem Ausfall dieser Reaktionen anderseits. Die Komplementablenkungsreaktion mit BESREDKAS Antigen, die Skg und die subcutane Tuberkulinreaktion, sollen nach KATZ und seinen Mitarbeitern eine wertvolle Kombination darstellen. Auch der Vergleich zwischen *Tuberkulinempfindlichkeit* und Skg ist allein schon von Interesse. Nach WESTERGREN u. a. sind bei starker intracutaner Tuberkulinempfindlichkeit im allgemeinen niedrige Skg-Zahlen vorhanden. In den Fällen aber, wo man hohe Skg-Werte findet, hat die Skg meist die Tendenz, herunterzugehen, gleichzeitig mit Besserung des Zustandes des Pat. Auch MAYRHOFER teilt ähnliche Erfahrungen mit. Er teilt das Patientenmaterial in drei Gruppen ein: 1. starke Allergie und niedrige Skg-Werte, — 2. starke Allergie und hohe Skg-Werte, — 3. schwache Allergie und hohe Skg-Werte. — Die erste Gruppe war in prognostischer Hinsicht sehr günstig gestellt und bestand aus Fällen von ein- oder doppelseitiger, wenig ausgedehnter Spitzenaffektion. Zwischen Skg und schwachen Tuberkulinreaktionen ist wohl kaum eine gesetzmäßige Beziehung vorhanden.

GRAFES und REINWEINS Versuch, mit Hilfe des Grades der Beeinflussung der Skg durch subcutane Tuberkulindosen (0,03 bis 0,1 mg; Skg-Steigerung um höchstens 3 mm) zwischen aktiver und inaktiver Tuberkulose zu unterscheiden, hat sich praktisch nicht bewährt. Auch GLASERS Versuch, Skg-Proben mit oder ohne Zusatz von Tuberkulin in diagnostischer und prognostischer Absicht zu vergleichen, hat sich nicht bewährt. Man hat auch studiert, wie sich die Skg bei positivem Ausfalle gewisser Harnreaktionen zu verhalten pflegt. So wird u. a. angegeben, daß immer hohe Skg-Werte vorhanden sind, wenn eine positive Diazoreaktion auftritt. Bei normaler Skg soll eine positive Urochromogenreaktion selten vorkommen.

Das Verhalten des *Blutbildes* bei Tuberkulose stellt ein ausgedehntes

Forschungsgebiet dar, und schon lange, ehe die Skg aktuell wurde, war die Bedeutung der Schwankungen der absoluten und relativen Zahlen der Leukocyten und Lymphocyten, der Monocyten und eosinophilen Blutzellen fleißig studiert worden. Schon ROMBERG hatte u. a. nachgewiesen, daß ein Lungenmaterial sich mit Hilfe einer nach dem Aussehen des Leukocytenbildes aufgestellten Stadieneinteilung in prognostischer Hinsicht in Gruppen einteilen ließ, ungefähr wie wir es jetzt an Hand der Skg tun können. Es sind auch zahlreiche Untersuchungen über den relativen Wert der Skg und verschiedener Einzelheiten des Leukocytenbefundes bei Lungentuberkulose ausgeführt worden. So hat man zwischen der Skg einerseits und v. ROMBERGS Stadieneinteilung, dem Blutbilde nach ARNETH, SCHILLING, v. BONSDORFF u. a., der Leukocytose, der Lymphocytose usw. anderseits Vergleiche angestellt. Dabei findet man in der Regel, daß die Skg Beschleunigung zeigt, wenn das Blutbild für eine Verschlimmerung spricht, und umgekehrt. Wenn die Reaktionen einander widersprechen, so gehen die Meinungen der Autoren betreffs der Frage, welche von ihnen mit der klinischen Entwicklung am besten übereinstimmt, einigermaßen auseinander. Vielleicht sind diejenigen Forscher etwas in der Mehrzahl, die der Ansicht sind, daß der ausführlicheren Analyse auf Grund des Blutbildes der Vorrang gebührt, aber in den meisten Fällen ist die Skg nicht weniger wertvoll als der Blutbefund (siehe S. 55ff.).

Nach WESTERGREN ist in sehr frühem Stadium einer Infektion die Linksverschiebung oft eine feinere Reaktion als die Skg. In mehr subakutem oder chronischem Stadium weist dagegen die Skg viel öfter pathologische Zahlen auf als das Kernbild der neutrophilen Leukocyten. Wenn es sich um weit vorgeschrittene Tuberkulosefälle handelt, so ist der Grad der Linksverschiebung gewöhnlich prognostisch wertvoller als die Skg, und dies gilt besonders für die Prognose bei sehr fortgeschrittener Erkrankung. Diese zeigt ja oft sehr starke Linksverschiebung bei nur mäßig beschleunigter, eventuell abnehmender Skg (vgl. WESTERGREN, JUHLIN-DANNFELT und SCHNELL).

Es ist von mehreren Seiten vorgeschlagen worden, daß man die Resultate der Skg und des Blutbildes zu einer Indexzahl zusammenaddieren sollte. Solch eine Zahl könnte dadurch allein für sich, sicherer als jeder einzelne Befund, einen Ausdruck für die Tendenz des Falles zu Besserung oder Verschlimmerung darstellen. (Siehe u. a. SPECTOR und MUETHER, HOUGHTON, FRIMODT-MÖLLER und BARTON.) Die letztgenannten Autoren konstruieren ihren Index aus den Prozentzahlen der Haemogramme nach SCHILLING sowie aus der Skg in folgender Weise: Index ist gleich der Summe von % Neutrophile + % Stabkernige durch % Neutrophile mal 100 + % Monocyten — 2 mal 5 Lymphocyten + die halbe Skg (1 St-Zahl). Sie finden, daß diese Summe besser als irgendeiner der einzelnen Teile mit der Entwicklungstendenz des einzelnen Falles übereinstimmt.

Bei Tuberkulose gibt die Skg, als unspezifische „Labilitätsreaktion", Hinweise, die in gewissem Maße von derselben Art sind, wie sie auch das weiße Blutbild gibt. Der große Vorzug der Skg vor der Differentialzählung des Blutbildes liegt ja in der geringen Arbeit, die die Ausführung der Skg erfordert.

Da ja Erythrocytose, bzw. Anaemie bei Lungentuberkulose verhältnismäßig häufig sind, so soll hier auch der Wert einer Korrektur der Skg wegen des „Anaemieeinflusses“ besprochen werden, die ja von verschiedenen Seiten vorgeschlagen worden ist. In einer Arbeit von WESTERGREN, THEORELL und WIDSTRÖM wurde nachgewiesen, daß eine Korrektur der Skg mit Rücksicht auf den in vitro gefundenen Einfluß des Zellenvolumens einen schlechteren Ausdruck für die Verschiebung des Verhältnisses zwischen den Eiweißfraktionen im Plasma gibt und auch klinisch dem Krankheitszustand schlechter entspricht als der direkt abgelesene Befund (siehe S. 13 u. 129 f.).

Bei ausgesprochenem *Fieber* findet man fast ausnahmslos erhöhte Skg. Das Umgekehrte ist dagegen durchaus nicht immer der Fall, und die Skg-Kurve kann bedeutende Schwankungen zeigen, während die Temperaturkurve durch mehrere Wochen unverändert verläuft und eventuell sich innerhalb völlig normaler Werte bewegt. An anderer Stelle ist darauf aufmerksam gemacht worden, daß solchen Skg-Zunahmen manchmal doch keine klinisch oder röntgenologisch nachweisbare Verschlimmerung entspricht. Es kommt aber auch ziemlich oft vor, daß sie das erste Anzeichen dafür darstellen, daß etwas Ernstes im Anzuge ist. Die Skg ist also im großen ganzen zur Beurteilung der „Aktivität“ eines tuberkulösen Prozesses eine Methode von viel feinerer Empfindlichkeit als die Temperaturmessung. Wenn deshalb ein Patient, wie es oft vorkommt, trotz normaler Temperatur dauernd beschleunigte Skg aufweist, so ist es im Zweifelsfalle vor allem die Skg, die für unsere Auffassung des Falles entscheidend ist.

Auch bei der Beurteilung der Prognose erweist sich die Skg als verläßlicher. Andauernde febrile oder subfebrile Temperaturen deuten zwar schlechte Prognose an, aber Fieberfreiheit gibt, wie man weiß, keine sichere Gewähr für eine bessere Prognose. In WESTERGRENs Material aus den Jahren 1919/20 lebten von 93 Patienten, die mehr oder weniger pathologische Temperaturen aufgewiesen hatten, bei der Nachuntersuchung nach 3 bis 4 Jahren 20. Von 167 Fällen, die mindestens 2 Monate lang völlig afebril gewesen waren, lebten 3 bis 4 Jahre später 106. Die 1919/20 fiebernden Patienten, die 3 bis 4 Jahre später noch lebten, hatten durchschnittlich viel niedrigere Skg-Werte (32 mm) gezeigt als die völlig afebrilen Fälle, die nach dieser Zeit tot waren (44 mm).

Die Skg-Steigerung tritt bei Tuberkulose sehr oft schon vor dem Fieber auf, als erstes Anzeichen einer vermehrten Aktivität des Krankheitsprozesses, und dieser Umstand läßt sich nicht selten zu differentialdiagnostischen Zwecken ausnutzen. Wenn bei einem Patienten eine plötzliche Temperatursteigerung auftritt und eine am selben Tage vorgenommene Skg-Untersuchung deutlich gesteigerte Werte ergibt, so spricht dies stark dafür, daß die Temperaturerhöhung mit dem Aufflackern eines schon vor Einsetzen des Fiebers aktiven Prozesses im Zusammenhang steht.

Der Satz, daß man bei fiebernden Phthisikern immer beschleunigte Skg findet, gilt zwar, wie erwähnt, nicht ohne Ausnahmen. Doch ist er von großer praktischer Bedeutung bei den zahlreichen Fällen mit labiler oder leicht febriler Körpertemperatur bei völlig normaler Skg, wo man schon aus anderen Gründen geneigt ist, das Fieber als vegetativ oder neurotisch bedingt zu bezeichnen. Auch bei Temperaturerhöhungen dieser Art im Zusammenhang mit der Menstruation pflegt die Skg keine entsprechenden Veränderungen zu zeigen.

Schlußwort.

Die Skg wird bei der Lungentuberkulose allgemein als eine sehr wertvolle Methode bezeichnet. Berg, der auf diesem Gebiete sehr große Erfahrung hat, hat sich kürzlich folgendermaßen über den praktischen Wert der Skg ausgesprochen: „Wie alle klinisch-biologischen Methoden, hat die Skg-Reaktion natürlich ihre Begrenzung, sie kann und darf nie allein ausschlaggebend sein. Durch ihre einfache Handhabung und durch den Anschein von mathematischer Genauigkeit, den sie dadurch erhält, daß sie eine bestimmte Zahl ergibt, ladet sie leicht zu Überschätzung und Mißbrauch ein. Es hat auch nicht an warnenden Stimmen gegen ihre Verwendung in der Allgemeinpraxis gefehlt. Einsichtsvoll beurteilt und unter die übrigen klinischen Untersuchungsmethoden eingefügt, hat die Skg-Reaktion sich jedoch als ein überaus wertvolles Hilfsmittel erwiesen, wenn es sich darum handelt, einen Fall von Lungentuberkulose näher zu analysieren, die Qualität des Lungenprozesses, die Tendenz des Falles zur Heilung oder Verschlimmerung usw. zu beurteilen und hierauf die Wahl einer passenden Therapie zu gründen. In manchen Fällen gibt uns die Skg hierbei sicherere Anhaltspunkte, als wir mit den uns früher zu Gebote stehenden Hilfsmitteln erhalten konnten. Neben der verfeinerten Röntgentechnik stellt die Skg-Reaktion ohne Zweifel einen der größten Fortschritte der Phthisiologie in der letzten Zeit auf dem Gebiete der Qualitätsdiagnose und der Prognose dar, und der Tuberkulosearzt, der jetzt dieses Hilfsmittel eine Reihe von Jahren hindurch hat schätzen lernen, würde die Stütze, die die Skg-Reaktion in der täglichen Arbeit für ihn bedeutet, nicht gern entbehren wollen."

C. Erkrankungen der Kreislaufsorgane.

Obwohl die übrigen klinischen Untersuchungsmethoden die Diagnostik der Herzkrankheiten zu einer solchen Präzision geführt haben, wie kaum in einem anderen Gebiete der inneren Medizin, ergänzt die Skg die übrigen Untersuchungsmethoden in vielen Fällen wesentlich.

Übersicht.

Beschleunigung	Normal
Endokarditis ±	Kompensierte und dekompensierte „Herzkrankheiten“ ohne floride Entzündung oder frische Nekrose
Endocarditis lenta +	Vitium cordis
Myokarditis ±, +	
Frische Myomalacie +	Myokardschwielen
Coronarthrombose + +	Frischeste Coronarthrombose (1. Tag)
Arteriosklerose ± (?)	Essentielle Hypertonie
Mesaortitis luetica ±, +	
Pericarditis exsudativa + +	Hydroperikard
	Pericarditis adhaesiva
Lungeninfarkt ±	Stauungsbronchitis, Lungenödem
Endarteriitis oblit. ± } Nekrose +	Arteriosklerot. Claudicatio intermittens
Raynaud — (?) } Nekrose +	
Apoplexie ±	Hirnembolie mit kleiner Erweichung
Organinfarkte ±	

Alle Herzkrankheiten, wo entzündliche und degenerative Komponenten in den Hintergrund treten, beeinflussen die Skg-Geschwindigkeit der Erythrocyten nicht. Auch Zustände akuter *Dekompensation* (Asthma cardiale) oder chronische Stauungszustände führen nicht zur Skg-Beschleunigung. Anderseits wird manchmal Skg-Verlangsamung beobachtet, die durch Polyglobulie oder Hydraemie erklärlich ist (WESTERGREN).

Daß Veränderungen des *Gasgehaltes* (O_2, CO_2) *des Blutes* allein bei kardialer Dekompensation die Skg irgendwie hemmend beeinflussen können, erscheint uns unwahrscheinlich. Die Frage des Einflusses des Gasgehaltes des Blutes auf die Skg in vivo ist durch In-vitro-Versuche nicht zu erklären. LEENDERTZ zeigte, daß CO_2 in vitro skg-hemmend wirkt und daß diese Skg-Änderung durch O_2-Einleitung reparabel ist. Aber derselbe Autor wies bereits darauf hin, daß dieser Unterschied im Gasgehalt in vitro die intravitalen Differenzen weit übertrifft und daß z. B. die Unterschiede im Blutgasgehalt zwischen arteriellem und venösem Blute die Skg nicht beeinflussen. Das wurde auch von der Mehrzahl der Autoren bestätigt. Skg-Verlangsamung, wie sie gelegentlich nach längerer, lokaler Stauung gefunden wird, ist schwerlich allein durch Änderung des Gasgehaltes im Blute erklärlich, nachdem sich dabei auch der Eiweißgehalt des Plasmas und die Erythrocytenkonzentration nachweislich ändert (ENGEL) (siehe S. 127).

Die Angaben von LEENDERTZ, ferner von BATINOV und SKOROBOGAT, daß bei *dyspnoischen Zuständen* nach Sauerstoffatmung eine Skg-Beschleunigung nachweisbar ist, sind wohl nicht durch Änderungen des Blutgasgehaltes allein erklärlich, wie LEFFKOWITZ meint. Es spielen dabei sicherlich auch Änderungen der Blutkonzentration eine Rolle, wie auch WESTERGREN bei dyspnoischen Pneumoniekranken nach Sauerstoffatmung Skg-Beschleunigung gleichzeitig mit Haemoglobinabnahme beobachtet hat (siehe S. 75).

Wahrscheinlich spielt bei schwerer Dyspnöe die Anoxaemie neben der

Kohlensäureanreicherung indirekt eine skg-hemmende Rolle, vielleicht durch Änderung der Kolloidstabilität der Plasmaeiweißkörper (Hydraemie und vielleicht Globulinverminderung als Zeichen von Leberinsuffizienz (WESTERGREN)), sicher aber in manchen Fällen durch Änderung der Erythrocytengröße und Zahl (Größenzunahme d. Erythrocyten bei chronischer Anoxaemie und symptomatischer Polyglobulie). Am stärksten wirksam zeigt sich tatsächlich die Polyglobulie, und wir finden nur bei solchen Fällen oft St.-Skg unter 1 mm.

Die vielseitigen Einflüsse auf die Skg bei kardialer Dekompensation macht die Deutung der Skg-Reaktion bei Herzkrankheiten manchmal schwierig. Bei Verfolgung der Skg-Kurven während der *Ausschwemmung kardialer Ödeme* fand KYLIN Skg-Zunahme in den ersten Tagen des Beginnes der Ödemausschwemmung und weitere Skg-Zunahme einige Tage nachher. In den nächsten Wochen werden die Skg-Zahlen wieder normal. Die Skg-Zunahme ist erklärlich durch Verschiebung der Eiweißwerte nach der grobdispersen Seite im Blute, wie dies von RECKNAGEL während der Ödemausschwemmung nachgewiesen wurde, vielleicht auch durch Verminderung der durch Anoxaemie bedingten skg-hemmenden Einflüsse bei Verminderung der Lungenstauung.

Floride *Endokarditis* geht fast immer mit Skg-Beschleunigung einher (SONNENFELD und MENDERHAUSEN, ÅKERRÉN), ebenso die *Myokarditis*. Es hängt aber von der Ausdehnung der entzündlichen Herde ab, die bei Endokarditis (kleine entzündliche Wärzchen an den Klappenrändern) oft zu gering ist, um die Skg zu beeinflussen. Ebensowenig kann bei normaler Skg eine Myokarditis ausgeschlossen werden. Die Fälle von Myokarditis aber, die wir klinisch diagnostizieren konnten, zeigten alle deutliche Skg-Beschleunigung. Schwere Dekompensation kann die Skg-Reaktion abstumpfen. Anaemie kann sie verstärken.

Endocarditis lenta geht besonders im anaemischen Stadium mit starker bis sehr starker Skg-Beschleunigung einher.

In unserem Material von klinisch sicheren Fällen florider Endokarditis war die Skg meist stark beschleunigt. 11 Fälle davon 1 —, 3 +, 7 ++. Bei Myokarditis 2 +, 1 ++.

Beim *Vitium cordis* ist die normale Skg wertvoll, um entzündliche Prozesse auszuschließen (SONNENFELD und MENDERHAUSEN). Allerdings liegen hier die Verhältnisse oft recht kompliziert als skg-hemmende (Polyglobulie, Dekompensation) und beschleunigende Faktoren (extra- und intrakardiale entzündliche Herde, Organinfarkte) konkurrieren können.

Unter 69 Fällen waren 48 —, 6 ±, 14 +, 1 ++. Daß 15 Fälle deutliche Skg-Beschleunigung zeigten, ist durch die Zusammensetzung des klinischen Materials verständlich. Auf die Klinik kommt ein Vitium nur dann, wenn es irgendwelche stärkere Beschwerden empfindet, die aus der Reihe seiner Dauerbeschwerden fallen. Entweder es ist frisch oder stärker dekompensiert als bisher, dann ist die Skg immer normal, oder es tritt eine Angina oder eine

Gelenkaffektion auf (3 unserer Fälle) oder ein Lungeninfarkt (3 Fälle) oder eine Embolie einer peripheren Arterie (2 Fälle). Weiters ist die Skg während starker Diurese etwas erhöht (2 Fälle), oder es besteht der Verdacht eines frischen Myokardschadens (Myokarditis oder Herzinfarkt) (4 Fälle). In einem weiteren Fall erschien uns die Skg-Beschleunigung durch eine Leberzirrhose (mit positivem Takata) erklärlich.

Bei all diesen skg-beschleunigenden Faktoren geht die Beschleunigung nach kürzerer oder längerer Zeit ganz zurück, und die Skg wird wieder normal. Bei Endokarditis dagegen bleibt die Steigerung der Skg sehr lange, bei Endocarditis lenta dauernd bestehen, was in manchen Fällen *differentialdignostisch* nützlich sein wird. Jedenfalls ist aber die erhöhte Skg beim Vitium unter allen Umständen ein Hinweis darauf, daß größte Schonung (Bettruhe) für längere Zeit angezeigt ist.

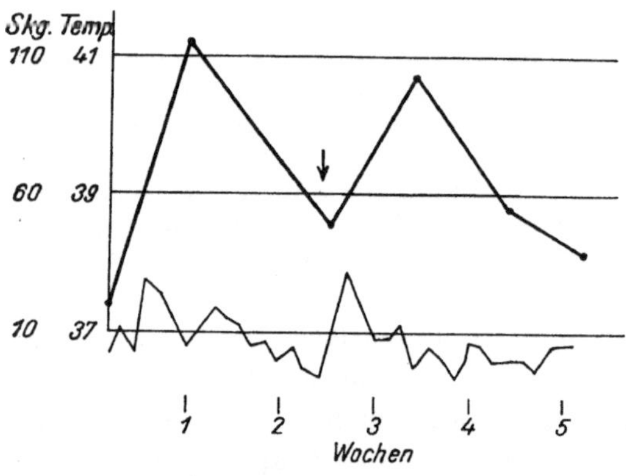

Abb. 13. Coronarthrombose wenige Stunden vor der Aufnahme. ↓ neuerliche Coronarthrombose.

Bei echter *paroxysmaler Tachykardie* ist die Skg immer normal (5 Fälle).

Starke bis sehr starke Skg-Beschleunigung ist bei *Coronarthrombose* die Regel. Dabei ist die Skg in den ersten 24 St. noch fast normal und steigt am zweiten Tag schnell zu sehr hohen Werten an. Rabinowitz, Shookoff und Douglas möchten den Grad der Skg-Beschleunigung als Maß der Ausdehnung der anatomischen Läsion direkt prognostisch verwerten. Demgegenüber ist einzuwenden, daß vielleicht auch kleinere perikardnahe Herde bei stärkerer Mitbeteiligung des Perikards (Pericarditis epistenocardica) zu besonders starker Skg-Beschleunigung Anlaß geben und umgekehrt kleinere Herde in funktionell wichtigen Herzteilen schnell zu tödlicher Herzschwäche führen bei relativ geringer Skg-Beschleunigung. Immerhin ist die Skg-Beschleunigung bei Coronarthrombose eines der wichtigsten Symptome (Lotze, Burak, Eppinger, Holst) und ist sogar in solchen Fällen deutlich, wo Fieber und Änderung des Ekg fehlen.

Im Blutplasma findet sich starke Fibrinogenvermehrung ohne Globulinvermehrung (Bickel, Mozer und Sciclounoff).

Unter 20 Fällen klinisch sicherer Coronarthrombose war die Skg 2—, 5+, 13++.

Bei einem Fall mit normaler Skg bei der Aufnahme an die Klinik war die Coronarthrombose erst wenige Stunden vorher eingetreten. Die Skg stieg in der Folgezeit stark an (siehe Abb. 13). Ein weiterer Fall starb wenige Stunden nach Eintritt der Coronarthrombose. Die Skg war 2 St. nach Eintritt des Coronarverschlusses (autoptisch verifiziert) normal.

In den Fällen mit mäßiger Skg-Beschleunigung (+) lag der Eintritt der Thrombose bereits längere Zeit zurück (3 Wochen, 6 Wochen, $^1/_2$ Jahr). Die Krankengeschichte der zwei weiteren Fälle:

Albert K., am 23. 12. 1932 plötzlich beim Gehen schwerer Anfall von Atemnot mit starken Schmerzen in der Herzgegend, die in den linken Arm ausstrahlten. In der Folgezeit öfters leichtere Anfälle. Seit einigen Wochen (?) subfebrile Temperatur. Bei der Aufnahme am 8. 3. 33 wurde röntgenologisch ein Herzaneurysma festgestellt. WaR. war negativ, außer mäßiger Bronchitis keine Dekompensationserscheinungen, Blutzucker 114, Ekg Sinusrhythmus Qu-R-S-Kompl. auf 0,12 verbreitert, plump, in Abl. I sehr niedrig. T in Abl. I negativ. Subfebrile Temperaturen, die während des vierwöchigen Aufenthaltes an der Klinik andauernd bestehen. Skg am 9. 3. *35 mm* ging bis 25. 3. sukzessive auf *11 mm* zurück (Abb. 14). Pat. wurde gebessert entlassen. Offenbar hatte in diesem Falle eine Coronarthrombose im Dezember

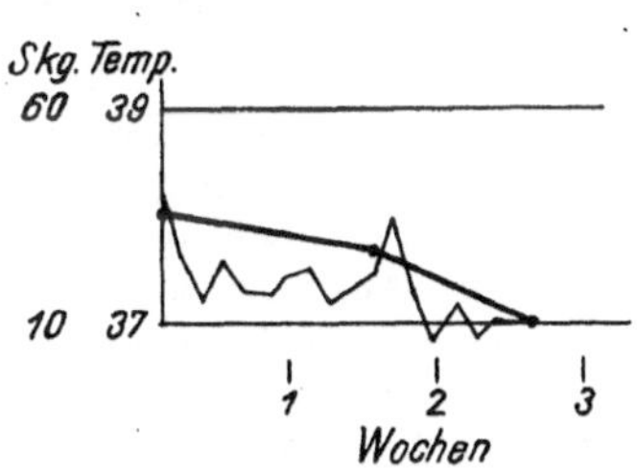

Abb. 14. Coronarthrombose vor 2 Monaten. Herzaneurysma. Seither nur leichte A. p.-Anfälle.

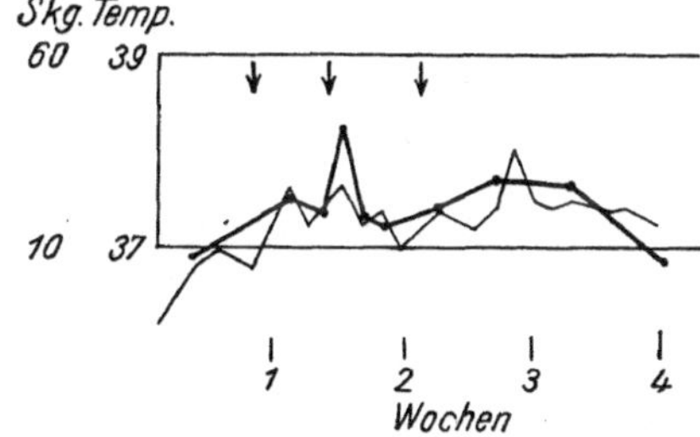

Abb. 15. Kleine Coronarthrombosen bei gehäuften A. p.-Anfällen (↓).

zu ausgedehnter Myomalacie und zum Heraneurysma geführt. Die zeitlich weit zurückliegende Thrombose erklärt die mäßige Skg-Beschleunigung, deren Rückbildung während des klinischen Aufenthaltes beobachtet werden konnte, während einer Zeit, in der Pat. offenbar keine weiteren Coronarthrombosen durchmachte.

Besonders instruktiv ist folgender Fall: Nathan L. 65 J. seit $1^1/_2$ J. häufig schwere Anfälle von Angina pectoris, so daß Pat. die meiste Zeit im Bett liegen mußte. Bei der Aufnahme, 17. 10. 33 keine Dekompensationserscheinungen, keine Cyanose, keine Dyspnoe. Im Röntgen etwas plumperer Herzschatten mit mäßiger Verbreiterung der Aorta ascendens und des Arcus. Pat. war afebril. WaR. negativ, im Ekg keine T-Zacke in allen Abl., nach Arbeitsversuch (bei welchem ein schwerer A. p.-Anfall auftritt) keine Veränderung des Ekg. Skg *9 mm* (Abb. 15).

Am 22. 10. abends schwerer A. p.-Anfall mit Blutdrucksteigerung, Nitroglyzerin ohne Effekt. Erst auf Mo.-Injektion Besserung, doch dauern die Herzschmerzen, wenn auch in vermindertem Maße, bis in die Nacht fort. 23. 10. L. 12000 Temp. bis 37,2. 24. 10. Temp. bis 37,6, Skg *33 mm* Ekg unverändert. Pat. beschwerdenfrei. 24. 10. Temp. 37,2, Skg *17 mm*. 26. 10. schwerer Anfall von A. p. Nitroglyzerin ohne Effekt, Ekg starke Skg der S-T-Strecke in Abl. II und III. 27. 10. Temp. 37,8, *Skg 41*(!) 28. 10. noch leichte anginöse Beschwerden, Temp. 37,2, Skg *18 mm*. Pat. ist in der Folgezeit beschwerdefrei, am 13. 11. Skg *8 mm*, im Ekg alle T-Zacken positiv.

Die schweren Anfälle mit deutlicher Änderung des Ekg, Leukocytose, subfebrilen Temperaturen, Erfolglosigkeit des Nitroglyzerins waren Coronarthrombosen. Bei dem schnellen Rückgang aller Erscheinungen konnte es sich nur um Verschluß *kleiner Äste* gehandelt haben. Dementsprechend war die Skg nach den Anfällen immer deutlich erhöht und ging dann sehr bald zurück und wurde in relativ kurzer Zeit normal. Pat. wurde am 22. 11. 33 in gutem Zustande entlassen und soll nach Mitteilung des behandelnden Arztes in der Folgezeit noch mehrere ähnliche Anfälle relativ gut überstanden haben.

Aus den beiden Fällen von Coronarthrombosen mit Skg-*Beschleunigung mittleren Grades* leiten wir die Regel ab, daß in solchen Fällen zwei Möglichkeiten vorhanden sind: entweder liegt eine ausgedehnte Thrombose *längere Zeit* zurück, oder es handelt sich um einen frischeren Verschluß eines sehr *kleinen Astes* einer *Coronararterie.*

Da die Skg noch sehr lange nach einer schweren Coronarthrombose stark beschleunigt ist, kann sie in Fällen, wo Fieber und Leukocytose nicht mehr vorhanden und das Ekg schon uncharakteristisch ist, die *Diagnose* erhärten.

Rudolf M., 47 J., seit Oktober 33 Angina pectoris ambulatoria, in der Nacht des 28. 2. 34 Anfall von heftigsten Schmerzen in der Herzgegend, die in den linken Arm ausstrahlten. Dabei Erbrechen. Erst nach der zweiten Morphiuminjektion ließen die Schmerzen etwas nach. Am übernächsten Tag hatte er 38,5 Fieber, seither dauernde leichte Schmerzen in der Herzgegend. Aufnahme am 13. 3. 34. Mäßige Cyanose, leichte Leberstauung, kein Fieber, keine Tachykardie, Leukocyten 6700, Blutzucker 100, RR. 120/70, WaR. negativ, Ekg: Sinusrhythmus, tiefes Qu in Abl. I, negatives T in Abl. I, Skg *55 mm.* Am 18. 3. plötzlicher Herztod.

Die Anamnese lies die Diagnose einer Coronarthrombose mit großer Sicherheit stellen, die Befunde waren nicht mehr charakteristisch. Der Insult lag ja bereits 14 Tage vor der Klinikaufnahme zurück. *Nur die Skg war noch stark beschleunigt.* Die Obduktion ergab ... Verschluß des Ramus descendens der linken Coronararterie mit Myomalacie der linken Wand des linken Ventrikels.

Besonders wertvoll aber ist die Skg bei solchen Fällen akuter Coronarverschlüsse, wo die Anamnese uncharakteristisch ist und der Pat. nur über plötzlich auftretende Herzschwäche mit Atemnot ohne Schmerzen berichtet und das Ekg uncharakteristisch ist. In 3 solchen Fällen konnten wir nur auf Grund einer stark beschleunigten Skg die Diagnose einer frischen Myomalacie stellen und die Diagnose dann auch autoptisch bestätigt sehen. Die Stellung der Diagnose ist in solchen Fällen für die Therapie von größter Bedeutung, weil unbedingt mehrwöchige strenge Bettruhe beim Coronarverschluß angezeigt ist.

In seltenen Fällen ist das *Ekg* sogar ganz *normal*, und die Diagnose einer Coronarthrombose stützt sich allein auf die Skg-Beschleunigung.

Therese Br., 51 J., bis vor 8 Monaten immer gesund, vor 8 Monaten öfters Anfälle von nächtlicher Atemnot, keine Ödeme, dann einige Monate Besserung, aber jetzt seit einem Monat wieder gehäufte Anfälle von schwerer Atemnot mit Druckgefühl auf der Brust und hochgradiger Angst.

Aufnahme an die Klinik 9. 10. 1933. Es besteht eine Aorteninsuffizienz ohne Dekompensationserscheinungen. WaR positiv, Pulsfrequenz um 110 subfebrile Temp. bis 37,6, Ekg: Sinusrhythmus mit Linksüberwiegen, sonst o. B., auch keine Änderung des Ekg nach Arbeitsversuch. Skg *72 mm*. Bei luetischer Aorteninsuffizienz ist eine so hohe Skg kaum je vorhanden. Wir vermuteten daher trotz negativem Ekg eine Coronarthrombose. Am 25. 10. plötzlicher Herztod. Bei der Autopsie fand sich eine Mesaortitis luetica mit Insuffizienz der Aortenklappen. Verschluß des rechten Coronarostiums mit frischer Myomalacie.

Mithin ist die starke Skg-Beschleunigung bei Coronarthrombose geradezu ein *Kardinalsymptom* dieser Erkrankung und besonders wertvoll, weil sie die akuten Erscheinungen wochenlang überdauert und auch in Fällen, wo Anamnese und Ekg im Stiche lassen, die Diagnose mit Sicherheit ermöglicht. Außerdem läßt der Grad der Skg-Beschleunigung auf die Ausdehnung und Frische myomalacischer Herde schließen und bei Verfolgung des Verlaufes der Skg etwaige Rezidive durch neuerlichen Skg-Anstieg erkennen (Abb. 16). Insofern ist die Skg wegweisend für strengste Schonungsbehandlung. Dabei aber, wie bereits erwähnt, von geringer Bedeutung für die Prognose, denn es können kleine myomalazische Herde an funktionell wichtigen Herzteilen oder bei schlechten Herzmuskeln das Leben schwer gefährden.

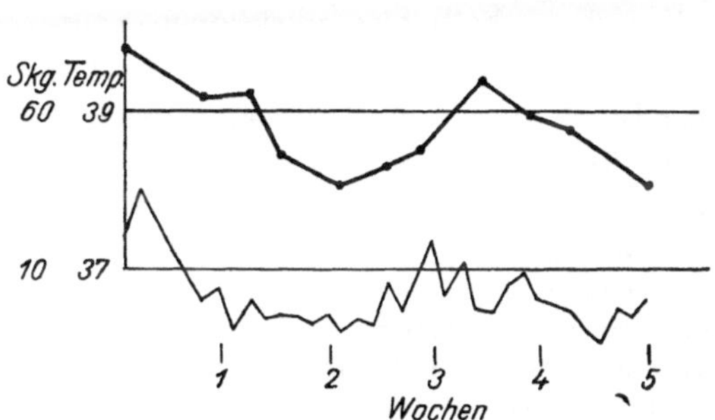

Abb. 16. Coronarthrombosen. In den letzten 2 Wochen mehrere A. p.-Anfälle. In der Klinik neuerliche Anfälle. Wechselndes Ekg.

Wieweit *Arteriosklerose* die Skg beeinflußt, ist bisher ungeklärt. Daß progrediente arteriosklerotische Prozesse zu mäßiger Skg-Beschleunigung führen können, ist immerhin möglich, besonders wenn sie zu Organinfarkten führen. Doch findet man bei ausgedehnten, schweren Arteriosklerosen in der Regel normale Skg.

Als *Coronarsklerosen* haben wir all die Fälle zusammengefaßt, wo Zeichen von Herzmuskelschäden vorhanden waren, ohne daß frische myomalazische Herde nachweisbar waren. Es fanden sich darunter auch viele Fälle von *Angina pectoris ambulatoria*. 32—, 7±, 12+, 2++. Geringe Skg-Beschleunigungen waren in einem Teil der Fälle durch starke Diuresen erklärlich, in einem anderen Teil hatten wir guten Grund, mit Rücksicht auf Anamnese und Ekg frischere Myomalacien anzunehmen. Bei vielen Fällen konnten wir dann auch im Verlaufe des Spitalaufenthaltes oder bei einer Wiederaufnahme eine normale Skg finden.

In mehreren Fällen, wo die Anamnese und die Befunde die Diagnose einer *frischen Myomalacie* nicht zu stellen gestatteten, bestätigte die Obduktion die Diagnose einer Myomalacie, die durch Skg-Beschleunigung wahrscheinlich war. Elektrokardiographische Befunde sind von großer Bedeutung für die Diagnose der Myokardläsion, lassen aber auf die Frische des Prozesses in der Regel keinen Schluß zu. Nur bei öfterer Wiederholung des Ekg läßt sich durch wechselnde Befunde die Diagnose frischer myomalazischer Prozesse stützen. Skg-Beschleunigung ist zur Stützung dieser Diagnose sehr wertvoll, wie wir bei Coronarthrombosen ausführlich gezeigt haben.

In unseren zwei Fällen mit starker Skg-Beschleunigung konnten wir auf Grund der Anamnese mit größter Wahrscheinlichkeit eine Coronarthrombose annehmen, ebenso in der größeren Hälfte der Fälle mit Skg +, doch konnten wir die Diagnose in diesen Fällen weder klinisch noch autoptisch erhärten und haben sie deshalb hier zugeordnet.

Fast regelmäßig findet sich bei *luetischer Aortitis* mäßige bis starke Skg-Beschleunigung (Westergren) und kann vielleicht auch als Maßstab für Ausdehnung und Progredienz der Erkrankung mitverwendet werden.

Wir beobachteten 50 Fälle von Mesaortitis luetica mit und ohne Aorteninsuffizienz, davon waren 10—, 2 ±, 34 +, 4 + +. Die Fälle mit normaler Skg waren zum Teil stark dekompensiert, zum Teil war eine gewisse Latenz des mesaortitischen Prozesses klinisch wahrscheinlich. So war in zwei Fällen davon die WaR. negativ.

Leopold Cl., 53 J., 1900, Primäraffekt am Penis. Mehrere antiluetische Kuren. 1914 wurde bereits ein Herzfehler festgestellt. 1928 lag Pat. wegen luetischer Aorteninsuffizienz an der III. medizinischen Klinik. In letzter Zeit leidet er vorwiegend an ataktischen Beschwerden. Bei der Aufnahme an die I. medizinische Klinik im Jahre 1933 wurde eine Aorteninsuffizienz festgestellt. Pat. war nicht dekompensiert. Neurologisch bestand eine sichere Tabes dorsalis. Der Wassermann war jetzt negativ. Die Skg *5 mm*. Der für Mesaortitis selten stationäre Herzbefund und vielleicht auch die negative WaR. spricht sicherlich für eine gewisse Latenz des mesaortitischen Prozesses.

Über die Skg bei *essentieller Hypertonie* sind die Angaben der Literatur sehr widersprechend, was zum Teil durch die Uneinigkeit in der Abgrenzung des Krankheitsbildes erklärlich ist. Wir möchten uns Leffkowitz u. a. anschließen, daß bei der unkomplizierten essentiellen Hypertonie die Skg immer normal ist.

Kirkland, der sich neuerdings mit der Frage eingehend beschäftigt, findet in 25% der Fälle essentieller Hypertonie Skg-Beschleunigung. Es wäre dabei aber zu bedenken, ob bei diesen Fällen nicht andere Komplikationen, insbesondere frische myomalacische Herde vorhanden waren. In solchen Fällen zeigt die Verfolgung der Skg durch längere Zeit meist wieder Rückgang der Beschleunigung. Über die differentialdiagnostische Bedeutung der Skg zur Abgrenzung der essentiellen Hypertonie gegen primäre Nierenerkrankungen (siehe S. 122).

Bei *Pericarditis exsudativa* ist die Skg in frischen Fällen immer sehr stark beschleunigt.

Wir beobachteten 6++. Der Rückgang des entzündlichen Prozesses drückt sich in Rückbildung der Skg-Beschleunigung aus. So beobachteten wir eine Pat., die während einer typischen Pericarditis exsudativa eine Skg von 100 mm hatte. Einige Monate nach vollständigem Rückgang des Exsudates war die Skg auf 8 mm zurückgegangen.

Bei unkomplizierter *Pericarditis adhaesiva* ist die Skg normal. Unter 4 Fällen beobachteten wir nur einmal mäßige Skg-Beschleunigung, die durch eine schwere Nierenschädigung mit starker Eiweißausscheidung erklärt war.

Bei *Hydroperikard* ist ebenso wie bei Hydrothorax die Skg normal, doch ist die Skg differentialdiagnostisch gegen chronische Pericarditis exsudativa nicht unbedingt verwendbar, da stark verschwartete entzündliche Perikardialergüsse die Skg nicht mehr beeinflussen müssen.

Bei *Endarteriitis obliterans* findet sich zeitweise, besonders bei Progredienz der Erkrankung, mäßige Skg-Beschleunigung, auch ohne daß sonst objektive Zeichen der Progredienz (Fieber, Nekrosen) vorhanden sind. So beobachteten wir in 2 Fällen Skg ± und +, wo die Progredienz der Erkrankung nur aus den subjektiven Angaben des Pat. zu erschließen war. Ein dritter Fall hatte Skg-Beschleunigung bei Gangrän einer Zehe.

Bei 3 Fällen arteriosklerotischer *Claudicatio intermittens* war die Skg normal. Ebenso wäre bei *Raynaud* normale Skg zu erwarten. In einem einzigen solchen Fall, den wir beobachteten, war die Skg, allerdings bei ausgedehntem Gangrän der Finger, stark beschleunigt.

Bei *Infarkten* ist in der Regel Skg-Beschleunigung zu erwarten, und wir konnten sie bei einem größeren Niereninfarkt beobachten, ebenso wie bei mehreren Fällen von Lungeninfarkten, wenn der Infarkt eine entsprechende Größe hatte. Bei Entwicklung von Infarktpneumonien steigt entsprechend der Ausdehnung die Skg sehr stark an. Hochgradige Cyanose mit Polyglobulie kann die Skg-Beschleunigung auch bei ausgedehnten Lungenembolien verhindern, wie wir in einem autoptisch verifizierten Falle beobachteten.

Thrombophlebitis führt je nach der Ausdehnung zu deutlicher bis sehr starker Skg-Beschleunigung. In einem Falle einer Thrombophlebitis, die nur auf ein kleines Venenstück beschränkt blieb und auch afebril verlief, war die Skg normal.

Die Skg ist somit bei *Herzkrankheiten* von großer Bedeutung zur Beurteilung entzündlicher und nekrotischer Prozesse. Während das Ekg durch besondere Lokalisation myokarditischer und myomalazischer Herde besonders stark und charakteristisch verändert wird, bringt die Skg-Beschleunigung mehr die Ausdehnung und Frische dieser Herde zum Ausdruck. Dabei ist sie ein viel feinerer Indikator als die Temperaturreaktion. Bei Entzündungen, die sich am Endokard lokalisieren, gibt die Skg ein

Maß der Ausdehnung und Akuität der Entzündung. Endlich ist die Skg in manchen Fällen zur Diagnose einer Mesaortitis wertvoll.

Anhang.

Bedeutung der Erythrocyten-Senkung für Störungen des Kreislaufes.

1. Capillarströmung.

Geldrollenbildung im zirkulierenden Blute wurde bereits von HAYEM beobachtet. Über weitere Beobachtungen und Literatur vgl. WALTHER.

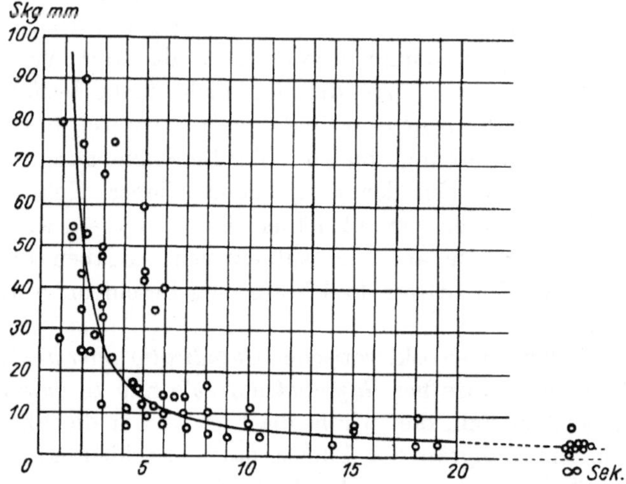

Abb. 17. Korrelation zwischen Skg und Dauer der Bulbuskompression, die zum Nachweis der Erythrocyten-Agglomeration nötig ist (nach FÅHRAEUS).

Von der Tatsache, daß die Erythrocyten-Skg auch *intravasal* stattfindet, kann man sich in einem einfachen Versuch überzeugen (FÅHRAEUS). Bindet man den Unterarm proximal und distal so ab, daß in den Venen jede Strömung unterbrochen ist und läßt den Arm 15 Min. ruhig abwärtshängen, so kann man bei beschleunigter Skg durch Punktion am oberen Venenstück reines Plasma gewinnen. Die Skg in einem so abgebundenen Venenstück ist schneller als in vitro, da 1. die Körpertemperatur skgbeschleunigend wirkt, 2. kein gerinnungshemmender Zusatz die Skg-Geschwindigkeit vermindert.

Auf Anregung von FÅHRAEUS hat PLOMAN die Erythrocyten-Skg in den *Retinagefäßen* in vivo studiert. Bei Beobachtung der Gefäße des Augenhintergrundes sieht man einfache rote Striche, komprimiert man aber den Bulbus durch Druck mit den Finger, so kann man die Strömung in den einzelnen Venen leicht zum Stillstand bringen. Bei Fällen mit beschleunigter Skg beobachtet man nach kurzer Zeit, daß in manchen Gefäßen der rote Strich sich in rote Pünktchen auflöst und bald die

Pünktchen sich zu roten Massen verdichten, zwischen denen helle Streifen sichtbar sind. Dieses Phänomen war bis dahin fast unbekannt, da der Druck auf den Bulbus zum Studium der Gefäßpulsationen bisher nur an gesunden Menschen untersucht worden war. Nur REIMAR machte bereits im Jahre 1899 eine ähnliche Beobachtung wie später PLOMAN und fand das Phänomen, besonders bei schweren Anaemien, stark ausgeprägt. Er bezog die Erscheinung damals schon richtig auf die gesteigerte Agglutinationskraft der Erythrocyten. Weitere Beobachtungen machte ELSCHNIG 1903.

PLOMAN verglich nun in den einzelnen Fällen die Skg-Geschwindigkeit mit der Zeit, nach welcher im komprimierten Bulbus die ersten Zeichen der Agglomeration sichtbar werden und konnte zeigen, daß eine gute Korrelation zu finden war. Bei Pat., deren Skg 20 mm und mehr war, war der Beginn der Agglomeration der Erythrocyten in den Gefäßen des Bulbus nach Kompression bereits nach 2 bis 5 Sek. erkennbar. Die Korrelation zwischen Skg und Zeit der Bulbuskompression, die bis zu Beginn des Agglomerationsphänomens verstrich, stellte FÅHRAEUS in 67 Fällen graphisch dar (Abb. 17).

Die Ordinaten geben die Skg-Zahl (nach 1 St.), die Abszissen, die Zeit, die bis zum Auftreten der Agglomeration vom Beginn der Kompression an gerechnet, verstrichen ist.

Wenn man nun überlegt, daß die Strömungsgeschwindigkeit in den Capillaren durchschnittlich 1 mm pro Sek. ist, so ist es gut vorstellbar, daß bei gesteigerter Skg-Geschwindigkeit innerhalb der Capillaren *Agglomerate* sich bilden. Tatsächlich kann man auch in verschiedenen Capillargebieten mikroskopisch körnige Strömung beobachten, die von HINSELMANN u. a. als Ausdruck intermittierender Gefäßspasmen erklärt wurde, jetzt aber wohl mit Sicherheit als Ausdruck der gesteigerten Agglomerationsfähigkeit der Erythrocyten anzusehen ist (ELSCHNIG, FÅHRAEUS, LINZENMEIER, v. NEERGAARD, CHASKIN, KROGH u. a.).

Als weitere Steigerung treten *Capillarstasen* in zunehmender Menge ein, und die einzelne Stase dauert umso länger, je stärker die Agglomeration der Erythrocyten ist, d. h. je schneller die Skg ist (LINZENMEIER und HAGGE), so nehmen die Stasen mit zunehmender Gravidität, nach Operationen, bei septischen Prozessen zu, und LINZENMEIER konnte durch Injektion von Kaseosan mit Änderung der Skg-Geschwindigkeit gleichzeitig Änderung des capillarmikroskopischen Bildes am Nagelfalz beobachten. Nach intravenöser Gelatineinjektion beobachtete FÅHRAEUS in den Capillaren des Mesenteriums bei Meerschweinchen körnige Strömung. TANNENBERG konnte am Mesenterium und Pankreas des lebenden Kaninchens und an der Froschlunge bei Anwendung verschiedener lokaler Schädigung beobachten, wie aus grobkörniger Strömung durch Konglutination der Erythrocyten eine Stase entstand.

Verschiedene Umstände fördern die *Erythrocyten-Skg in vivo* gegenüber den Verhältnissen in vitro. Vor allem fehlt der skg-hemmende Einfluß des Citratzusatzes. Ferner stehen die Capillaren nicht senkrecht, sondern schief, was stark skg-beschleunigend wirkt. Weiters begünstigt lokale Stauung die Skg. In der Umgebung lokaler Entzündungen wird die Blutströmung durch mangelnde vis a tergo (Vasoparalyse) und durch Kompression (Ödem) gehemmt. Ferner wissen wir, daß Blutverdünnung mit Eigenplasma die Skg enorm beschleunigt. Nun können aber bei lokalen Stasen die Verhältnisse so liegen, daß größere Erythrocytenagglomerate nicht mehr in die kleinen Gefäße einfließen können, dagegen kleinere Agglomerate und einzelne Erythrocyten die Capillaren noch passieren. Dadurch kommt in der Capillare und auch in der Vene, in welche die Capillare mündet, zeitweise eine relative Erythrocytenverminderuug zustande. Die Skg in verdünntem Blute ist aber wesentlich beschleunigt. Endlich konnte in vitro nachgewiesen werden, daß Skg im langsam strömenden Blute bedeutend beschleunigt sein kann. Berczeller und Wastl beobachteten die Skg in Röhrchen, aus denen das Blut langsam ausfloß und in anderen, in die es langsam einfloß. Die Skg konnte bei der Versuchsanordnung in beiden Fällen bis 50fach beschleunigt werden. Ebenso war die Skg sehr stark beschleunigt, wenn fließendes Blut plötzlich zum Stillstand kam.

Es ist ohneweiters klar, daß die Erythrocytenagglomerate zu erheblichen *Zirkulationshindernissen* werden können. Es läßt sich direkt beobachten, daß im Blute hoher Skg-Geschwindigkeit Erythrocytenagglomerate sich bilden, deren Durchmesser eine Größenordnung von 100 μ und mehr hat. Wird das Blut mit Eigenplasma verdünnt, so kann man Agglomerate mit Durchmessern bis 1000 μ beobachten (v. Neergaard). Demgegenüber ist der Durchmesser der Capillaren 2 bis 13 μ. Allerdings kommen in vivo kaum je so große Agglomerate zustande als in vitro, wo die Agglomerate erst etwa innerhalb von 5 bis 10 Min. zur vollen Größe anwachsen. Anderseits sind die Agglomerate elastisch und kompressibel. Es ist ja bekannt, daß Erythrocyten durch engste Capillaren, deren Durchmesser kleiner ist als der der Erythrocyten, unter Streckung stark deformiert hindurchgetrieben werden. So große Agglomerate müssen aber zu erheblichen Strömungshindernissen werden.

Sind Capillaren durch Agglomerate verstopft, so setzen *Kompensationsmechanismen* ein, die Stase zu lösen. Der Abtransport der Stoffwechselprodukte ist unterbunden, und es kommt lokal zu Kohlensäureanreicherung und Sauerstoffmangel. Beides wirkt stark dilatierend auf die Capillaren ein. Vielleicht wird die Dilatation auch auf die präcapillaren Arteriolen übermittelt, und jetzt kann die durchschlagende Pulswelle vielleicht Erythrocytenagglomerate zerteilen, die dem kontinuierlichen Blutdruck widerstanden (v. Neergaard).

So dürften die Erythrocytenagglomerate als *Kreislaufhindernis* neben

Herzschwäche und Vasomotorenparese bei Infektions- und entzündlichen Erkrankungen eine gewisse Rolle spielen. Greifen sie doch an den Stellen des Kreislaufes an, wo derselbe am empfindlichsten ist, wo das Blut durch feinste Capillaren durchgehen muß und wo es in regelmäßigem Austausch den Gaswechsel des Körpers regeln muß.

Erythrocytenagglomeration in den Präcapillaren ändert auch die *Strömungsverhältnisse der Erythrocyten und Leukocyten* (FÅHRAEUS). Nach BERNOULLIS Theorem ist innerhalb eines Röhrensystems in allen Teilen die Summe der potentiellen Energie, der Bewegungs- und der Druckenergie der Flüssigkeit stets gleich. Ein Zuschuß an Bewegungsenergie in irgendeinem Teil der Flüssigkeit hat folglich einen Verlust an Druckenergie zur Folge.

Da nun eine Flüssigkeit in einer Röhre strömend in der Mitte schneller strömt als an den Randpartien, ist der Druck am Rande am größten. Daher wird jedes Körperchen, das in der strömenden Flüssigkeit schwebt, gegen die Achse getrieben werden, da der Druck von der Peripherie der strömenden Flüssigkeit größer ist als der von der Mitte. Je größer das Körperchen ist, umso größer ist die Kraft, die es gegen den Achsenstrom treibt. Bei mehreren verschieden großen Körperchen werden die größten in die axiale Strömung getrieben, die kleineren werden mehr an der Peripherie bleiben. So sind beim menschlichen Blute im Achsenstrom die großen Leukocyten, im Randstrom die kleineren Erythrocyten. Die weitverbreitete Meinung, daß die Leukocyten in der Randzone des Blutes sich bewegen, beruht auf Beobachtungen am Amphibienblut, wo tatsächlich die Erythrocyten größer als die Leukocyten sind. Beim Säugetier aber ist es umgekehrt, da bewegen sich die Leukocyten im Achsenstrom, die Erythrocyten an der Peripherie.

Werden die Erythrocyten in den Capillaren aber agglomeriert, so ordnen sich die Verteilungsverhältnisse sofort um. Jetzt strömen die Erythrocytenagglomerate im Achsenstrom, die Leukocyten an der Peripherie. Jetzt ist die Fortbewegung der Leukocyten auch eine langsamere.

Wir sehen also, daß die intravasale Agglomeration der Erythrocyten auf die Zellanordnung und Strömungsgeschwindigkeit der Blutzellen einen Einfluß hat. Bei zunehmender Agglomeratbildung der Erythrocyten wird die Strömungsgeschwindigkeit der Leukocyten vermindert und diese Zellen an die Peripherie des Gefäßes gebracht. Damit wird die *Diapedese der Leukocyten* begünstigt (FÅHRAEUS).

2. Erythrocyten-Senkungsgeschwindigkeit und Thrombose.

Für die Entstehung einer Thrombose werden allgemein drei Hauptursachen angeführt (LUBARSCH).

1. Veränderungen der Blutzusammensetzung.
2. Veränderungen der Gefäßwand.
3. Veränderungen der Blutzirkulation.

Wir haben oben auseinandergesetzt, daß die gesteigerte Skg der Erythrocyten die *Blutzirkulation* beeinflussen kann. Sowohl lokale Stase als auch Vasodilatation kann zum Teil durch beschleunigte Skg-Geschwindigkeit der Erythrocyten erklärt werden. Viel bedeutender aber ist der Einfluß der Veränderung der *Blutzusammensetzung*, die in beschleunigter Skg-Geschwindigkeit zum Ausdruck kommt, als Ursache der Thrombose.

Daß bei Thrombosefällen in der überwiegenden Mehrzahl der Fälle irgendwelche *infektiöse Prozesse* im Körper vorhanden sind, hat besonders wieder LUBARSCH betont. Bei fast 90% aller Thrombosen soll ein infektiöser Herd im Körper vorhanden sein, in einem Teil der Fälle nahe der thrombosierten Gefäße. Häufiger noch finden sich Fernthrombosen, wo eine direkte Gefäßschädigung durch einen entzündlichen Herd nicht vorhanden ist. Besondere Schwierigkeiten bereitete aber, die Fernthrombosen nach aseptischen Operationen oder nach komplikationslosem Wochenbett mit den Thrombosen bei Infektionen in Zusammenhang zu bringen.

FÅHRAEUS legte bereits im Jahre 1921 ausführlich dar, daß bei *allen Krankheiten, bei denen Thrombosen häufig sind, die Skg-Geschwindigkeit der Erythrocyten stark beschleunigt ist.* So bei allen Infektionen, bei Pneumonie, schwerer Tuberkulose und Pyelitis. In der Schwangerschaft steigt die Skg immer stärker an bis gegen das Ende der Gravidität und weiter noch während der Geburt und am Anfang des Puerperiums, und da ist auch die Thrombosehäufigkeit sehr groß. Und auch bei aseptischer Operation und nach Frakturen ist die Skg stark beschleunigt und Thrombosen häufig. Es sind nach aseptischen Operationen tatsächlich Eiweißverschiebungen (insbesondere Fibrinogen- und Globulinvermehrung) nachweisbar, wie bei entzündlichen Prozessen, und demzufolge auch starke Skg-Beschleunigung (FÅHRAEUS, HEUSSER, HUECK u. a.), was wahrscheinlich auf Resorption von Zellzerfallsprodukten zurückzuführen ist (v. SEEMEN). Es zeigte sich anderseits bei verschiedensten Thrombosefällen konstant Fibrinogen- und Globulinvermehrung (TRAUTWEIN).

Es existiert so tatsächlich ein enger Parallelismus zwischen Thrombosehäufigkeit und beschleunigter Skg. Daneben sind natürlich die anderen Thromboseursachen, wie Gefäßwandschädigung und Blutzirkulationsstörung, zu berücksichtigen.

Über die näheren Zusammenhänge zwischen Thrombosebereitschaft und beschleunigter Skg ist noch manches unklar. Durch stark hämagglutinierende Gifte (gewisse Schlangengifte, Ricin, Abrin) kann man im Tierexperiment direkt capillare Thrombosen erzeugen. Auch nach Injektion agglutinierender Sera kommen capillare Thrombosen zustande. So z. B. nach Bluttransfusion gruppenunverträglichen Blutes. Besonders interessant ist auch, daß nach intravenöser Injektion großer Mengen von Gelatine, (wodurch die Erythrocyten-Skg-Geschwindigkeit beschleunigt wird), multiple Erythrocytenemboli in verschiedenen Organen gefunden wurden. Doch ist nach all dem noch nicht bewiesen, daß die Thrombose auch sonst durch Erythrocytenagglomeration allein zustande kommt, besonders da wir wissen, daß die Spitze des Thrombus, also die Stelle, an der die Bildung des Thrombus beginnt, vorwiegend aus Plättchen und Fibrin besteht. Aber zweifellos wird die Anlagerung der Erythrocyten an einen beginnenden Thrombus bei gesteigerter Agglutinabilität der Erythrocyten begünstigt.

Bereits BENEKE vermutete, daß *gesteigerte Agglutinationsfähigkeit der Blutplättchen* bei der Entstehung der Thrombose mit eine Rolle spielen könnte. Und FÅHRAEUS meint, daß vielleicht dieselben Eiweißfraktionen, die zur Steigerung der Erythrocyten-Skg führen, auch die Plättchenagglutination fördern. AYNAUD hat beim Studium der Plättchenagglutination festgestellt, daß im Oxalatplasma verschiedener Tiere suspendierte Blutplättchen durch verschiedene Stoffe, wie Abrin, Ricin u. a. Gifte, ferner durch Gelatine und Gummi arabicum usw. agglutiniert werden. Er hat ferner gezeigt, daß durch Schweineserum menschliche Plättchen zu Agglutination gebracht werden können, ohne daß das Plasma zur Gerinnung kommt.

Bei quantitativer Auswertung der Agglutination menschlicher Blutplättchen durch Schweineserum fand HEUSSER, daß in Bluten mit beschleunigter Erythrocyten-Skg auch die Agglutinabilität der Plättchen vermehrt sei und umgekehrt. Endlich suchten STARLINGER und SAMETNIK zu zeigen, daß die grobdispersen Eiweißfraktionen auf die Thrombocyten in gleichem Sinne wirken wie auf die Erythrocyten, daß also im Blute von beschleunigter Erythrocyten-Skg auch die Thrombocytenagglutination verstärkt sein muß.

Es ist mithin *sichergestellt*, daß unter geeigneten Bedingungen sich Erythrocytenagglomerate im lebenden Gefäße bilden, die zu Zirkulationsstörungen und Stase führen. Anderseits ist statistisch nachgewiesen, daß in einem erheblichen Prozentsatz der Thrombosefälle erhöhte Skg vorhanden ist und daß umgekehrt bei Zuständen, die mit erhöhter Skg einhergehen, besonders häufig Thrombosen auftreten. Es ist daher außer Zweifel, daß die gesteigerte Skg der Erythrocyten mit eine Rolle bei der Entstehung der Thrombose spielt und daneben vielleicht auch ein Indikator für gesteigerte Agglomerationsfähigkeit der Plättchen ist.

Erythrocyten-Senkungsgeschwindigkeit und Speckhautgerinnsel in der Leiche.

Die Art der Leichengerinnsel hängt von der Skg-Geschwindigkeit der Erythrocyten ab. Man unterscheidet drei Formen von Leichengerinnseln: die *Speckhaut* von weißlicher oder gelblicher Farbe, reine Cruorgerinnsel von dunkel- bis schwarzroter Farbe, gemischte Coagula. Letztere haben meist eine weißgelbliche Schichte an der Oberfläche, und darunter findet sich Cruorgerinnsel.

Ob mehr die Speckhaut oder Cruorgerinnsel überwiegen, hängt von der Skg-Geschwindigkeit der Erythrocyten ab (ASCHOFF, FÅHRAEUS). In Fällen plötzlichen Todes fehlen die Speckhautgerinnsel meist, dagegen sind sie bei Fällen mit erhöhter Skg-Geschwindigkeit (Pneumonie, septischer Abortus) stark ausgebildet, ebenso in der Pferdeleiche. Natürlich ist dabei die Skg unmittelbar vor dem Tode zu berücksichtigen, die manchmal wesentlich anders ist, als die Skg-Geschwindigkeit während der letzten Krankheitstage.

Das Zustandekommen der Speckhautgerinnsel in der Leiche ist leicht verständlich, da das Blut in der Leiche nur sehr langsam gerinnt. $^1/_2$ St. bis 1 St. nach dem Tode ist das Blut noch flüssig (ASCHOFF). Bei Fixierung von Leichen $^1/_2$ St. nach dem Tode findet man das Blut ungeschichtet, als reinen Cruor fixiert (MØLLER), da die Erythrocyten in der Zeit sich noch nicht sedimentiert hatten. Ein weiterer Beweis der Bedeutung der Erythrocyten-Skg für die Entstehung der Speckhautgerinnsel ist die Tatsache, daß man bei Umlegen der Leiche unmittelbar nach dem Tode die Speckhautgerinnsel nachher immer auf der oberen Seite findet. Wenn auch in vielen Fällen Speckhautgerinnsel in der Leiche unter der Cruormasse liegen oder geschichtete Gerinnsel gefunden werden, so kann dies im Herzen teils aus der unregelmäßigen Form der Herzwände, teils durch postmortale Herzkontraktionen erklärt werden.

Daß Speckhautgerinnsel agonal als Zeichen langen Todeskampfes entstehen (RIBBERT, TENDELOO), ist wohl nach dem Obengesagten unwahrscheinlich, und es wurde dem auch von MARCHAND, ASCHOFF u. a. widersprochen. Ein von RIBBERT angeführtes Argument für die agonale Entstehung ist die Tatsache, daß in den Speckhautgerinnsel Leukocyten angereichert sind. Wir wissen aber, daß die Leukocyten immer langsamer sedimentieren als die Erythrocyten und daher in der Speckhaut angereichert sein müssen.

Die Gerinnungszeit des Blutes in der Leiche ist für die Ausbildung der Speckhaut sicherlich mit maßgeblich (TANNENBERG und FISCHER-WASELS), aber von viel geringerer Bedeutung als die Skg-Geschwindigkeit der Erythrocyten. So kann bei einer stark beschleunigten Skg die Speckhaut nach 20 Min. dicker sein als bei normaler Skg nach 48 St.

Stellen wir uns die Skg-Verhältnisse in einer Herzkammer vor, so haben wir z. B. eine Skg-Höhe von etwa 5 cm. Ein Blut von starker Skg-Geschwindigkeit wird in einem Röhrchen von 5 cm Höhe nach 10 Min. z. B. 2 cm, nach 20 Min. 3 cm gesenkt sein. Ein Blut normaler Skg wird nach 1 St. etwa 0,1 cm, nach 10 St. 1 cm gesenkt sein. Nach einer Skg von 2 cm wird es dann überhaupt nicht weiter senken. So ist in den beiden Extremen die Skg im ersten Falle nach 10 Min. bereits soweit fortgeschritten als im zweiten Falle nach 10 St. Das sind Unterschiede von ganz anderer Größenordnung als vielleicht die Unterschiede der Gerinnungszeiten des Leichenblutes. Es ist also der Grad der Ausbildung des Speckhautgerinnsels in der Leiche in erster Linie durch die Skg-Geschwindigkeit der Erythrocyten bedingt.

D. Erkrankungen des Verdauungstraktes und des Peritoneum.

Übersicht.

Beschleunigt	Normal
Alveolarpyrrhöe ± (?)	
„aktive" Zahngranulome ± (?)	
Parotitis purulenta +	Parotitis epidemica
Angina tonsillaris +	Tonsillitis chronica (eventuell ±)
	Ösophagusdivertikel und Spasmus
	Funktionelles Erbrechen
	Gastritis acuta
	Achylia gastrica
	Ulcus ventriculi et duodeni (bei ausgedehnter Entzündung +)
Akute Enteritis bei Infektionskrankheiten (Typhus, Ruhr) +	Akute Enteritis
Chronische Enteritis ±	Funktionelle Darmstörungen (Dyspepsien, Motilitätsstörungen)
Colitis ulcerosa gravis ++	Colitis ulcerosa chronica und membranacea
Tuberculosis intestini ++	
Akute Appendicitis, Diverticulitis am 2. bis 3. Tag +	Akute Appendicitis usw. am 1. Tag
Chronische Appendicitis ±	
Akute Entzündung (Invagination) +	
Ileus mit Durchwanderungsperitonitis ++	Ileus (ohne entzündliche Komplikationen)
Akute Peritonitis +	Frische akute Peritonitis
Peritonitis tuberculosa +	Transsudat im Peritoneum
	Darmparasiten

Bei mehr oberflächlichen entzündlichen Prozessen in der *Mundhöhle* wie Gingivitis, Alveolarpyrrhöe und kleinen Zahngranulomen ist die Skg kaum deutlich beschleunigt (HAUBERISSER).

Doch zeigten ALLARD, J. und H. RALSTON, daß auch die einfachen Wurzelgranulome und Cysten die Skg etwas erhöhen können, und zwar so, daß die Werte im Bereiche der Norm bleiben, aber nach Operation der Granulome niedriger werden. Dadurch erscheint uns aber eine skg-beschleunigende Wirkung dieser Granulome noch nicht sicher erwiesen, da nach skg-beschleunigenden Akzidentien (Operation) später manchmal langsamere Skg als vorher beobachtet wird.

Bei der *Angina tonsillaris* beginnt die Skg-Beschleunigung wie bei allen akuten Entzündungen erst am zweiten Tage der Erkrankung, und die Skg-Kurve steigt dann steil an, am 3. bis 4. Tage erreicht sie ihr Maximum und fällt dann erst schneller, später langsamer zur Norm ab. Während das hohe Fieber bei einer unkomplizierten Angina 2 bis 3 Tage dauert, besteht noch in der 2. Woche eine deutliche Skg-Beschleunigung (Abb. 18). Komplikationen (Abscesse, Polyarthritis usw.) führen zu neuerlichem Skg-Anstieg, bzw. fehlendem Abfall der Skg-Beschleunigung.

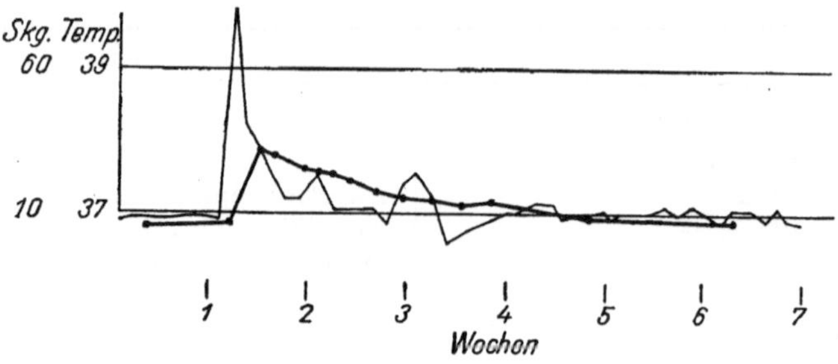

Abb. 18. Angina tonsillaris.

Die sog. *chronische Tonsillitis* (deren Diagnostik meist sehr subjektiv ist) *kann* bei Allgemeinsymptomen auch die Skg mäßig beschleunigen.

Bei *entzündlichen Prozessen des Verdauungstraktes* sind bei dem meist nicht tiefgreifenden Charakter der Entzündung gute Abflußbedingungen für die entzündlichen Sekrete gegeben; daher wird meist die Skg nicht beeinflußt, ebenso wie auch Temperatur und Blutbild meist wenig verändert sind.

Unter 11 Fällen schwerster akuter *Gastritis* waren in 10 die Skg normal, bei 1 die Skg ± (schwerer Alkoholiker mit einer Alkoholpsychose). Ebenso ist die Skg bei akuter *Gastroenteritis* nach unseren Erfahrungen immer normal.

Bei *Ulcus* ventriculi und duodeni ist die Skg normal. Fälle mit Skg-Beschleunigung sind als irgendwie kompliziert anzusehen (Entzündnug, schwere Blutung). Wenn die erhöhte Skg bei Ulcus im allgemeinen auch prognostisch ohne wesentliche Bedeutung ist (DOMARUS), so ist doch gerade bei solchen Fällen eine leise Reserve am Platze, da LORIÉ gerade bei Fällen mit erhöhter Skg häufiger Rezidive und in einem solchen Falle später eine Perforation sah. Die Skg-Beschleunigung ist bei Ulcus eventuell ein wertvolles Zeichen einer schweren okkulten Blutung, die bei ambulatorischer Untersuchung auch übersehen werden kann. Blutende Ulcera gehen aber nur dann mit erhöhter Skg. einher, wenn die Anaemie recht erheblich ist (etwa unter 3 Mill. Erythrocyten oder 50 Sahli). Bei geringergradigen Anaemien dürfte die Skg-Beschleunigung immer durch entzündliche Prozesse bedingt sein.

Aus unserem großen Ulcusmaterial haben wir nur die diagnostisch ganz einwandfreien Fälle zusammengestellt. Eine gar nicht so seltene Kombination ist Ulcus ventriculi mit Lungentuberkulose. Bei sorgfältiger Auswahl der Fälle erscheint die Skg bei Ulcus ventriculi und duodeni recht wertvoll, insbesondere zur Differentialdiagnose gegen Karzinom. Unter 14 Fällen von Ulcus ventriculi war die Skg in 13—, 1 ±. Unter 41 Fällen von Ulcus duodeni waren 34—, 3 ± und 4 +.

Die Fälle + waren insofern kompliziert, als einer eine schwerste Melaena hatte, an der er auch zugrunde ging. Die Anaemie allein war nicht die Ursache der beschleunigten Skg, denn er hatte damals noch 85 Sahli. Bei der Autopsie fand sich ein großes penetrierendes Ulcus mit ausgedehnter Entzündung. Zwei andere Fälle waren schwerste Alkoholiker, beide hatten wahrscheinlich eine Lebercirrhose. Der vierte Fall zeigte bei der Operation einen taubeneigroßen (histologisch benignen) Ulcustumor mit Penetration ins Pankreas und Adhäsionen an der Gallenblase. Von den drei Fällen mit leicht beschleunigter Skg war bei einem die WaR. positiv, bei den anderen bestanden subfebrile Temperaturen bis 37,5, also wahrscheinlich auch entzündliche Komplikationen.

Daß mäßige *Anaemien* bei Ulcus duodeni die Skg nicht verändern, konnten wir uns in mehreren Fällen überzeugen. So hatte ein Fall 14 Tage nach einer Melaena (Erythrocyten 3,2, Sahli 50) eine Skg von 9 mm.

Pylorusstenose als solche führt auch bei gehäuftem Erbrechen nicht zu Skg-Beschleunigung. Bei drei Fällen von sicherem *Ulcus pepticum jejuni* war die Skg normal. Ein Fall davon hatte eine sehr schwere sekundäre Anaemie (Erythrocyten 2,6, Haemoglobin 50).

Akute Enteritis führt in der Regel nicht zu Skg-Beschleunigung, läßt also auf diese Weise keine Unterscheidung gegen *Dyspepsien* zu. Die akuten fieberhaften Enteritiden mit Geschwürsbildung (Ruhr, Typhus) führen zu mäßigen Beschleunigungen, die aber besonders bei chronischer Ruhr häufig ganz fehlen können (Murakami und Yamaguchi).

Schwere *chronische Enteritiden*, besonders wenn sie zu starker Abmagerung und toxischer Anaemie führen, zeigen manchmal Skg-Beschleunigung.

Die schwere *Colitis ulcerosa* kann zu sehr starker Skg-Beschleunigung führen. Die Skg ist dann sicher als Maßstab für die Ausdehnung und Tiefe der Ulcera und Schwere der Anaemie verwertbar. Diese Fälle verlaufen wenigstens zeitweise mit hohem Fieber, und ihr Ausgang ist in der Regel letal.

Bei leichten Fällen *chronischer Colitis* ist die Skg normal. Wir konnten dies in sechs Fällen sicherer Colitis ulcerosa bestätigt sehen, bei denen die Diagnose durch Rektoskopie gesichert war.

Tuberculosis intestini (meist als Komplikation ausgedehnter, offener Lungentuberkulose) führt zu sehr starker Skg-Beschleunigung. Bei diesen Formen ist die Skg-Beschleunigung allerdings schon durch den Lungenprozeß erklärt (siehe S. 79). Wie weit haematogene Darmtuberkulose ohne ausgesprochene Lungenaffektion zu Skg-Beschleunigung führt, ist uns nicht bekannt, und bei oberflächlichen Geschwüren ist wohl nach den Erfahrungen bei Ruhr und Typhus keine starke Beschleunigung zu erwarten.

Bei funktioneller und mechanischer *Obstipation* ist die Skg immer normal. Wir konnten uns in sieben Fällen überzeugen, daß diese Regel auch für allerschwerste Obstipationen und Megacola gilt.

Eine Frau hatte eine deutliche Anaemie (Erythrocyten 3,8, Haemoglobin 56), zwei andere Fälle enorme Megacola, so daß sie seit Jahren spontan überhaupt keinen Stuhl mehr hatten. Die Skg war in allen Fällen normal.

Akute lokale Entzündungen des Darmes bei Invagination, Incarceration, *Appendicitis* führen nach einer Latenzzeit von etwa 24 St. rasch zu starker Skg-Beschleunigung. Beim frischen Prozeß ist gerade die normale Skg in Verbindung mit deutlichen klinischen Symptomen und Fieber und Leukocytose mit starker Linksverschiebung gegen eine Exazerbation irgendeiner chronischen Entzündung diagnostisch verwertbar. Bei Abklingen einer akuten Appendicitis kann die Leukocytenzahl längst normal sein, während noch schwere lokale Entzündung besteht. Die Skg ist in diesem Falle viel verläßlicher (MONTANARI-REGGIANI).

Die *chronische Appendicitis* zeigt bei einigermaßen enger klinischer Diagnosenstellung immer leichtbeschleunigte Skg (GRODINSKY, MONTANARI-REGGIANI). Dabei ist die Skg sicher ein guter Maßstab für die Ausdehnung der Entzündung.

Bei akuter und chronischer *Peritonitis* und *Transsudation* ins Peritoneum verhält sich die Skg wie bei ähnlichen Prozessen in anderen serösen Höhlen.

Bei akuter Peritonitis (Perforation) zeigt die Skg-Beschleunigung eine Latenzzeit von fast 24 St. nach dem stürmischen Beginn der Erkrankung, ähnlich wie bei Appendicitis.

Die Skg ist für die Diagnostik der Erkrankungen des Verdauungstraktes von *differentialdiagnostischer* Bedeutung: Normale Skg spricht für Ulcus ventriculi oder duodeni, gegen Carcinoma ventriculi, Cholelithiasis, Pyelitis, Magenbeschwerden bei Tuberkulose usw. Normale Skg spricht für Obstipation, benigne Stenose, Colitis, gegen Carcinoma intestini. Normale Skg spricht für frischeste Entzündung (akute Perforation, appendicitischer Anfall), gegen Koliken bei chronischen Entzündungen (Adnexitis, Pyelitis). Normale Skg spricht endlich für Stauungserguß im Peritoneum, gegen chronische entzündliche Ergüsse (Tuberkulose, Karzinom).

E. Erkrankungen der Leber und des Pankreas.

Bei der diagnostischen Beurteilung der Skg bei Leberkrankheiten ist der Einfluß, den der *Ikterus* auf die Skg ausübt, viel diskutiert worden. Ikterus als solcher wirkt gelegentlich skg-hemmend (ABDERHALDEN).

Die Ursache der Skg-Hemmung liegt wohl nicht in Änderung der Blutlipoide, wie VORSCHÜTZ u. a. meinten, sondern einerseits in Änderung des Bluteiweißbildes (Fibrinogen- und Globulinverminderung), anderseits im Gallensäurengehalt des Blutes, hauptsächlich aber ist er durch symptomatische Polyglobulie bedingt.

Vielfach wird die Ansicht vertreten, daß die Leber die Bildungsstätte des *Fibrinogens* sei. Andere halten sie für ein Depotorgan desselben, jedenfalls verschwindet nach Phosphorvergiftung oder Leberexstirpation das Fibrinogen aus dem Blute. Überwiegt über die allgemeine Leberzellschädigung eine

Übersicht.

Beschleunigt	Normal
	Ikterus catarrhalis (selten verlangsamt)
	Akute gelbe Leberatrophie (eventuell verlangsamt oder +)
Ikterus lueticus +(?)	Toxischer Ikterus (Salvarsan u. a.)
Lebercirrhose +	Beginnende Lebercirrhose
	Stauungsleber
Cholelithiasisanfall (vom 2. Tag nach Beginn des Anfalls) +	
Chronischer Verschlußikterus +	Frischer Verschlußikterus (Stein oder kleiner, nicht ulcerierter Tumor)
Cholecystitis ++	
Cholangitis ++	
Lebermetastasen +	Echinococcus
Akute Pankreatitis ++	
Chronische Pankreatitis +	Chronische Pankreasdyspepsie (± bei entzündlichen Erscheinungen)

Leberzellstörung (z. B. bei Lebercirrhose und akuter gelber Atrophie), so wirkt der Zellzerfall fibrinogen- und globulinvermehrend. So findet man in der Regel bei hepatotoxischem Ikterus Fibrinogenverminderung, bei Stauungsikterus oder bei Lebercirrhose ist das Fibrinogen normal oder vermehrt (Kirsten und Papenkort). In Tierversuchen (Leberschädigung bei Hunden durch prolongierte Chloroforminhalation) zeigt sich bei manifester Leberparenchymschädigung Skg-Verlangsamung gleichzeitig mit Fibrinogenverminderung (Rourke und Plass) (siehe S. 114).

Kovács meinte, daß bei Leberschädigung vielleicht irgendwelche Stoffwechselprodukte ins Blut übertreten, die eine Skg-Hemmung machen. Er stützt sich dabei auf Skg-Hemmung bei kardialer Dekompensation, die er zum Teil auf die Leberstauung bezieht (?).

Nun zeigte Alexander, daß kleinste Mengen von Galle oder Duodenalsaft, dem Blute in vitro zugesetzt, die Skg stark hemmen, ja sogar fast aufheben. Bilirubin allein wirkt in vitro nicht skg-hemmend (Katz und Radt), dagegen ist die Wirkung *gallensaurer Salze* sehr stark. 0,25 mg glykocholsaures Natron zu 1 ccm Citratblut zugesetzt, wirkt bei Blut normaler und beschleunigter Skg deutlich hemmend, und auch 0,12 mg zeigt noch eine gewisse Skg-Hemmung. 1 mg hebt die Skg fast auf.

In vivo konnten dann Joltrain und Walton (bei Kaninchen) durch Injektion gallensaurer Salze Skg-Hemmung hervorrufen, und die Autoren fanden in vitro die sicher hemmende Grenzmenge bei einer Konzentration der gallensauren Salze von 0,2‰. Bei Tieren, die nach Vorbehandlung mit lebenden Staphylokokken eine Skg-Beschleunigung zeigten, konnte ebenfalls durch gallensaure Salze die Skg relativ gehemmt werden, absolut blieben die Werte erhöht. Bei Injektion gallensaurer Salze ist die Skg-Hemmung im Blute nur ganz kurze Zeit (wenige Min.) nachweisbar, da die Gallensäuren sehr rasch ausgeschieden werden (Brakefied und Schmidt).

Nun gelang es RADOSAVLJEVIĆ und SEKULIĆ beim Menschen die Skg-Hemmung der gallensauren Salze nachzuweisen, wenn sie sofort nach Injektion von 1,0 g taurocholsaurem Natron aus der gleichen Vene das Blut abnahmen. Blut aus der Vene des anderen Armes zeigte keine Skg-Hemmung. Das ist verständlich, da 1,0 g gallensaures Salz auf die Gesamtblutmenge verteilt, mit Rücksicht auf die sofort beginnende Ausscheidung eine für die Skg-Hemmung unterschwellige Menge ist. Die Autoren weisen darauf hin, daß mit Rücksicht darauf, daß nur 36 bis 44% der gallensauren Salze im Serum, der größere Teil in den Erythrocyten enthalten ist, eine Serumkonzentration von weniger als 0,1‰ genügt (nachdem 0,2‰ zum Citratblut zugesetzt, die Skg deutlich hemmt), die Skg zu hemmen.

Nun enthält das Blutserum Ikterischer 5 bis 12 mg % (d. i. 0,05 bis 0,12‰) Gallensäuren (ROSENTHAL und WISLICKI, JENKE). Es sind daher im Serum Ikterischer in manchen Fällen Gallensäuremengen vorhanden, die in vitro zum Blute zugesetzt Skg-Hemmung bewirken. Das trifft aber nur in seltenen Fällen von besonders starkem Ikterus zu. Es ist daher bei geringeren Ikterusgraden gar kein Einfluß der Gallensäuren auf die Skg nachweisbar.

Der *Mechanismus der Skg-Hemmung* durch Gallensäuren konnte noch nicht geklärt werden, weder die Veränderung der Oberflächenspannung noch Änderung der H·-Konzentration des Blutes sind die Ursachen (KATZ und RADT). So stellen letztere Autoren die Hypothese auf, daß durch gallensaure Salze die Permeabilität der Erythrocyten für Plasmaionen und hierdurch der elektrische Ladungszustand der Erythrocyten verändert und auf diesem Wege die Skg verändert würde.

Außerdem sind aber bei gewissen Formen von hepatozellulärem Ikterus *Vermehrung der Erythrocyten* beobachtet worden: Gelbfieber (LEITE), Icterus catarrhalis (EPPINGER) und Vergrößerung des Erythrocytendurchmessers bei Leberfunktionsstörungen (HASHIMOTO). Echte Skg-Verlangsamung bei Ikterus, d. h. St.-Skg unter 1 mm, dürfte in allen Fällen durch Polyglobulie bedingt oder zumindest mitbedingt sein. In einem Falle konnten wir uns direkt davon überzeugen, daß zu Beginn eines Ikterus catarrhalis mit gleichzeitigem Auftreten einer Polyglobulie die Skg gehemmt war und daß nach wenigen Tagen die Skg-Hemmung mit Rückgang der Erythrocyten-Vermehrung verschwand (siehe S. 137). Ein weiterer Beweis, daß bei Fällen mit verlangsamter Skg der Erythrocyten bei Ikterus die Polyglobulie eine Rolle spielt, ist die Tatsache, daß der Stauungsikterus nicht nur niemals zu absoluter Skg-Verlangsamung führt, sondern er scheint auch die Skg überhaupt nicht zu hemmen. So sind bei Verschlußikterusfällen die Skg-Ausschläge durch den Ikterus nicht vermindert, wie LIEDBERG an einem großen Material zeigte.

In Tierversuchen erkärten ROURKE und PLASS die Skg-Verlangsamung bei hepatotoxischem Ikterus durch die Fibrinogenverminderung. Doch ist bei Durchsicht der ausführlichen Versuchsprotokolle der Autoren in allen Fällen gleichzeitig ein sehr deutliches Ansteigen der Haematokritwerte erkennbar, was bei der Skg-Verlangsamung ohne Zweifel mit eine Rolle spielt.

Die *Skg bei hepatotoxischem Ikterus* kann in manchen Fällen aber noch eine besondere Eigentümlichkeit zeigen. Die Skg kann anfangs gehemmt sein und wird dann später viel schneller (WESTERGREN). Die gleichen Verhältnisse beobachtet man nach Zusatz verschiedener gallensaurer Salze zum Blute in vitro. Läßt man Citratblut mit gallensauren Salzen einige Zeit stehen und stellt dann das gut durchgemischte Blut zur Skg auf, so ist die Skg von allem Anfang an beschleunigt (GEILL).

Über die Skg des *Icterus catarrhalis* sind die Autoren zum größten Teil insofern einig, daß bei dieser Krankheit Skg-Beschleunigung zu den Ausnahmen gehört (KATZ und LEFFKOWITZ, NOAH und HAHN, DOMARUS u. a.).

Zu gegenteiligen Angaben an größerem Zahlenmaterial von ROSENTHAL und BLOWSTEIN ist zu bemerken, daß diese Autoren den Icterus catarrhalis in eine Gruppe mit der Cholangitis zusammenfassen, und da ist es nicht verwunderlich, wenn sie häufig beschleunigte Skg registrieren. Auch die Fälle von SCHLESINGER, der an einem Riesenmaterial von 168 Icterus catarrhalis-Fällen in 50% der Fälle beschleunigte Skg beobachtet hat, sind insofern nicht einheitlich, als viele seiner Fälle aus anderen Gründen beschleunigte Skg zeigten (Polyarthritis, Tuberkulose, Gravidität u. a.). In 10% der Fälle findet er verlangsamte Skg, allerdings mit der Methode nach LINZENMEIER. In einem Falle konnte SCHLESINGER direkt verfolgen, wie bei einem Pat., der an einer akuten Polyarthritis litt, ein Icterus catarrhalis aufgetreten war und die Skg durch die Polyarthritis stark beschleunigt, mit zunehmendem Ikterus deutlich langsamer und mit Rückbildung desselben wieder schneller wurde. Einen ähnlichen Fall haben wir auch beobachtet (siehe S. 137). Die Fälle von Icterus catarrhalis mit leichtbeschleunigter Skg waren nach SCHLESINGER solche, wo kurz vor Ausbruch des Ikterus eine besonders heftige Gastroenteritis vorausgegangen war oder wo der Ikterus weniger intensiv war. Fälle mit starker Bradykardie sollen häufiger auch Skg-Verlangsamung zeigen, was beides durch Gallensäurevermehrung zu erklären wäre. Nach RADOSAVLJEVIĆ und SEKULIĆ (26 Fälle) ist bei Icterus catarrhalis die Skg immer normal oder verlangsamt, ebenso nach KLOPSTOCK (7 Fälle). Ebenso sind die Befunde von WALTON, doch soll im Abheilen des Ikterus doch manchmal leichte Skg-Beschleunigung auftreten.

Unter 24 Fällen von klinisch sicherem Icterus catarrhalis beobachteten wir 19—, 1 ±, 4 +. Von den 4 + war in 2 Fällen die Skg-Beschleunigung aus anderen Gründen erklärlich, in einem Fall bestand eine Gravidität (fünfter Monat), der andere war 5 Tage nach einer hochfieberhaften Influenza. Im dritten Falle konnte für die Beschleunigung kein Grund angegeben werden, da außer dem Ikterus keine andere Erkrankung gefunden wurde. Die Skg wurde 10mal innerhalb von 4 Wochen wiederholt und schwankte zwischen 15 und 30 mm. Der vierte Fall (eine 20jährige, bisher immer gesunde Pat.) lag diagnostisch nicht ganz klar. Bei konstant hoher Skg (um 40 mm, bei negativer Galaktoseprobe) wurde in der vierten Woche des Ikterus eine Probelaporatomie vorgenommen. Die Gallenblase war o. B., eine Probeexzision eines Leberstückchens zeigte entzündliche Infiltrate bei Bindegewebsvermehrung wie bei einer beginnenden Cirrhose.

Echte Skg-Verlangsamung (St.-Skg unter 1 mm) konnten wir bei Icterus catarrhalis nur in einem Falle beobachten. Dagegen sind tiefnormale Zahlen (1 bis 2 mm) häufiger.

Beim *Icterus lueticus* soll fast ausnahmslos mäßige Skg-Beschleunigung vorkommen (KLOPSTOCK, NOAH und HAHN, DOMARUS u. a.). Wir selbst konnten keinen Fall eines echten Icterus lueticus beobachten, d. h. einen Ikterus bei Lues ohne vorausgegangene antiluetische Behandlung. Dagegen ist beim *Ikterus nach Salvarsanbehandlung*, der typischerweise 1 bis 6 Monate nach einer Salvarsankur auftritt, die Skg wie beim Icterus catarrhalis (KLOPSTOCK, WALTON). Unter 10 Fällen waren 9—, 1 ±.

Die Skg bei *akuter gelber Leberatrophie* ist wechselnd. (BERGSTRAND: 20 Fälle normal, 8 leicht, 5 stark beschleunigt, NOAH und HAHN: 2 Fälle verlangsamt, 3 normal, DOMARUS: 3 verlangsamt.) Es gestattet somit die Skg keine Differentialdiagnose zwischen Icterus catarrhalis, Salvarsanikterus, und akuter gelber Atrophie. Da aber bei Icterus catarrhalis die Skg meist zu Beginn der Erkrankung am langsamsten ist, wird eine zunehmende Skg-Verlangsamung im Verlaufe eines schweren Ikterus bei passenden klinischen Symptomen an akute gelbe Atrophie denken lassen. Doch kann auch das Umgekehrte der Fall sein, wenn die Fibrinogen- und Globulinvermehrung, durch Leberzellzerfall skg-beschleunigend, die Skg-Hemmung des schweren Parenchymikterus überwiegt.

Der *epidemische Ikterus* der Kinder, der klinisch gewisse Ähnlichkeiten mit dem Parenchymikterus (herabgesetzte Galaktosetoleranz) hat, geht in allen Fällen mit erhöhter Skg einher (CHOMET). Pathogenetisch gehört er aber zu den allgemeinen Infektionskrankheiten und insbesondere die pathologisch anatomischen Befunde ausgedehnter Leberzellnekrosen (WALLGREN) erklären die Skg-Beschleunigung.

Ebenso ist bei *Icterus infectiosus* WEIL die Skg beschleunigt (HASHIMOTO).

Dagegen ist die Skg ein außerordentlich wichtiges *differentialdiagnostisches* Merkmal zur Abgrenzung der ebengenannten parenchymatösen Ikterusformen gegen *Verschlußikterus* und trotz eventueller Ausnahmen zweifellos verläßlicher als alle klinischen Leberfunktionsproben.

Die Skg bei *Lebercirrhose* ist bei ausgeprägten Krankheitsbildern wohl immer beschleunigt. Darüber sind die Angaben der Literatur einig. Aber vielfach wird darauf hingewiesen, daß bei beginnender Lebercirrhose die Skg normal ist (WALTON). So ist die Skg in den Fällen beschleunigt, wo ein Pat., der an Lebercirrhose erkrankt ist, mit Zeichen von Leberinsuffizienz oder mit Ascites zum Arzt kommt. In solchen Fällen gibt die Skg Bestätigung der Diagnose und ist insbesondere zur Abgrenzung gegen Stauungscirrhose, die stets mit normaler Skg einhergeht (NOAH und HAHN, DOMARUS u. a.), wertvoll. Daß maligne Leberverhärtungen in der Regel auch sehr starke Skg-Beschleunigung zeigen, ebenso die Lebertumoren bei Leukaemien, werden wir später besprechen.

Wir haben als Lebercirrhosen nur die Fälle zusammengestellt, die diagnostisch sichergestellt waren, 11 Fälle: 1 ±, 4 +, 6 + +. Dabei sind keine Fälle von beginnender Lebercirrhose, da uns diese Diagnose zu unsicher erschien.

Ob eine normale Skg gegen die Diagnose einer beginnenden Cirrhose verwertet werden kann, erscheint uns immerhin fraglich.

Bei *Cholelithiasis* sind starke Skg-Beschleunigungen die Regel, und zwar ist die Skg 24 St. nach Beginn des Anfalls in der Regel schon deutlich beschleunigt (TROELL). Neben der Temperaturerhöhung ist die zu-, bzw. abnehmende Skg-Geschwindigkeit ein ausgezeichnetes Maß für die Intensität und Ausdehnung des entzündlichen Prozesses (Abb. 19). Die Skg-Beschleunigung wird nur in den Fällen von Cholecystitis deutlich, wo die Entzündung bis zur Serosa fortschreitet (MONTANARI-REGGIANI). Fehlt diese, wie bei symptomarmem Steinverschluß mit Ikterus oder bloßem Hydrops der Gallenblase, so ist auch die Skg unverändert. Bei länger dauerndem Verschlußikterus ist die Skg meist beschleunigt. Das bloße reaktionslose Vorhandensein von Gallensteinen läßt natürlich die Skg unbeeinflußt.

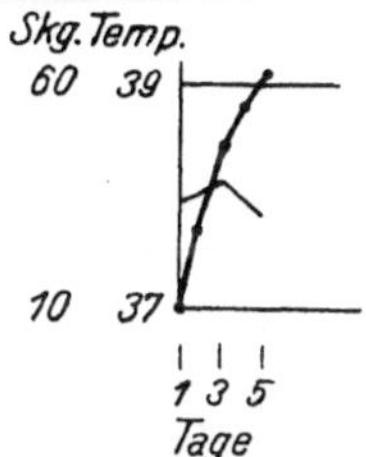

Abb. 19. Cholelithiasisanfall mit Cholecystitis (Mittelwerte aus 145 Fällen nach LIEDBERG).

Der *Ikterus* bei Steinverschluß mit Cholecystitis übt neben der stark skg-beschleunigenden Entzündung keine Skg-Hemmung aus. LIEDBERG zeigte an einem großen Material, daß die durchschnittliche Skg-Beschleunigung bei Cholelithiasis mit Ikterus nicht geringer ist als bei Fällen ohne Ikterus.

Unter *Cholelithiasis* haben wir nur solche Fälle mit Cholelithiasisanfällen zusammengefaßt, bei denen röntgenologisch oder operativ Gallensteine nachgewiesen werden konnten. Die Fälle mit länger dauerndem hohem Fieber, auch außer den Anfällen, haben wir als Cholecystitis, die Fälle mit deutlichem Milztumor, chronischen Temperaturen und wenigstens leichtem Ikterus als Cholangitis zusammengefaßt. Alle Fälle, die diagnostisch nicht ganz klar waren, haben wir in diese Zusammenstellung nicht aufgenommen.

Cholelithiasis 30 Fälle: 9—, 1 ±, 15 +, 5 + +. Bei 8 von den 9 Fällen mit normaler Skg lag die letzte Gallensteinkolik längere Zeit zurück (7, 8, 14, 15 Tage, 6 Wochen, 3 Monate und in 2 Fällen 3 Jahre). In keinem Falle waren Zeichen einer frischen Entzündung nachweisbar (afebril) und in den meisten war außerdem röntgenologisch eine gute Füllung der Gallenblase mit prompter Kontraktion nach Eidotter vorhanden, was auch gegen eine ausgedehntere Cholecystitis spricht.

Besonders wertvoll war die Skg in folgendem Fall: Friedrich B., 33 J., seit 8 Monaten öfters Gallensteinkoliken, nie Ikterus, nie Fieber. In den letzten 3 Tagen mehrere heftige Koliken. Bei der Aufnahme an die Klinik am 12. 3. 34 kein Ikterus, kein Fieber, Skg *3 mm*. Röntgenologisch flauer, normal großer Gallenblasenschatten, der sich auf Eidotter prompt verkleinert. Zwei Konkremente sichtbar. Operation (30. 3. 34): Gallenblase 10 × 2 cm, enthält mehrere mittelgroße Steine. Die histologische Untersuchung ergab an zwei untersuchten Schnitten aus dem Fundus der Gallenblase und vom Abgang des Ductus cysticus eine papilläre Hyperplasie der Gallenblasenschleimhaut mit tief eingesunkenen LUSCHKAschen Gängen. Mit Rücksicht auf die normale Skg bei gehäuften Anfällen konnte schon vor der Operation eine Cholecystitis ausgeschlossen werden.

Bei dem Fall ± lag der letzte Anfall 2 Jahre zurück, doch hatten wir guten Grund, eine leichte Cholecystitis anzunehmen: Gisela D., vor 2 Jahren Schmerzanfälle im rechten Oberbauch mit zeitweise leichtem Ikterus, bei der Aufnahme 7. 12. 33 Subikterus, aber seit $1^1/_2$ Jahren keine Schmerzanfälle. Pat. hatte eine deutliche Resistenz und Druckempfindlichkeit in der Gallenblasengegend. Sie hatte subfebrile Temperaturen bis 37,4, Skg *16 mm*. Röntgenologisch normal großer, normal gelegener, mitteldichter Gallenblasenschatten, der sich 20 Min. nach Eidotter nur wenig verkleinert. Zahlreiche Gallensteine sichtbar. Auch bei der Duodenalsondierung konnte kein Gallenblasenreflex nachgewiesen werden. Lokale Druckempfindlichkeit, subfebrile Temperaturen und fehlender Gallenblasenreflex bei mitteldichter Kontrastfüllung sprechen für leichte Cholecystitis. Damit ist auch die geringe Skg-Beschleunigung erklärt.

Die Fälle mit Skg + und ++ hatten teils schwere Cholelithiasisattacken kurz vorher durchgemacht, teils waren Zeichen noch bestehender Cholecystitis vorhanden. Bei leichteren Anfällen ging die Skg nach 2 bis 3 Wochen zur Norm zurück, nach schwereren oder besonders nach gehäuften Anfällen war die Skg meist ++ und blieb noch durch mehrere Wochen beschleunigt.

Somit scheint die Stärke und Dauer der Skg-Erhöhung der beste Maßstab der *Intensität der entzündlichen Beteiligung der Gallenblase* und des Verlaufes der Entzündung zu sein.

Cholecystitis 9 Fälle, 4 +, 5 ++. Uns erscheint eine Skg-Beschleunigung ein obligates Symptom einer Cholecystitis.

Bei *Cholangitis* ist die Skg immer sehr stark beschleunigt. (6 Fälle, alle ++.)

Die große Ausdehnung der Entzündung erklärt, daß man bei Cholangitis in der Regel besonders starke Skg-Beschleunigung findet. Besonders wertvoll zur Diagnose ist die starke Skg-Beschleunigung, wenn gerade kein hohes Fieber vorhanden ist.

In Fällen, wo das Fieber und andere Symptome nicht sehr ausgeprägt sind, kann die Skg für die Diagnose wegleitend sein. Amalia A., 36 J., vor 17 Jahren luetische Infektion, seit $1^1/_2$ Jahren uncharakteristische Bauchkoliken. Pat. lag mehrmals in verschiedenen Spitälern, und es wurde bei ihr Adnexitis, Cholelithiasis, Ulcus ventriculi, tabische Krisen u. a. angenommen. Vor 6 Wochen hatte sie wieder heftige Koliken, und jetzt soll zum ersten Male Ikterus aufgetreten sein. Bei der Aufnahme an die Klinik am 30. 3. 33 war Pat. stark ikterisch, die Gallenblasengegend nicht druckempfindlich, Milz nicht palpabel. Es bestanden subfebrile Temperaturen bis 37,6, keine Anaemie, Leukocyten 9400 mit mäßiger Linksverschiebung. Im Harn war Millon positiv, Leucin und Thyrosin vorhanden. Skg *60 mm*. Pat. war zeitweise somnolent und klagte öfters über heftige Bauchschmerzen. Der subkomatöse Zustand der Patientin und anderes deutete auf schwere Leberschädigung und sprach gegen einfache Gallenkoliken mit Ikterus. Trotz Fehlens höherer Temperatur und fehlendem Milztumors wurde mit Rücksicht auf die hohe Skg eine Cholangitis erwogen. Eine Operation wurde vom Chirurgen mit Rücksicht auf den sehr schlechten Allgemeinzustand der Pat. vorderhand abgelehnt. Die Obduktion (2. 5. 34) ergab eine Cholelithiasis, Choledocholithiasis, Cholecystitis und Cholangitis chronica.

In der Regel ist die Skg bei Cholangitis noch viel stärker beschleunigt und es mag im obigem Falle die schwere Kachexie skg-hemmend gewirkt haben.

In acht weiteren Fällen, wo bei Karzinommetastasen *Stauungscholangitis* vorhanden war, war die Skg durchwegs ++.

Manche Chirurgen (LINTON, CLUTE und VEAL) verwenden die Skg als Zeichen drohender *postoperativer Blutungstendenz*. Fälle von chronischem Ikterus mit stark beschleunigter Skg sollen häufig postoperative Blutungen zeigen. Diese Angaben konnten BURKE und WEIR nicht bestätigen; auch wir konnten uns auch von der Gültigkeit dieser Regel nicht überzeugen und halten nach wie vor die Skg-Beschleunigung für einen Ausdruck der Intensität der Entzündung.

Bei *akuter Pankreatitis* wurden stets sehr starke Skg-Beschleunigungen beobachtet (DOMARUS), was bei der bis zum Peritoneum fortschreitenden Entzündung verständlich ist. Außerdem ist aus Tierversuchen bekannt, daß Unterbindung des Ductus pancreatis zu sehr starker Skg-Beschleunigung (Fibrinogenvermehrung) führt (SEKI).

Bei 2 Fällen von akuter Pankreatitis fanden wir sehr starke Skg-Beschleunigung, bei einem Fall *chronischer Pankreatitis* (Fettstühle, Kachexie, afebril, schwere Anaemie, Erythrocyten 3,8, Haemoglobin 40) 2 Jahre nach akuter Pankreatitis normale Skg.

Für die *Diagnostik* der Leber-, Gallenblasenerkrankungen ist die Skg mithin ein sehr aufschlußreicher Befund. Normale Skg bei Ikterus spricht für Icterus catarrhalis, toxischen Ikterus, gelbe Leberatrophie, hämolytischen Ikterus; beschleunigte Skg dagegen für Verschlußikterus, Cholecystitis, Cholangitis, maligne Tumoren. Bei Koliken im Oberbauch spricht beschleunigte Skg für Cholelithiasis, Pankreatitis, gegen Ulcus duodeni. Bei Lebertumoren spricht normale Skg für Stauungsleber, eventuell beginnende Lebercirrhose, beschleunigte Skg für ausgeprägte Lebercirrhose, cholangitische Cirrhose, Tumormetastasen.

Bei Cholecystitis ist der Grad der Skg-Beschleunigung für die *Beurteilung* der Intensität und Ausdehnung *der Entzündung* verwertbar.

F. Erkrankungen der Nieren und der Harnwege.

Die *akute Glomerulonephritis* geht stets mit Skg-Beschleunigung einher. Wenn andere beschleunigende Faktoren auszuschließen sind, ist der Verlauf der Skg-Kurve mit ein Maß für die Prognose. Ist die Skg normal, so hat die Nephritis Tendenz zu baldiger Ausheilung. KOLLERT zeigte, daß man auch bei Vorhandensein retinitischer Herde, sobald die Skg normal wird, die Rückbildung der *Retinitis* voraussagen kann.

Führt die akute Nephritis zu Retention harnfähiger Substanzen, so steigt die Skg-Beschleunigung rapid an, um bei *Uraemie* besonders hohe Skg-Werte zu erreichen.

Besonders wertvoll ist die Skg bei akuter Glomerulonephritis als Indikator entzündlicher Prozesse im Körper, welche die Nephritis ungünstig beeinflussen. Da alle entzündlichen skg-beschleunigenden Prozesse auch die Nephritis ungünstig beeinflussen, vielleicht sogar direkt

Übersicht.

Beschleunigt	Normal
Akute Nephritis + (infektiös oder toxisch, Hg. usw.)	Herdnephritis
Chronische Nephritis +	Sekundäre Schrumpfniere (soweit renal kompensiert und ohne Anaemie)
Maligne Nephrosklerose + +	Benigne Nephrosklerose
	Essentielle Hypertonie
Uraemie + +	
Nephrose + +	Restalbuminurie
	Orthostatische Albuminurie
Amyloidose + +	
Nierentuberkulose +	
Pyelitis +, + +	
Nephrolithiasis (mit sekundärer Infektion) +	Unkomplizierte Nephrolithiasis
	Hydronephrose
	Ren mobilis
	Cystenniere (ohne renale Dekompensation)
Akute Cystitis ±	Chronische Cystitis
Prostatitis +	Prostatahypertrophie

die Ausheilung hindern (Kollert), ist die Skg bei der Nephritis genau zu verfolgen und kann in manchen Fällen zur Auffindung des *Primärherdes* führen. Da die Nephritis als solche bereits skg-beschleunigend wirkt, so ist eine einzelne Skg-Bestimmung für die Erkennung eines entzündlichen Primärherdes nicht zu verwenden. Die rasch ausheilende Nephritis ist durch sukzessive Annäherung der Skg-Werte an die Norm, die subakut verlaufende durch Rezidive unterbrochene Erkrankung dagegen durch stark wechselnde Skg-Werte charakterisiert.

Schwankungen der Skg-Geschwindigkeit sind eventuell ein Hinweis dafür, daß im Körper an Intensität und Größe schwankende Infektionsherde vorhanden sind, die die Nephritis unterhalten und eventuell (Tonsillitis, Otitis, Periostitis, Furunkel) therapeutisch beeinflußbar, oft aber auch einer kausalen Therapie unzugänglich sind (Endokarditis u. a.).

Unter 9 Fällen akuter Nephritis beobachteten wir 2—, 1 ±, 4 +, 2 + +. Prognostisch wichtig sind vor allem die Fälle mit normaler Skg.

Hildegard E., 21 J., Oktober 1931 Angina mit kurzdauerndem hohem Fieber. Da sich Pat. seither nicht recht wohl fühlte, suchte sie im Dezember einen Arzt auf, der Albumen im Harn feststellte. Sie lag dann 3 Monate auf einer Klinik, wo eine akute Glomerulonephritis diagnostiziert wurde (Lidödem, Blutdruck 165/80, Rest-N normal, typisches Harnsediment). Im Februar 1932 wurde die Tonsillektomie vorgenommen, März 1933 traten allgemeine Ödeme auf, sie hatte Kopfschmerzen, Kreuzschmerzen und hatte häufiges Erbrechen. Außerdem leidet sie an großer Müdigkeit und Appetitlosigkeit. Aufnahme an die Klinik 21. 6. 33. Blutdruck 180/100, Rest-N 70, im Harn Eiweiß, im Sediment Zylinder und Erythrocyten, keine Anaemie, jetzt keine Ödeme, doch soll sie nach Angabe des Arztes vor kurzem noch universelle Ödeme gehabt haben. Skg *13 mm*. Der Blutdruck fiel nach wenigen Tagen zur Norm ab, der Rest-N wurde normal, und Pat. wurde subjektiv geheilt entlassen. Nur eine Restalbuminurie bestand fort.

Marie M., 36 J., vor 4 Wochen Schnupfen mit Halsschmerzen, vor 10 Tagen Schmerzen in beiden Lenden mit Ausstrahlung in beide Oberschenkel. In der Ambulanz der Poliklinik wurden allgemeine Ödeme, Albuminurie und Blutdruck 160 festgestellt. Aufnahme an die Klinik 10. 4. 34, Knöchelödem, Hydrothorax, Blutdruck 145/80, im Harn Albumen, im Sediment Erythrocyten und vereinzelte Zylinder. Subfebrile Temperaturen, Skg *7 mm*. Die Ödeme verschwanden innerhalb weniger Tage restlos, ebenso der Hydrothorax, der Blutdruck ging täglich etwas zurück und war nach 10 Tagen 110/60. Bei der Entlassung hatte sie außer etwas Albumen und vereinzelten Erythrocyten keine weiteren Zeichen der abgelaufenen Nephritis. Wasserausscheidung, Verdünnungs- und Konzentrationsversuch waren absolut normal. Nachuntersuchung 3 Monate später: Pat. fühlt sich vollkommen gesund, Blutdruck 125, Harn o. B., Skg *10 mm*.

In beiden Fällen handelte es sich um akute Glomerulonephritis, die in Heilung begriffen war, und die gute *Prognose* auf Grund normaler Skg gestellt, hatte sich erfüllt. Der Fall ± hatte eine leichte, akute Nephritis nach Angina. Die Angina lag erst 14 Tage zurück und kann zur mäßigen Skg-Beschleunigung beigetragen haben. Die Nephritis war innerhalb 14 Tagen restlos ausgeheilt. In den 4 Fällen + war das Vollbild der Glomerulonephritis vorhanden. Die 2 Fälle ++ waren beide besonders schwer. Beide hatten ausgesprochene Anaemie, bei dem einen mußte wegen dauernder, sehr heftiger Nierenblutung ein Jahr später die Dekapsulation vorgenommen werden.

Bei der *Herdnephritis* ist die Skg normal, wenn sie nicht durch entzündliche Prozesse (Angina oder andere infektiöse Erkrankungen) erhöht oder noch erhöht ist. Ist die Skg-Erhöhung nach der Angina usw. abgeklungen, so bleibt die Skg normal, wenn auch im Harn noch pathologische Bestandteile vorhanden sind.

Ebenso findet man bei den oft jahrelang dauernden *Restalbuminurien* mit oder ohne pathologischen Nierenbestandteilen normale Skg, und da ist die Skg-Bestimmung von einigem differentialdiagnostischen Werte gegen progrediente Nierenschrumpfung.

In 5 Fällen von Restalbuminurie, die alle normale Skg-Werte zeigten, konnten wir uns nach genauester, längerer Beobachtung davon überzeugen, daß die Nierenfunktion ungeschädigt blieb.

Ebenso ist bei *orthostatischer Albuminurie* die Skg normal.

Zur *Differentialdiagnose* zwischen maligner und benigner Nephrosklerose und chronischer Nephritis gibt die Skg nicht viel. In der Regel finden sich bei den Fällen, die mit Retention harnfähiger Stoffe und Anaemie einhergehen, auch Skg-Beschleunigung, aber andere klinische Methoden sind verläßlicher.

Aus differentialdiagnostischen Gründen nehmen wir die Fälle *essentieller Hypertonie*, darunter alle Fälle, wo Hypertonie das klinische Leitsymptom war, zu den Nierenkrankheiten. Zu den Fällen essentieller

Hypertonie haben wir alle Fälle mit fixiertem oder nichtfixiertem Hochdruck gezählt, bei denen renale Symptome nicht nachweisbar waren. Im Augenhintergrund enge Gefäße, Blutdruck wenigstens zeitweise erhöht oder bei kardialer Dekompensation wenigstens noch ein erhöhter diastolischer Blutdruck nachweisbar. Keine Rest-N-Erhöhung. Keine oder unbedeutende Anaemie („roter Hochdruck"), fehlende oder geringe Eiweißausscheidung. Urobilinogen nicht vermindert, keine wesentliche Einschränkung der Konzentrationsfähigkeit des Harnes (mindest bis 1025). Unter 27 solcher Fälle essentieller Hypertonie war die Skg bei 24 Fällen —, 1+, 2++. Die Fälle mit Skg-Beschleunigung hatten alle Komplikationen, die die Beschleunigung erklärten (1 Fall + hatte zerebrale Erweichungsherde, 1 Fall ++ eine Cholecystitis, und 1 Fall ++ eine schrumpfende, mediastinale Schwarte, wahrscheinlich mit Erguß).

Die Fälle, die außer den oben geschilderten Symptomen noch irgendein klinisches Zeichen leichter renaler Insuffizienz boten, vor allem schlechte Konzentrationsfähigkeit, haben wir als *benigne Nephrosklerosen* zusammengefaßt (5 Fälle, davon 4 —, 1 ±).

Die Fälle mit Zeichen renaler Insuffizienz (Retinitis albuminurica, deutlicher Anaemie, mäßiger Erhöhung des Rest-N und des Xanthoproteins, Isosthenurie oder wenigstens deutliche Hyposthenurie) ohne das klinische Vollbild der Uraemie und keine akute Nephritis in der Anamnese, haben wir als *maligne Nephrosklerose* zusammengefaßt: 3 Fälle ++.

Es läßt sich also die Regel aufstellen, daß bei *essentieller Hypertonie* und *benigner Nephrosklerose* die Skg normal, bei *maligner Nephrosklerose*, sehr stark beschleunigt ist. So fand auch KIRKLAND aus dem Material der VOLHARDschen Klinik bei der malignen Nephrosklerose meist stark erhöhte Skg-Werte.

In Fällen von essentieller Hypertonie ohne renale Dekompensation spricht Skg-Erhöhung für irgendeine extrarenale Komplikation, meist sind es frische myomalazische Herde oder Organinfarkte.

Bei der echten (azotaemischen) *Uraemie* ist die Skg in allen Fällen sehr stark beschleunigt. Über die Skg bei der reinen eklamptischen und bei der Pseudouraemie ist nichts bekannt.

Bei 14 Uraemiefällen (maligne Nephrosklerose, chronische Nephritis, pyelonephritischer Schrumpfniere, Nephritis apostematosa) war die Skg in 1 Fall +, 13 ++.

Bei *chronischer Nephritis* ohne deutliche renale Dekompensation, fanden wir in 2 Fällen normale Skg, in Fällen mit renaler Dekompensation war die Skg immer erhöht. Die Fälle chronischer Nephritis sind von den Fällen genuiner Nephrosklerose allerdings nur durch die Anamnese abgrenzbar, und auch pathologisch-anatomisch macht die Differenzierung große Schwierigkeiten oder ist überhaupt unmöglich (KUTSCHERA).

Bei *Nephrosen* ist die Skg in der Regel sehr stark beschleunigt, und sobald Nephrosen als Komplikation einer Tuberkuloseerkrankung auftreten, macht sich dies durch erhebliche Zunahme der Skg-Beschleunigung bemerkbar (Bier). Kollert meint, daß im allgemeinen bei Nierenkrankheiten die Skg umsomehr beschleunigt ist, je stärker die Eiweißausscheidung ist. So ist auch bei *Amyloidose* die Skg sehr stark beschleunigt.

Bei *Nierentuberkulose* ist die Skg natürlich nur dann beschleunigt, wenn der Prozeß eine gewisse Ausdehnung erreicht hat. Trotzdem ist die Skg dabei von allergrößter diagnostischer Bedeutung, denn die allermeisten Fälle von Nierentuberkulose, die mit Beschwerden den Arzt aufsuchen, zeigen tatsächlich fast immer deutliche Skg-Beschleunigung (90% unter 68 Fällen nach Saheki). Weiters ist der Grad der Skg-Beschleunigung ein Maßstab für die Ausdehnung des Prozesses (Húth und Kolos) und mithin auch für die Prognose des Falles wichtig. Daß dabei in seltenen Fällen auch große, ganz abgekapselte und verkalkte Nierencavernen, ebenso wie Lungencavernen mit geringer oder fehlender Skg-Beschleunigung einhergehen können, ist selbstverständlich.

Bei der *akuten Cystopyelitis* mit plötzlichem, steilem Fieberanstieg hinkt die Skg-Beschleunigung der Temperaturkurve, wie bei anderen entzündlichen Erkrankungen, etwas nach. Erst am 3. Tage ist die Skg sehr stark beschleunigt. Colipyelitiden haben meist höhere Skg-Werte als Staphylokokkeninfektionen, da letztere im allgemeinen einen milderen Verlauf haben. Auch fieberfreie und subfebrile Fälle akuter Cystopyelitis reagieren mit deutlicher Skg-Beschleunigung.

Bertram zeigte an einem großen Material, daß die Skg bei der Pyelitis für die Prognose sehr wertvoll ist. Gute Prognosen haben jene Fälle, bei denen die Skg-Beschleunigung im Laufe der ersten Wochen nach Abklingen des Fiebers zur Norm zurückkehrt. Unter 27 Fällen akuter Cystopyelitis, die später keine Rezidive zeigten, war bei 24 Fällen die Skg innerhalb 4 bis 5 Wochen normal. Dagegen war unter 30 Fällen, die später an Rezidiven erkrankten, die Skg in 24 Fällen nicht zur Norm zurückgekehrt.

Chronische Fälle von *Cystopyelitis* gehen etwa in der Hälfte ohne Skg-Beschleunigung einher, doch zeigt sich bei diesen Fällen, daß bei Störung der Nierenfunktion die Skg entsprechend beschleunigt ist (Bertram).

Chronische *Cystitis* führt in der Regel nicht zu Skg-Beschleunigung, wie wir uns in 4 Fällen sehr schwerer chronischer Cystitis überzeugen konnten. Auch bei akuter Cystitis ist die Skg in der Regel normal, außer bei den Fällen, die auch zu deutlichem Temperaturanstieg führen (Zeichen tiefgreifender Entzündung).

Nierensteine ohne Entzündung oder Destruktion des Nierenparenchyms führen nicht zu Skg-Beschleunigung. Nach einem Anfall von Nephrolithiasis findet sich in der Regel am nächsten Tage deutliche Skg-Beschleunigung, doch ist die Beschleunigung meist schwächer ausgeprägt als bei Cholelithiasisanfällen. Bei Infektion des Nierenbeckens oder bei Harnstauung, besonders in Fällen mit Destruktion des Nierenparenchyms, ist die Skg entsprechend dem Grade der Schädigung stark bis sehr stark beschleunigt (HŮTH und MAYER) (Abb. 20).

Unter 8 Fällen von Nephrolithiasis war die Skg 2—, 2 ±, 3 +, 1 + +. In den Fällen mit normaler Skg lagen die Anfälle längere Zeit zurück, in den Fällen ± 3, bzw. 8 Tage. Bei einem Fall konnten wir nach einem Jahr (Pat. war inzwischen beschwerdefrei) vollkommene normale Skg nachweisen. Die Fälle + waren kurz oder wenige Tage nach schweren Anfällen. Der Fall + + hatte vor einer Woche zwei sehr schwere Anfälle, bei der Aufnahme am ersten Tag noch hohes Fieber. Skg 82 mm. Röntgenologisch Ausgußstein des linken Nierenbeckens. 10 Tage später war die Skg auf 26 zurückgegangen.

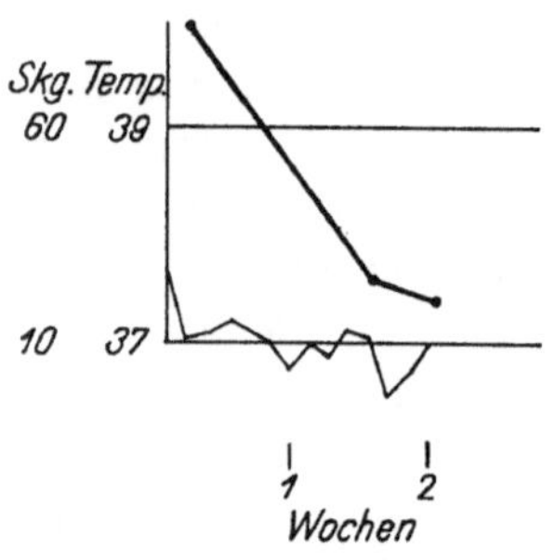

Abb. 20. Nephrolithiasis. Anfall 5 Tage vor der Spitalsaufnahme.

Ob akute *Anurien* bei Nierensteinen in allen Fällen zu Skg-Beschleunigung führen, ist nicht bekannt. Interessant ist in diesem Zusammenhang, daß FRENKELL und WYSSOLSKY bei Katzen nach doppelseitiger Nephrektomie keine sichere Skg-Beschleunigung nachweisen konnten, die nicht durch den operativen Eingriff allein zu erklären gewesen wären. Kontrolltiere zeigten nach bloßem Hautschnitt ähnliche Skg-Beschleunigungen, wie die Tiere, denen beide Nieren exstirpiert worden waren.

Die unkomplizierte *Prostatahypertrophie* ändert die Skg nicht, aber sowohl entzündliche Prozesse der Prostata wie Funktionsstörung der Nieren führen zu Skg-Beschleunigung. Es wäre noch festzustellen, ob bei Prostatikern nicht regelmäßige Skg-Bestimmungen für die erste Erfassung gefährlicher Harnstauungen zur Ergänzung anderer Befunde wertvoll wären.

Bei den *Nierenerkrankungen* ist somit die Skg von Bedeutung für die *Diagnose*, von größerer Bedeutung aber für die *Prognose*, bzw. für die Beurteilung der *Ausdehnung einer Erkrankung.* Normale Skg wird in allen Fällen gutartiger Albuminurie, Blutung, Hypertension gefordert werden müssen. Beschleunigte Skg wird oft auf einen schweren Nierenprozeß aufmerksam machen, den erst weitere Untersuchungen differentialdiagnostisch klären werden. Bei haematogenen Nierenerkrankungen deuten starke Skg-Schwankungen auf einen *entzündlichen Fokus.*

G. Blutkrankheiten.

1. Einleitung: Senkung bei Anaemie und Polyglobulie.

Bereits im III. Kapitel wurde darauf hingewiesen, daß die *Erythrocytenkonzentration* die Skg beeinflußt. Über den Grad dieses Einflusses und seine klinische Bedeutung sind tausende Seiten geschrieben worden, zahlreiche Korrekturvorschläge und Tabellen aufgestellt, und das praktische Resultat ist fast Null. Es kann hier nicht auf die Riesenliteratur eingegangen werden — fast jeder Autor hat die Frage irgendwie gestreift, jeder Erfahrene hat sich ein Urteil gebildet über den Einfluß der Anaemie auf die Erythrocyten Skg. — Aber, wenn ein bestimmter Fall klinisch genau untersucht wird, die Diagnose gestellt ist, so werden wir häufig von der Skg-Geschwindigkeit irgendeine Vorstellung haben, die nach einiger Erfahrung dem Resultate nahekommen wird; ist die gefundene Skg wesentlich abweichend von der erwarteten, so werden wir oft die Diagnose korrigieren und dann auch die Skg-Geschwindigkeit ins Gesamtbild einreihen können, geht aber eine Erkrankung mit schwerer Anaemie einher, so erleben wir in der Voraussage der mutmaßlichen Skg-Geschwindigkeit erfahrungsgemäß manchmal die größten Überraschungen. Es ist da noch eine große Unbekannte, die wir nicht kennen, nicht zu übersehen.

Bekanntlich wird nach Verdünnung einer Blut-Citrat-Mischung mit Citrateigenplasma die Skg entsprechend der Verminderung des Erythrocytengehaltes beschleunigt. Bereits Nasse war das im Prinzip bekannt, denn er findet, daß im defibrinierten Blut bei Zusatz steigender Serummengen die Blutkörperchen schneller sinken (Nasse: Das Blut, 1836). Später haben Abderhalden, Fåhraeus, Westergren u. v. a. sich mit diesem Phänomen beschäftigt und zu analysieren versucht, wieweit Änderungen der Erythrocytenzahl die Skg-Geschwindigkeit beeinflussen.

Daß neben der Erythrocytenzahl als solcher und noch viel maßgebender als diese die Suspensionsflüssigkeit ist, haben wir bereits im III. Kapitel erwähnt. Es sei hier nochmals erinnert, daß nach Verdünnung von Blut mit physiologischer Kochsalzlösung, Citratlösung usw. die Skg ganz enorm verlangsamt wird (siehe S. 11f.).

Versucht man aber die Erythrocytenzahl durch Zusatz von Citratplasma oder Oxalatplasma zu ändern, so sieht man nach relativ geringer Verminderung der Erythrocytenkonzentration erstaunlich große Skg-Beschleunigung. Dem entsprechen auch die Erfahrungen bei Anaemien, daß man nämlich bei gewissen Formen schwerer Anaemien fast regelmäßig starke Skg-Beschleunigung findet und bei Polycythaemie anderseits die Skg stark verlangsamt ist.

Es empfahlen daher Bönniger und Herrmann zur Ausschaltung des irreführenden Anaemiefaktors bei der Skg die Skg-Bestimmung in allen Fällen bei einem bestimmten Erythrocytenvolumen durchzuführen, das nach Bestimmung des Haematokriten durch Verdünnung des Blutes mit Citratplasma hergestellt werden müsse. An einem großen Material hat diese Idee später Gram, dann Walton durchgeführt, nur mit dem Unterschiede, daß letzterer das Blut vor der Skg auf 5 Mill. Erythrocyten konzentriert, bzw. verdünnt. In einer späteren Arbeit empfiehlt er aber die Umrechnung einer gefundenen Skg nach einer empirischen Kurve auf den Standardwert von 5000000 Erythrocyten. Auch Gram rechnet nach einer Tabelle um, ebenso WESTERGREN. Weiters wurden Umrechnungstabellen angegeben von SCHÄFER nach der Erythrocytenzahl, von VÖGEL nach dem Haemoglobingehalt und von MEIER u. a.

PLASS und ROURKE suchten auf originelle Weise den Anaemiefaktor zu berücksichtigen, indem sie die 1-St.-Skg in Prozenten des Gesamtplasmas angeben. Z. B. Skg 6 mm, bei Haematokriten von 40 = 10%, d. h. die Plasmahöhe nach 1 St. ist 10% der Plasmahöhe, die maximal erreichbar ist (nämlich durch Zentrifugieren). Später sind ROURKE und ERNSTENE mit Recht von dieser Methode abgekommen und haben dann auch Tabellen zur Umrechnung der Skg bei verschiedenen Haematokriten auf den Normalhaematokritwert angegeben.

Bei Betrachtung der verschiedenen *Umrechnungstabellen* zeigt sich, daß bei künstlicher Verdünnung des Blutes mit Eigenplasma bei relativ geringgradiger Blutverdünnung starke Skg-Unterschiede zutage treten. Aus der Tabelle von GRAM ersieht man z. B., daß eine künstliche Verdünnung des Blutes von 100 auf 80 Haemoglobin die St.-Skg etwa verdoppelt. Kann man also annehmen, daß ein konkreter Fall mit 80% Haemoglobin ohne diese Anaemie nur die halbe St.-Skg hätte? Kann man mit anderen Worten die Skg des anaemischen Blutes auf normalen Blutstatus umrechnen? Die meisten Autoren der Umrechnungstabellen behaupten es, wir müssen es aber mit WESTERGREN u. a. als *fehlerhaft* zurückweisen, und zwar aus folgenden Gründen:

1. Konzentriert man durch Abpipettieren der entsprechenden Citrat-Plasma-Menge verschiedene anaemische Blute soweit, daß der Haemoglobingehalt nunmehr 100% wird, so findet man, besonders bei schweren Anaemien, in der Regel verlangsamte Skg, ja in vielen Fällen ist die Skg nach 1 St. Null. (REICHEL und VAN DE STADT unveröffentlichte Untersuchungen.)

2. Bei vielen Fällen schwerer Anaemie (z. B. Chloranaemien, Blutungsanaemien) ist bei sehr niedrigen Erythrocyten- und Haemoglobinwerten die Skg normal, was wir bei entsprechender Verdünnung eines Blutes auf den gleichen Anaemiegrad mit Eigenplasma niemals reproduzieren können.

3. Durch Korrektur der Skg. verschiedener Krankheiten mit Anaemie errechnen wir meist Skg-Werte, die zum Krankheitsbilde weniger passen als die unkorrigierten Werte (LEBEL und LOTTRUP). Das kann man auch bei kritischer Durchsicht des Skg-Materials der Arbeiten von GRAM, WESTERGREN, THEORELL und WIDSTRÖM, WALTON u. a. direkt erkennen.

4. Bei Änderungen des Anaemiegrades im Verlaufe einer Erkrankung geht die Skg dem Anaemiegrad keineswegs immer parallel. Korrigiert man bei starken Schwankungen der Anaemie die Skg-Werte nach den Umrechnungstabellen, so kommt man meist auf Skg-Schwankungen, die dem klinischen Bilde absolut nicht entsprechen.

So beobachteten LEBEL und LOTTRUP bei einer Pneumonie mit Haemoglobin 74% eine Skg von 100 mm, dem entsprach ein korrigierter Wert von 55 mm. Später, bei Rückgang der Pneumonie, wurde die Skg bei Haemoglobin 102%, 85 mm. Dem entsprach ein korrigierter Wert von 90 mm. Die korrigierten Skg-Werte ergaben das Paradoxe, daß die Skg nach Rückgang einer Pneumonie ansteigen würde. Die Werte ohne Korrektur entsprachen hier aber gut den klinischen Erfahrungen.

5. Bei künstlicher Änderung der Blutkonzentration in vivo ändert sich die Skg meist nicht parallel der Änderung des Erythrocyten- und Haemoglobingehaltes.

So tritt nach 3 Min. langer venöser Stauung in allen Fällen eine Bluteindickung ein. Der Haemoglobingehalt stieg in 6 Versuchen WESTERGRENS um 6 bis 10%, das Plasmaeiweiß um 6 bis 11% an. Die 1-St.-Werte waren teils unverändert, teils unbedeutend verzögert, teils unbedeutend beschleunigt. Die Plasmaeindickung hatte die Erythrocytenkonzentrierung im Ausfall der Skg-Geschwindigkeit kompensiert. Diese Verhältnisse wurden von R. ENGEL eindeutig geklärt. Durch Austauschversuche zeigte er, daß das Plasma gestauten Blutes skg-fördernd, die Erythrocyten desselben skghemmend wirken.

Ein weiteres Beispiel dafür ist die Skg nach starken körperlichen Anstrengungen. Ich entnehme ROURKE und PLASS folgende Zahlen: Drei junge Leute laufen mehrere Stockwerke aufwärts, bis sie ganz erschöpft sind.

Tabelle 6.

		Plasma				Erythro-cyten-Volumen	Skg nach 1 St.
		Fibrin %	Globulin %	Albumin %	Gesamteiweiß %	%	%
I	Vor der Anstrengung	0,25	2,10	4,80	7,15	45,5	6
	Nachher	0,27	2,32	4,95	7,54	48,0	8
II	Vor der Anstrengung	0,31	2,12	4,40	6,85	45,6	7
	Nachher	0,35	2,22	4,68	7,25	48,1	6
III	Vor der Anstrengung	—	—	—	—	40,4	11
	Nachher	—	—	—	—	44,2	11

Das vermehrte Zellvolumen nach der Anstrengung wurde in diesen Fällen durch die Änderung der Eiweißfraktionen kompensiert, so daß die Skg vor und nach Änderung des Erythrocytenvolumens des Blutes praktisch die gleiche blieb.

Es zeigt sich also, daß in manchen Fällen die Änderung der Erythrocytenkonzentration durch Änderung der Plasmaeigenschaften kompensiert wird. So spielen auch bei Anaemien Faktoren eine Rolle, die wir durch künstliche Blutverdünnung *nicht* nachahmen können, und zwar Änderungen der Agglutinabilität der Erythrocyten, vielleicht teilweise bedingt durch Anisocytose, ferner Änderung des spezifischen Gewichtes, der Form der Erythrocyten, der Viskosität des Blutes u. a. Da mithin bei schweren Anaemien die Skg relativ viel langsamer ist als bei Blut, das in vitro künstlich durch Eigenplasma verdünnt ist, müssen bei

Anaemien skg-hemmende Faktoren vorhanden sein (WESTERGREN), deren Analyse im Einzelfalle schwierig ist.

Es sei hier nochmals an die STOCKESsche Formel für das Sinken runder Körperchen in einer Flüssigkeit erinnert:

$$\frac{\frac{4r^3\pi}{3}(\varrho-\varrho_1)\,g}{6\pi\eta}=\frac{2}{9}\cdot\frac{r^2(\varrho-\varrho_1)\,g}{\eta}$$

r = Radius der Körperchen,
ϱ = Spezifisches Gewicht derselben,
ϱ_1 = Spezifisches Gewicht der Flüssigkeit,
η = Viskosität der Flüssigkeit,
g = Erdbeschleunigung.

Der wesentlichste Faktor ist r, denn er kommt in der Formel in der zweiten Potenz vor. Maßgebend ist aber nicht der Radius der einzelnen Erythrocyten, sondern der, der als Einheit fallenden *Agglomerate*. Je mehr Erythrocyten agglomeriert sind, umso größer das r. Die Agglomeration ist aber vorwiegend durch Plasmaeigenschaften bewirkt, wie wir aus Austauschversuchen wissen, wo langsam senkende Erythrocyten im Plasma schnell senkenden Blutes aufgeschwemmt, schnell sedimentieren. Daß Änderung der Form und Größe der Erythrocyten aber auch einen Einfluß auf die Agglomerationsfähigkeit derselben ausübt, ist sehr wahrscheinlich, wenn auch nicht exakt bewiesen.

Auch Änderung der *chemischen Bestandteile der Erythrocyten* könnte bei Anaemie die Skg beeinflussen, konnte doch LINZENMEIER nachweisen, daß bei Blut verschiedener Tierarten (Ochs und Pferd) nach Vertauschen des Plasma und der Erythrocyten die Skg-Geschwindigkeit zum Teil von den Erythrocyten abhängig ist. Rasch sinkende Pferdeblutkörperchen bewahren im Ochsenplasma diese Eigenschaft und langsame Ochsenblutkörperchen im Pferdeplasma. VORSCHÜTZ zeigt auch, daß die Skg-Geschwindigkeit bei Tieren und menschlichem Anaemieblut teilweise vom Nucleoproteidgehalt der Erythrocyten abhängen kann und daß derselbe z. B. bei der perniziösen Anaemie tatsächlich erhöht sei. Endlich sei an die Versuche von FÅHRAEUS erinnert, der durch Erhitzen der Erythrocyten allein (getrennt vom Plasma) die Agglutinabilität vermindern konnte.

Der zweite Faktor, der nach der STOCKESschen Formel die Sinkgeschwindigkeit beeinflußt, ist η die Viskosität des Milieus. In dem Maße, in dem die Viskosität des Milieus geringer wird (also die Flüssigkeit weniger „sirupartig" ist), steigt die Skg-Geschwindigkeit suspendierter Körper. Wir haben aber oben auseinandergesetzt, daß die Steigerung der Viskosität des Plasmas die Skg der Erythrocyten beschleunigt (siehe S. 36).

Die STOCKESsche Formel gilt aber nur für das Sinken kugelförmiger Körperchen, die soweit voneinander entfernt sind, daß die *Reibung der Körperchen aneinander* vernachlässigt werden kann. Beim Blute ist das aber nicht der Fall, es wirkt also die Reibung der Körperchen aneinander stark hemmend. Bei runden Körperchen ist diese Hemmung umgekehrt proportional dem Quadrate der Reibung, bei der Skg ist der Faktor aber noch viel wesentlicher, da es sich nicht um runde Körperchen handelt, sondern um Sinken unregelmäßig geformter Agglomerate, die sich ineinander *verhängen*.

Es ist also die *Viskosität des Gesamtblutes* viel maßgebender für die Skg-Geschwindigkeit als die Viskosität des Plasmas und erstere ist der Zahl der Blutkörperchen ungefähr proportional. Im anaemischen Blute kann die Viskosität vom normalen Wert 4,5 auf 2,0 absinken, bei Polycythaemie auf 6,0 ansteigen. Es ist aber zu bedenken, daß durch Agglomeration der Erythrocyten die Zahl der frei schwebenden Körperchen schnell stark vermindert wird und die innere Reibung der Flüssigkeit sofort eine wesentlich andere wird, also die Viskositätsbestimmung des Gesamtblutes kein Maßstab für die tatsächliche innere Reibung nach Bildung der Agglomerate ist.

Die Viskosität des Plasmas η selbst kann abhängig von dem Eiweißspektrum zwischen 1,5 und 2,5 schwanken. Dieser Einfluß auf die Viskosität des Vollblutes ist aber viel geringer als derjenige der Erythrocytenzahl. So ist auch bei Polycythaemie die Viskosität des Gesamtblutes stark erhöht, trotz Verminderung der Viskosität des Plasmas.

In extremen Fällen kann nun die Skg auch durch Änderung des *spezifischen Gewichtes* der Erythrocyten (ϱ) verändert werden (LINDEBOOM). Das spezifische Gewicht der normalen Erythrocyten beträgt 1085 bis 1094, des Plasmas 1025 bis 1026; ($\varrho - \varrho_1$) bei diesen Mittelwerten 0,065. Bei schweren Fällen von perniziöser Anaemie kann das Plasma bis 1022 ab-, die Erythrocyten bis 1100 zunehmen (OESTREICH). Jetzt ist aber ($\varrho - \varrho_1$) = 0,088. Bei sekundärer Anaemie mit einem Plasmagewicht von 1022 und Erythrocyten 1068 ist $\varrho - \varrho_1 = 0{,}046$. Es kann also in der STOCKESschen Formel ($\varrho - \varrho_1$) bei verschiedenen Anaemien sich verhalten wie 1 : 2.

So fand auch BÜRKER, ferner BEHRENS, OHNO, daß bei einer dünnen Aufschwemmung von Blut in HAYEMscher Lösung (Ausschaltung der Agglomeration) die Skg-Geschwindigkeit vom Haemoglobingehalt der Erythrocyten abhängig ist. Weiters kommt das spezifische Gewicht der Erythrocyten deutlich zum Ausdruck, wenn man durch Zentrifugieren die Skg beschleunigt, so daß zu Agglomeration keine Zeit ist. An der Kuppe des Zentrifugates findet man da die größten, haemoglobinreichsten Zellen (BÖNNIGER und HERRMANN). Wenn man dann aus verschiedenen Schichthöhen des zentrifugierten Erythrocytensediments gleiche Erythrocytenvolumina im Plasma aufschwemmt, senken die Erythrocyten aus den untersten Schichten des Zentrifugates am schnellsten, und die Skg-Geschwindigkeit nimmt nach den oberen Schichten sukzessive ab (ABDERHALDEN).

Es wirken also bei Anaemien mit hohem Färbeindex die Erythrocyten durch ihr höheres spezifisches Gewicht skg-beschleunigend, umgekehrt bei Anaemien mit niedrigem Färbeindex. Das konnten BENDIEN, NEUBERG und SNAPPER durch Austauschversuche von Plasma und Erythrocyten verschiedener Anaemien in vitro direkt nachweisen.

In ausgedehnten Untersuchungen haben WESTERGREN, THEORELL und WIDSTRÖM die Skg mit dem Plasmaeiweißspektrum, dem Cholesterin- und Phosphatidgehalt verglichen und gefunden, daß die *Skg-Zahlen,* die aus den einzelnen Plasmabestandteilen erschlossen werden können, bei Anaemie *durch Umrechnung* nach dem Erythrocytengehalt in der Regel *nicht verbessert werden* (siehe S. 11 u. 39).

Dagegen empfehlen BENDIEN, NEUBERG und SNAPPER die bei Anaemie gefundene Skg durch die Zahl $\frac{E\,.\,Vol.}{45}$. Färbeindex zu dividieren, um dem Skg-Werte näher zu kommen, der aus dem Eiweißspektrum errechenbar ist. Aber selbst bei kritischer Durchsicht der Tabellen letztgenannter Autoren zeigt sich, daß eine Umrechnung der Skg-Werte obiger Formel die Skg-Resultate im allgemeinen nicht verbessert, und wir werden an anderer Stelle begründen, daß diese empfohlene Korrektur irrtümlich ist.

Die größere Korrektur der Skg nach den Umrechnungstabellen, die an

Hand künstlich verdünnten Blutes gewonnen ist, ist noch weniger am Platze, ebensowenig die Skg nach künstlicher Eindickung des Blutes in vitro auf normalen Haemoglobin- oder Erythrocytengehalt.

Autoren mit sehr ausgedehnter Erfahrung der klinischen Bewertung der Skg-Resultate (Westergren, Katz und Leffkowitz) haben übrigens seit jeher und immer wieder jede *Korrektur* einer Skg nach Haemoglobingehalt, Erythrocytenzahl oder Haematokrit *abgelehnt*. Die oben erwähnten experimentellen Untersuchungen haben wohl interessante theoretische Details gebracht, konnten aber keine diagnostische Verbesserung der Skg-Werte bei Anaemien erreichen.

An einem großen Krankenmaterial mit verschiedenen Anaemien haben Lebel und Lottrup gezeigt, daß die gefundene Skg fast in allen Fällen den einzelnen Krankheitsbildern besser entsprach als die Skg, die mit Rücksicht auf den Grad der Anaemie korrigiert errechnet wurde.

Bei *Polyglobulien* wirken Erythrocytenvermehrungen über 6000000 meist so stark skg-hemmend, daß sonst skg-beschleunigende Faktoren (Fibrinogenvermehrung u. a.) in einem solchen Blute in der Regel keine Skg-Beschleunigung bewirken (siehe S. 137).

Daß skg-verändernde Faktoren, die durch Polyglobulie bzw. Anaemie bedingt sind, in kurzen Skg-Röhrchen und besonders bei *Ablesung der Zeit* nach einer bestimmten Fallstrecke (Skg in Linzenmeierröhrchen) stärker zum Ausdruck kommen als in längeren Röhrchen, wurde bereits (siehe S. 16ff.) ausführlich auseinandergesetzt.

Als *allgemeine Richtlinie* haben wir uns auf Grund ausgedehnter Erfahrung folgende praktische Regeln zurechtgelegt:

1. Bei anaemischem Blute mit mehr als 4000000 Erythrocyten oder Haemoglobin 70% ist eine deutliche Skg-Beschleunigung nicht durch die Anaemie bedingt.

2. Sehr starke Skg-Beschleunigung bei Anaemien mit Erythrocyten über 3000000 oder Haemoglobin 50% beweisen immer das Vorhandensein eines skg-beschleunigenden Prozesses außer der Anaemie.

3. Zu- und Abnahme einer Skg-Beschleunigung bei Krankheiten, die mit schwerer Anaemie verbunden sind, können sowohl durch Zu- oder Abnahme der Anaemie als auch durch Verschlechterung oder Verbesserung der Grundkrankheit zustande kommen und sind daher ohne Kenntnis des Blutbefundes nicht eindeutig zu beurteilen. Trotz dieser beiden Erklärungsmöglichkeiten beweist aber das Zurückgehen der Beschleunigung eine Besserung des Allgemeinzustandes (entweder Besserung der Anaemie oder des Eiweißbildes im Sinne einer Verminderung der Skg).

4. Polyglobulien und Polycythaemien mit einem Erythrocytengehalt über 6000000 oder Haemoglobin über 105% können die Skg-Reaktion abstumpfen. Es kann daher ein polyglobules Blut eine normale Skg auch

bei solchen Erkrankungen zeigen, die bei normalem Erythrocyten- oder Haemoglobingehalt eine beschleunigte Skg hätten.

Über die Erkennung von Anaemien aus dem Endwert der Skg siehe S. 19.

Bei Anaemien zeigt sich während der Skg unter gewissen Umständen das Symptom der „*unscharfen Zone*“. Die Grenzschicht zwischen Plasma und Erythrocyten ist zeitweise verwaschen, so daß es in manchen Fällen unmöglich ist, die Skg genau abzulesen. Die unscharfe Zone ist der Ausdruck verschieden großer Zellagglomerate bei relativ rascher Skg.

Bei Beobachtung der Skg in einer senkrecht gestellten Zählkammer durch das Mikroskop (siehe Abb. 4) sieht man, daß bei lockerer Anordnung der Agglomerate die kleineren Agglomerate passiv durch die Strömung nach aufwärts getrieben werden. Bei dichterer Anordnung der Agglomerate können die kleineren durch die Zwischenräume zwischen den größeren nicht nach oben entweichen. Ebenso werden sie bei langsamer Skg nicht hoch nach aufwärts getrieben. Man kann auch beobachten, wie die Leukocyten bei der Skg nicht bloß zurückbleiben, sondern zwischen den sinkenden Erythrocytenhaufen direkt nach oben getrieben werden (H. ENGEL). Bei unscharfer Zone ist die Skg daher dort abzulesen, wo die Erythrocytensäule dicht ist, also möglichst am untersten Ende der unscharfen Zone.

Die unscharfe Zone kann man in jedem Falle durch Eindicken des Blutes in vitro aufheben, durch Verdünnung desselben mit Eigenplasma erzeugen. Wie wir uns bei fortlaufenden Untersuchungen verschiedener Anaemien überzeugten, ist die unscharfe Zone kein Symptom der perniziösen Anaemie, wie BLUMENTHAL, kein Symptom der Anisocythose, wie BLOCH und OELSNER, und kein Symptom der Reticulocytenkrise, wie SAKAI glaubte.

Je stärker die Anaemie und je stärker die Skg-Beschleunigung, um so deutlicher tritt die unscharfe Zone hervor. Wir sahen sie bei jeder Anaemie, deren Haemoglobingehalt unter 40 war, aber ebenso bei allen Fällen mit sehr starker Skg-Beschleunigung auch bei mäßiger Anaemie. Ist bei einer mittelstark beschleunigten Skg (bis 50 mm nach 1 St.) die obere Skg-Grenze unscharf, so ist immer eine schwere Anaemie mitvorhanden. Ist die Skg sehr stark beschleunigt, etwa 50 mm nach $^1/_4$ St., so kann auch ohne Anaemie die obere Grenze deutlich unscharf sein. So kann man bei entsprechender Übung aus der unscharfen Grenze allein bei nicht allzu schneller Skg das Vorhandensein einer Anaemie während der Skg selbst mit Sicherheit erkennen.

2. Spezielle Pathologie der Blutkrankheiten.

Bei allen *Anaemien* findet man in der Vollremission eine normale Skg. Bei Anaemien, die in der Remission mit Überproduktion von Erythrocyten reagieren, kann eine verlangsamte Skg zustande kommen. Wir haben zwei solche Fälle von perniziöser Anaemie beobachtet.

Bei *perniziöser Anaemie* ist in unbehandelten Fällen die Skg immer sehr stark beschleunigt.

Übersicht.

Beschleunigt	Normal
Anaemia perniciosa (schwer anaemische Stadien) ++	Anaemia perniciosa (in Remission)
Haemolytischer Ikterus (schwer anaemische Stadien) ++	Haemolytischer Ikterus (in Remission)
„Toxische“ sekundäre Anaemie (mit anderen skg-beschleunigenden Faktoren) +, ++	Blutungsanaemie, Chloranaemie, Chlorose
Haemophilie mit frischen Haematomen +	Haemophilie im Intervall
Toxische Purpuraformen +	Thrombopen. Purpura (bei ausged. Haemat. +)
Skorbut +	
	Polyglobulie, Polycythaemie } fast immer verlangsamt
Myelosen +	
Lymphadenosen +	
Multiples Myelom ++	
Lymphogranulom +	
Malaria +	Malariakoma
Recurrens +	

Die Fälle, die unbehandelt frisch an die Klinik kommen, haben durchwegs Erythrocytenzahlen unter 2000000 (REICHEL). Das ist so charakteristisch, daß man in Fällen, die mit über 2000000 Erythrocyten an die Klinik kommen, fast mit Sicherheit eine perniziöse Anaemie (oder aplastische Anaemie) ausschließen kann. Außerdem ist bei diesen Fällen die unscharfe Zone der Skg immer sehr stark ausgeprägt, so daß man die Grenzen der Skg nach $^1/_4$ bis $^1/_2$ St. meist so gut wie gar nicht bestimmen kann. Nach Abschluß der Skg erkennt man am relativ niedrigen Erythrocytensediment die schwere Anaemie, an der fast fehlenden Leukocytenschicht die Leukopenie, und besonders deutlich sieht man in allen Fällen die gelbliche Verfärbung des Plasmas.

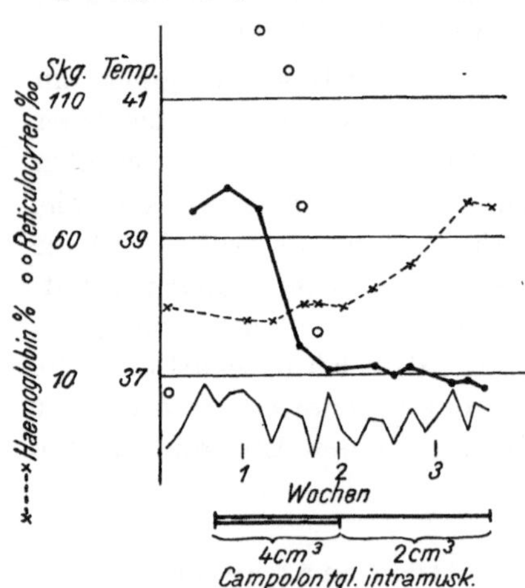

Abb. 21. **Anaemia perniciosa. Skg-Rückgang zu Beginn der Remission.**

Bei Fällen in Remission, die wegen Symptomen von Seiten des Nervensystems oder anderen Erkrankungen die Klinik aufsuchen, ist die Skg normal oder entsprechend der komplizierenden Erkrankung mehr oder weniger beschleunigt.

Bei *beginnender Remission* einer perniziösen Anaemie tritt geradezu schlagartig eine Verminderung der Skg-Beschleunigung als das erste sichere Symptom des Beginnes der Remission ein (REICHEL) (Abb. 21, 22 und 23). Gleichzeitig verschwindet die unscharfe Zone oder ist doch wesentlich verringert. Wir haben diese Erscheinung in 14 Fällen beobachtet. (Da die Skg im anaemischen Stadium ganz enorm beschleunigt ist, ist es zweckmäßig, die $^1/_4$- und $^1/_2$-St.-Werte neben den 1-St.-Werten abzulesen, da letztere bei der rapiden Skg durch Sackung immer sehr stark gehemmt sind.)

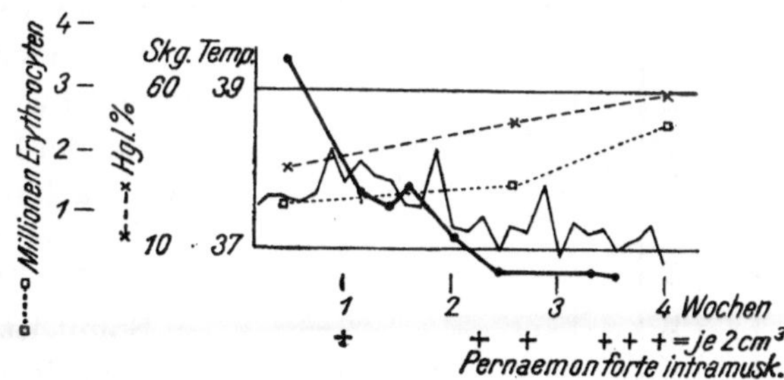

Abb. 22. Anaemia perniciosa. Skg-Rückgang zu Beginn der Remission.

Über die Ursachen dieser starken Verminderung der Skg-Beschleunigung können wir derzeit noch nichts angeben. Immerhin wäre auf die Tatsache

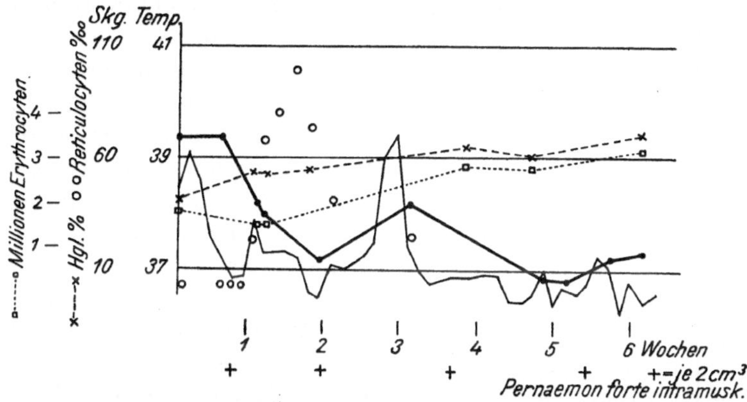

Abb. 23. Anaemia perniciosa + Cholelithiasis (Cholecystitis). Skg-Rückgang zu Beginn der Remission und Wiederanstieg nach Cholelithiasisanfall. (Der kleine Fieberschub und Skg-Anstieg in der 6. Woche war durch entzündete Hämorrhoiden veranlaßt.)

zu verweisen, daß im Beginne der Remission noch vor Änderung der Haemoglobinkonzentration des Blutes die CO_2-Bindungskurve sich ändert (HITZENBERGER und TUCHFELD) und daß gleich mit der Reticulocytenkrise der Blutcholesteringehalt stark ansteigt (MULLER). Weitere Literatur siehe bei SINGER, S. 501.

Die Erscheinung des rapiden Skg-Rückganges als erstes Zeichen der Remission ist ein sehr wertvolles Symptom und einfacher festzustellen als die Reticulocytenkrise, ja sie ist der letzteren aus zwei Gründen diagnostisch überlegen. Erstens kann man die Reticulocytenkrise leicht übersehen, wenn man nicht täglich Zählungen vornimmt. Zweitens gibt

Josef W., 1934. **Tabelle 7.**

Datum	Haemoglobin	Erythrocyten	Reticulocyten	Senkung ½ St.	Senkung 1 St. (100 mm Skg-Säule)	
April 5	28	1,1				
6			3			
7		1,0	2	45	70	←
8		0,9		45	68	
9			65	40	70	
10			150	35	65	
11			150	30	55	
12			250	35	55	
13	36	1,1	50	35	55	
14			35			
15						
16			15	40	65	←
17				25	40	
18		0,8		25	55	
19				22	45	
20				22	50	
21	36	1,1				
22						
23				7	18	
24						
25	48	1,7				
26				7	17	
27						←
28						
29						
30	44	1,5				
Mai 1						←
2				3	12	
3	50	2,0				

← = 2 cm^3 *Pernaemon forte intramuskulär*

es Reticulocytenkrisen bei Unterdosierung der Lebertherapie, auf die keine Remission der Anaemie folgt. Wir haben zwei solcher Fälle beobachtet, wo in beiden Fällen während solcher Reticulocytenkrisen die starke Abnahme der Skg-Beschleunigung fehlte und nachher auch die Besserung des Blutbefundes tatsächlich ausblieb (siehe Tabelle 7).

Somit ist ein deutlicher Rückgang der Skg-Beschleunigung ein sicheres Zeichen des Beginnes der Remission.

In der Remission erreicht die Skg bei unkomplizierten Fällen in der Regel dann Normalwerte, wenn das Haemoglobin über 50% wird, in manchen Fällen wird die Skg aber erst bei höheren Haemoglobinwerten (60 oder 70%) normal, in seltenen Fällen schon bei Haemoglobin unter 50%. Bei weiterem Fortschreiten der Remission schwanken dann die Skg-Werte ohne strenge Korrelation zum Ansteigen des Blutbefundes. In seltenen Fällen kann sogar die Skg verlangsamt werden.

Wir haben da gewisse *differentialdiagnostische* Anhaltspunkte gegen Erkrankungen, die dem Blutbilde nach der perniziösen Anaemie nahestehen. So ist bei Karzinomen oder chronischer Nephritis mit 50% Haemoglobin die Skg immer sehr stark beschleunigt. Sekundäre Anaemien ohne andere skg-beschleunigende Faktoren (Chlorose, Chloranaemie, Blutungsanaemie) zeigen bei gleichem Haemoglobingehalt normale Skg-Werte. In schwerst anaemischen Stadien zeigen letztere immer deutlich geringere Skg-Beschleunigungen als perniziöse Anaemie vor der Remission.

Die Trennung der Anaemien vom

Standpunkt der Skg in perniziöse und sekundäre toxische und nichttoxische ist deshalb wichtig, weil bei den sog. toxischen Anaemien (Karzinom, Nephritis, Polyarthritis, Sepsis usw.) die primäre Krankheitsursache das Bluteiweißbild (und damit die Skg) neben dem roten Blutbild stark beeinflußt. Unter rein sekundären Anaemien sind aber solche Anaemien gemeint, wo neben der Anaemie keine skg-beschleunigende Erkrankung vorhanden ist (Chloranaemie, Blutungsanaemie usw.).

Über Skg-Beschleunigung bei *haemolytischem Ikterus* in anaemischen Stadien gibt es mehrere Angaben (Sadlon, Blumenthal, Katz und Leffkowitz). Wir haben in zwei solchen Fällen in Remission ganz normale Skg-Werte beobachtet.

Bei der Anaemie der *Ankylostomiasis* ist die Skg höchstens gering beschleunigt, was in den Tropen differentialdiagnostisch gegen Malaria verwendet wird (Grijns).

Bei *Chloranaemie* ist die Skg auch in schwer anaemischen Stadien meist normal. Ähnlich scheinen die Verhältnisse bei der *Chlorose* zu liegen. Über diese Krankheit konnten wir in der Literatur nur wenige Angaben finden (Bönniger und Herrmann, ein Fall von Chlorose mit normaler Skg: Erythrocyten 3,0, Haemoglobin 42; einen weiteren Fall beschreibt H. Engel: Skg 3 mm bei Erythrocyten 2,3 und Haemoglobin 30).

Wir beobachteten sechs Fälle von achylischer Chloranaemie. Alle hatten normale Skg ohne Korrelation der Skg-Zahlen zur Schwere der Anaemie (s. Tabelle 8).

Tabelle 8.

Patientin	Haemoglobin	Erythrocyten	Senkung nach 1 St.
R. B.	25	2,0	8
M. G.	40	4,2	10
M. N.	50	2,8	10
R. G.	50	3,8	7
S. R.	55	4,3	5
A. H.	56	2,7	4

In der Remission durch Eisentherapie schwankten die Skg-Werte innerhalb normaler Grenzen, manchmal gingen sie auch etwas darüber hinaus, ohne deutliche Abhängigkeit vom Blutbefund.

Rosa B., 1934. Tabelle 9.

Datum	Haemoglobin	Erythrocyten	Senkung	
2. 6.	25	2,0	8	
4.	—	—	7	
7.	23	2,0	10	ab 7. 6 täglich 3,0 Ferr. reduct.
11.	32	2,7	—	
15.	40	3,0	14	
21.	50	3,8	6	
26.	56	4,3	7	

Bei Durchsicht eines großen Materials *sekundärer Anaemien* ohne sonstige skg-beschleunigende Ursachen läßt sich erkennen, daß die sekundäre Anaemie allein bei einem Haemoglobingehalt über 50% und Erythrocyten über 3500000 zu keiner Skg-Beschleunigung führt.

Bei höhergradigen Anaemien kann Skg-Beschleunigung vielleicht auf die Anaemie bezogen werden, aber auch da finden sich viele Fälle mit ganz normaler Skg. Im allgemeinen kann man sagen, daß die Skg-Ausschläge bei sekundärer Anaemie, durch pathologische Prozesse bedingt, vielleicht größer sind als im gleichen Krankheitsfall ohne Anaemie (WESTERGREN). Da an der Klinik fast bei allen Fällen der genaue Blutbefund erhoben wird, hatten wir Gelegenheit, an einem sehr großen Material Blutbefund neben Skg zu studieren, und es zeigt sich, daß dort, wo Anaemien mit starker Skg-Beschleunigung vergesellschaftet sind, die Skg-Beschleunigung fast in allen Fällen durch die Grundkrankheit als solche erklärlich ist. Wenn der Erythrocytengehalt weit unter die oben erwähnten Werte geht, kann *vielleicht* eine Skg-Beschleunigung allein durch die Anaemie bedingt sein, das ist aber auch dann lange nicht immer der Fall. Vielleicht ist bei schweren sekundären Anaemien in wirklich ganz unkomplizierten Fällen die Skg immer fast ganz normal, nur die Skg-Ausschläge so empfindlich, daß kleinste Herdchen (Tonsillitis, Zahngranulome, Ulcera ventriculi usw.) in diesen Fällen zu deutlicher Skg-Beschleunigung Anlaß geben.

Bei reinen *Blutungsanaemien* ist die Skg normal. Wir konnten dies auch in einzelnen Fällen sehr schwerer Blutungsanaemie beobachten. Wird aber das verlorene Blut parenteral rückresorbiert (Blutungen unter die Haut, in Gelenke, Pleurahöhle usw. im Gegensatz zu Blutungen nach außen oder in den Darmkanal), so kann deutliche Skg-Beschleunigung auftreten.

Das erklärt auch die Skg-Befunde bei der *Haemophilie* und Purpura. So ist bei Haemophilen im blutungsfreien Intervall die Skg normal. Treten dagegen größere Haematome oder Gelenkblutungen auf, so nimmt die Skg deutlich zu.

So berichten OPITZ und ZWEIG über ein haemophiles Kind mit frischen großen Haematomen im Oberschenkel (Erythrocyten 4,3, Haemoglobin 66); die Skg war nur leicht beschleunigt. Ein anderes haemophiles Kind zeigte nach starkem Nasenbluten (bei Erythrocyten 4,0 und Haemoglobin 50) normale Skg. Bei Blutungen in Gelenkspalte dagegen konnten wir sehr starke Skg-Beschleunigung beobachten (Erythrocyten 3,7, Haemoglobin 70). Nach Stillstand der Gelenkblutung blieb die Skg noch mehrere Wochen mäßig beschleunigt.

Daß die Skg bei Haemophilie nicht mit Änderungen der Gerinnungszeit irgendwie parallel geht, hat COLLAUD gezeigt. Er berichtet über 2 Fälle von Haemophilie mit normaler Skg, solange keine wesentlichen Gelenkblutungen auftraten. Dann wurde die Skg stark beschleunigt.

Ganz analog liegen die Verhältnisse bei den *Purpura*-Formen. Bei kleinen fleckförmigen Hautblutungen ist die Skg normal, wenn nicht ein anderer Prozeß (Sepsis u. a. symptomatische Purpuraformen) die Skg beschleunigt oder größere Haematome vorhanden sind.

Bei *Skorbut* ist die Skg in allen frischen Fällen stark bis sehr stark beschleunigt, in der Remission wird sie bald wieder normal (SECKEL).

Bei *Polycythaemie* und *Polyglobulie* ist die Skg bei entsprechender Vermehrung der Erythrocytenzahl immer verlangsamt. Erythrocyten über 5,5 scheinen die Skg schon sehr deutlich zu hemmen. Bei einer Erythrocytenvermehrung über 7,0 ist die Skg nach 1 St. meist 0, nach 24 St. oft nur wenige Millimeter.

In unserem Material von Polycythaemien war die Skg in 2 Fällen praktisch 0, in 3 Fällen stark verlangsamt. Bei 6 symptomatischen Polyglobulien war die Skg in einem Fall nach 1 St. 0 (Haemoglobin 120%), in den 5 anderen Fällen deutlich verlangsamt.

Wichtig ist, daß die Skg bei Polycythaemie und Polyglobulie durch die Erythrocytenvermehrung so stark gehemmt ist, daß andere *skgbeschleunigende Faktoren nicht zum Ausdruck kommen.* So beobachteten wir bei einem Patienten mit Polycythaemie, der an Pneumonie erkrankt war, eine normale Skg. Ein anderer Patient hatte bei schwerer Gangän mehrerer Finger eine normale Skg, und ein dritter Fall mit Erythrocyten 7,0 und Haemoglobin 110% hatte auf der Höhe einer doppelseitigen Pneumonie eine Skg von 2 mm. In ähnlicher Weise kann z. B. Polyglobulie bei Parenchymikterus die Skg hemmen. So beobachteten wir einen Fall mit subakuter Polyarthritis, der einen sehr schweren Icterus catarrhalis durchmachte. Skg war 4 mm (Erythrocyten 6,3, Haemoglobin 110%). Vier Tage später hatte Pat. eine Skg von 50 mm bei einer Erythrocytenzahl von 4,5.

RADOSAVLJEVIĆ und RISTIĆ impften einen Pat., der eine symptomatische Polyglobulie hatte (Emphysem, Pleurasynechien, Erythrocyten 8,0, Haemoglobin 120, Skg 1 mm), mit Malaria. Während typische Malariaanfälle auftraten, war die höchste Skg-Beschleunigung 3 mm. Nach Chininheilung war die Skg wieder 1 mm. Ein Jahr später wurde die Malariaimpfung wiederholt, und die Skg zeigte das gleiche Verhalten.

Es ist also bei starker Vermehrung der Erythrocytenzahl in allen Fällen die Skg gehemmt, und die Angaben von ESCUDERO und ITHURRAT, daß man mit Hilfe der Skg kardiale und pulmonale Polyglobulie von echten Polycythaemien trennen könne (kardial +, pulmonal —, Vaquez verlangsamt), können wir nicht bestätigen.

Vertauscht man in vitro das Plasma polyglobulen Blutes mit einem Plasma eines Blutes mit starker Skg-Beschleunigung, so bleibt im polyglobulen Blute die Skg unbeschleunigt (Austauschversuche zwischen Nabelschnur- und Gravidenplasma, ABDERHALDEN).

Bei *Leukaemien* ist die Skg stark bis sehr stark beschleunigt (BLUMENTHAL: 5 Myelosen und 2 Lymphydenosen). Nicht unwesentlich ist das Ausmaß der Skg-Beschleunigung in solchen Fällen vom Grade der Anaemie abhängig. Bei ulcerativen Prozessen, besonders in der Mundhöhle, die meist auch mit Verschlechterung des Allgemeinzustandes einhergehen, ist die Skg meist sehr stark beschleunigt.

Bei den Leukaemien, die mit deutlicher Leukocytenvermehrung einhergehen, ist die Diagnose bereits während der Skg zu machen, da die Leukocyten als grauer Schleier über der Erythrocytensäule sichtbar sind. Die Leukocyten senken sich in allen Fällen bedeutend langsamer als die Erythrocyten und werden sogar zum Teil mit dem rückströmenden Plasma zwischen den fallenden Erythrocytenagglomeraten nach aufwärts getrieben (siehe S. 131 und Leukocyten-Skg Kapitel XV).

Wir beobachteten fünf chronische Lymphadenosen, die Skg war 1—, 3 +, 1 ++. Bei neun chronischen Myelosen 1—, 6 +, 2 ++. Interessanterweise war der eine Fall chronischer Myelose mit normaler Skg besonders gutartig. Die Frau steht seit 6 Jahren in Beobachtung der Klinik und leidet an chronischer Myelose mit relativ niedrigen Leukocytenzahlen von 10000 bis 20000 und mäßiger Anaemie. Das Befinden der Pat. ist dauernd recht gut. Erst im letzten Jahre trat eine leichte Verschlechterung im subjektiven Befinden ein, und gleichzeitig stieg die Skg auf 38 mm.

Bei 4 Fällen *akuter Myelosen* war die Skg ++.

Bei *multiplen Myelomen* ist die Skg stark beschleunigt (Freund und Magnus-Levy). In einem eigenen autoptisch verifizierten Falle beobachteten wir Skg +.

Bei *Lymphogranulom* fand Blumenthal die Skg in 11 „klinisch einwandfreien" Fällen sehr stark beschleunigt. Bei 5 anderen Fällen fand er normale Skg, doch war die Diagnose dieser Fälle nicht ganz sichergestellt. Wir sahen beim Lymphogranulom 1+, 3++.

Die Verhältnisse der Skg bei *Malaria* wurden von Stuhlmann und Radosavljević und Ristić gründlich studiert. Bei aktiver Malaria ist die Skg fast ausnahmslos beschleunigt. Dabei steigt der Grad der Beschleunigung im Einzelfall mit der Zahl der Anfälle. So hatte ein Fall vor den Anfällen Skg 5 mm, nach dem ersten Anfall 12 mm, nach dem zweiten 22 mm, nach dem dritten 35 mm (Radosavljević und Ristić). Diese stufenförmige Skg-Steigerung geht aber nur bis zu einem bestimmten Maximum fort, das durch weitere Anfälle nicht mehr gesteigert wird. Vergleicht man aber die Skg verschiedener Fälle miteinander, so sieht man, daß bei dem einen schon durch wenige Anfälle eine Skg-Beschleunigung erreicht wird, die bei anderen erst nach viel mehr Anfällen erreicht wird.

Komatöse Zustände beeinflussen die Skg hemmend, so daß entweder die vorher starke Skg-Beschleunigung vermindert wird oder die Skg bis auf Normalwerte sinkt. Bei Besserung des Zustandes steigt dann die Skg wieder an.

Aber auch ohne schweren Allgemeinzustand beobachtet man in seltenen Fällen aktiver Malaria wenigstens zeitweise normale oder fast normale Skg-Werte (5,5% unter 144 Kranken nach Landeiro, 6% unter 62 Fällen nach Radosavljević und Ristić).

Bei spontaner Inaktivität der Malaria geht die Skg-Beschleunigung zurück, die Skg wird aber niemals normal, solange noch Schizonten im Blute kreisen. Erst wenn die Schizonten aus dem strömenden Blute ganz verschwunden sind, kann die Skg ganz normal werden. Ein eventuelles Rezidiv führt sofort zu neuerlicher Skg-Beschleunigung.

Beim einzelnen *Malariaanfall* beobachtet man auf der Höhe des Anfalles im Schüttelfrost fast regelmäßig ein deutliches Absinken der Skg-Beschleunigung, doch ist der Abfall fast nie so stark, daß die Skg normal würde. Während des folgenden Temperaturabfalles steigt die Skg-Beschleunigung rapid wieder an.

Unter *Chinindarreichung* soll die Skg-Beschleunigung sofort geringer werden (STUHLMANN). Ebenso soll die Fibrinogenvermehrung unter Chinintherapie schrittweise abnehmen (v. GERLÓCZY). Nach RADOSAVLJEVIĆ und RISTIĆ wirkt sich dagegen Chinin bei Malaria erst skg-beschleunigend aus. Während der ersten Chinintage tritt ein Skg-Anstieg auf als Ausdruck des Zugrundegehens der Plasmodien. Auch bei inaktiver Malaria, wenn keine Plasmodien im Blute kreisen, ist während der ersten Chinintage eine deutliche Skg-Zunahme oder bei vorher bereits normalen Skg-Werten Skg-Beschleunigung nachweisbar. Dagegen ist bei chininresistenten Fällen kein Einfluß des Chinins auf die Skg vorhanden (Chinin beeinflußt bei anderen Erkrankungen und Gesunden die Skg nicht).

Daß die Skg-Zunahme nach Chinindarreichung bei Malaria Ausdruck des Zugrundegehens der Plasmodien ist, beweisen ferner folgende Umstände: Neosalvarsan hat bei Malaria ähnliche skg-beschleunigende Wirkung, während die Plasmodien verschwinden, bei Gesunden ändert es die Skg nicht. Methylenblau, Argochrom, welche die Plasmodien unbeeinflußt lassen, ändern auch die Skg bei Malaria nicht (RADOSAVLJEVIĆ und RISTIĆ). Auch PATERNI bestätigt die Skg-Beschleunigung nach Chiningabe bei Malaria.

Große Ähnlichkeit zeigt der Verlauf der Skg bei *Febris recurrens* (HÖGLUND). Bei Impfrecurrens ist bereits in der Inkubationszeit in manchen Fällen eine leichte Skg-Beschleunigung nachweisbar (ohne lokale Reaktion an der Impfstelle). Die Skg-Beschleunigung ist nach den ersten Fieberatacken meist schon sehr stark. Das Maximum der Beschleunigung wird meist erst am Tage des kritischen Temperaturabfalles oder 1 bis 2 Tage später erreicht. Im Intervall fällt die Skg etwas ab, wird aber fast nie normal. Je zahlreicher die Fieberanfälle sind, umso höher liegt die Skg im Fieber und im Intervall und umso länger dauert es nach Heilung der Erkrankung bis die Skg wieder zur Norm zurückkehrt (4 bis 12 Wochen). Vollständiger Rückgang der Skg-Werte zur Norm durch etwa 2 Wochen läßt fast mit Sicherheit die Gefahr eines Rezidivs ausschließen.

In Gegenden, wo Recurrens endemisch ist, ist die starke Skg-Beschleunigung zur Differentialdiagnose gegen unkomplizierte Influenza sehr wertvoll (KEDROVSKIJ).

H. Erkrankungen der Gelenke, Knochen, Muskeln und peripheren Nerven.

1. Allgemeines.

Die Skg ist für die Diagnostik und Prognostik der Gelenkerkankungen von großer Bedeutung. Die Literatur ist in den letzten 10 Jahren ins Unübersehbare angeschwollen, insbesondere seitdem die Ärzte der verschiedenen Bade- und Kurorte die Bedeutung der Skg für die Beurteilung des Verlaufes der Gelenkerkrankungen mit Recht in ausgedehntem Maße heranziehen.

Wenn auch *Fieber* und *Blutbild* in vielen Fällen ein Bild der Ausdehnung und der Akuität der Gelenkentzündung geben, ist doch die Skg ein feinerer und verläßlicherer Maßstab dafür (WESTERGREN, DITGES, CIPRIANI, ROBECCHI und ANGELERI).

Im allgemeinen führen alle entzündlichen Gelenkerkrankungen zu sehr deutlicher bis sehr starker Skg-Beschleunigung, ja die Polyarthritis rheumatica gehört zu den Krankheiten, die in der Regel die allerstärksten Skg-Beschleunigungen zeigen. Doch gilt auch bei anderen entzündlichen Gelenkerkrankungen die Regel, daß die Skg ein Maßstab der *Intensität und Ausdehnung* der Entzündung ist, und es können Entzündungen einzelner kleiner Gelenke vorhanden sein, ohne daß die Skg-Beschleunigung sehr auffallend ist (Abb. 24). So zeigt z. B. die echte Gicht nach dem Anfall Skg + bis ++. Dagegen kann ein Gichtanfall, der nur wenige kleine Gelenke betrifft, mit sehr geringer Skg-Beschleunigung ablaufen.

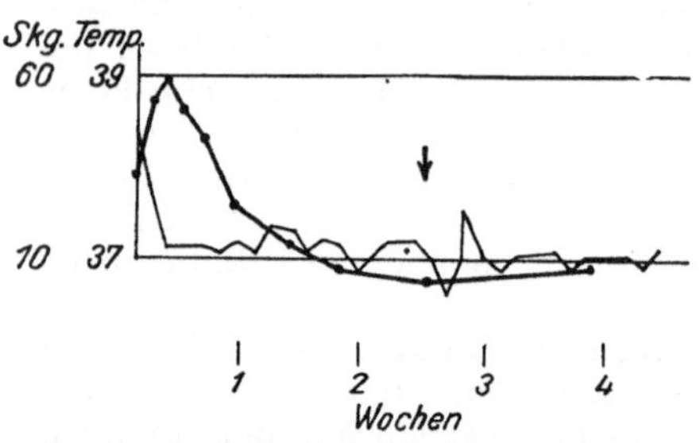

Abb. 24. Abklingende Polyarthritis rheumatica mit kurzdauerndem Rezidiv (↓) (2 Tage Gelenkschmerzen ohne neuerlichen Anstieg der Skg. Dann vollkommene Heilung.)

Franz W., 59 J., typische Anamnese einer Arthritis urica. Vor 3 Mon. hatte Pat. den letzten Anfall, Aufnahme an die Klinik 23. 5. 34. Skg 5 mm Erythrocyten 4,6, Haemoglobin 80). In der Nacht vom 30. auf den 31. 5. hatte Pat. einen typischen Gichtanfall (nach Diätfehler am Vortag). Er hatte heftige Schmerzen und Schwellung des Metacarpophalangealgelenkes und des ersten Phalangealgelenkes des kleinen Fingers der rechten Hand. Der Finger war gerötet und stark geschwollen. Daselbst auch Tophi tastbar und neue kleine Tophi an den Ohren, die vorher nicht vorhanden waren. Alle anderen Gelenke blieben in diesem Anfall frei. Die Temperatur blieb dauernd normal (während des Anfalles in der Nacht wurde die Temperatur allerdings nicht gemessen). Die Skg war an den folgenden Tagen 31. 5. 10 mm, 2. 6. 14 mm, 4. 6. 13 mm, 6. 6. 12 mm, 9. 6. 10 mm, 15. 6. 12 mm. Der Fall ist ein schönes Beispiel dafür, daß die Skg erstens feiner reagiert als die Temperatur und daß sie zweitens ein Maß der Ausdehnung einer Entzündung ist.

In zweifelhaften Fällen muß also die Skg öfters wiederholt werden, und *Reihenuntersuchungen* werden vor allem bei Gelenkerkrankungen oft mehr beweisen als einzelne Skg-Werte (HERRMANN).

Treten bei Erkrankungen irgendwelche entzündliche *Gelenkkomplikationen* hinzu (Sepsis, Gonorrhöe u. a.), so reagiert die Skg stets mit erheblicher Beschleunigung, bzw. weiterer Zunahme der bereits vorher vorhandenen schnellen Skg.

Zur Illustration der *diagnostischen Bedeutung der Skg* bei Gelenkerkrankungen geben wir hier das Material WESTERGRENs (1928) in einer vereinfachten Tabelle wieder.

Tabelle 10.

	Polyarthritis rheumatica			Primäre und sekundäre chronische Arthritis	Arthropath. deformans
	acuta	subakut 1—3 Wochen nach Fieberabfall	Fieberfrei doch noch leichte Gelenkschmerzen		
Zahl der Fälle	21	26	23	73	50
Senkung —	—	4	7	4	43
Senkung +	—	12	4	39	7
Senkung ++	21	10	12	30	—

Aber auch für die *Prognose* der Gelenkerkrankungen ist die Skg von größter Bedeutung. Vielfach zeigt sich, daß bei einer Polyarthritis, solange die Skg noch erhöht ist, Rezidivgefahr besteht. Ja, WEISS möchte die Diagnose der akuten Arthritis nur in den Fällen für berechtigt halten, wo man den Rückgang der Skg-Beschleunigung auch beobachten kann. Alle Fälle, die klinisch aussehen wie eine akute Arthritis und keine Tendenz zum Skg-Rückgang haben, sollen nach diesem Autor als sekundäre Arthritis angesehen werden. Anhänger der Fokalinfektion finden aber oft „aktive Foci" auch bei normaler Skg und verlangen deren Entfernung auch in Fällen, wo die Skg normal ist (BJØRN-HANSEN).

Damit kommen wir auf die Bedeutung der Skg für die *Therapie* der Gelenkerkrankungen. Hohe Skg bei Polyarthritis rheumatica ist eine Warnung, die Salicyltherapie nicht auszusetzen. Dabei kann Temperatur und klinisches Blutbild wenig verändert sein. Besonders Ansteigen der Skg während des Verlaufes ist Zeichen eines nahenden Rezidivs und verlangt, wenn möglich, Wiedereinsetzen oder Verstärkung der Salicylpräparate usw. Bei klinisch scheinbar latenten oder abgelaufenen Erkrankungen wird eine erhöhte Skg ein Hinweis darauf sein, daß der Prozeß wieder aufflammen kann, der eigentlich noch nicht abgeheilt ist, oder sie wird ein Anhalt dafür sein, ob durch eine aktive Bewegungstherapie die Entzündung verstärkt wurde oder ob die Entzündung unter dieser Therapie sich bessert [(KNORR und WATERMANN), siehe S. 62].

Endlich gestattet uns die Skg die *Zuordnung* gewisser Gelenksprozesse zu entzündlichen bei beschleunigter und zu degenerativen bei normaler Skg. Wir müssen aber die Trennung in Arthritis und Arthrose vom Standpunkt der Skg-Beschleunigung dahingehend modifizieren, daß auch solche entzündliche Gelenkerkrankungen, deren Ätiologie nicht eine toxisch-infektiöse ist, vom Einteilungsstandpunkt der Skg unter die entzündlichen Erkrankungen fallen. Es sind das die Erkrankungen, die auf Basis von Stoffwechselstörungen (z. B. Gicht u. ä.), vielleicht auch auf Basis endokriner Störungen entstehen können, mit sekundärer Entzündung im Gelenk. Diese Erkrankungen imponieren klinisch als echte Entzündungen, und die Skg entspricht dem auch. Bezeichnete doch auch schon FRIEDRICH MÜLLER im vorigen Jahrhundert die Gicht als „richtige entzündliche Gelenkerkrankung".

KLINCK prüft die *Skg im Punktat von Gelenkergüssen.* Er vertauscht dazu das abzentrifugierte Citratplasma mit Synovialflüssigkeit (der auch die entsprechende Menge Citrat zugesetzt ist). Die Schwere der Gelenkentzündung wird so durch die Skg-Geschwindigkeit im Gelenkpunktat, die Allgemeinreaktion durch die Skg-Geschwindigkeit des Citratblutes angezeigt. Bei monoartikulärer Arthritis soll eine starke Citratblut-Skg bei langsamer Skg in Synovialflüssigkeit anzeigen, daß eine Infektion außerhalb des Gelenkes Ursache der Skg-Beschleunigung ist.

2. Spezielle Pathologie.

Bei der *akuten Polyarthritis rheumatica* ist die Skg im Beginn der Erkrankung typisch ++. Diese starke Skg-Beschleunigung wurde bereits von BIERNACKI im Jahre 1898 als charakteristisch für den akuten Gelenkrheumatismus beschrieben. Der Grad der Skg-Beschleunigung zu Beginn der Erkrankung ist kein Anhalt für die Prognose. Einige Tage nachdem die akutesten Erscheinungen (hohes Fieber, starke Schmerzen) nachgelassen haben, nimmt die Skg meist rasch auf mittelstarke Beschleunigung (+) ab. Diese Beschleunigung nimmt dann aber langsam im Verlaufe vieler Wochen weiter ab, wenn die Krankheit ihren Höhepunkt überschritten hat, und die hohe Skg überdauert noch lange die Leukocytose und das Fieber (Abb. 25). Vorübergehende Anstiege der Skg deuten auf drohende Rezidive. PLATE empfiehlt deshalb dauernde Verfolgung der Skg. Bei neuerlichem Anstieg der Skg soll man die Pat. so behandeln, als ob ein Rezidiv schon eingetreten wäre.

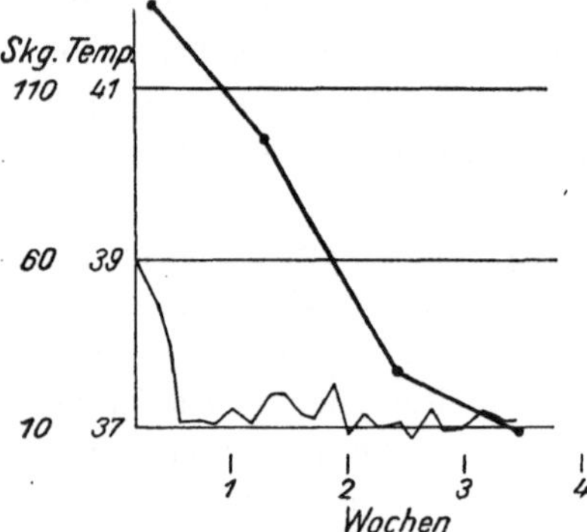

Abb. 25. Polyarthritis acuta rheumatica. Eine Woche vor der Spitalsaufnahme erkrankt. Sechs Tage nach der Aufnahme vollkommen beschwerdefrei.

Erst nach längerer Zeit, durchschnittlich 3 bis 7 Wochen (WEISS) nach klinischer „Heilung", sind die Skg-Werte wieder zur Norm zurückgekehrt. Diese Zeitdauer steht in keiner ersichtlichen Abhängigkeit von der Schwere der abgelaufenen Gelenkerkrankung. Das langsame Absinken der Skg-Zahlen dürfte vielleicht auf bestehende Moykardherde zurückzuführen sein (HERRMANN, PLATE).

Zeigten doch auch anatomische Befunde, daß entzündliche *Myokardherde* (ASCHOFFS Knötchen) noch lange Zeit nach einem Gelenkrheumatis-

Übersicht.

Beschleunigt	Normal
Polyarthritis rheumatica acuta ++	
Grippearthritis Arthritis typhosa dysenterica septica gonorrhoica usw. } +, ++	
Sekundär chronische Polyarthritis (je nach Ausdehnung und Akuität) +, ++	Sekundär chronische Polyarthritis (bei klinischer Latenz oder nach Sanierung infektiöser Foci)
Primär chronische Polyarthritis +, ++	Primär chronische Polyarthritis (stationär)
Spondylarthritis ankylopoetica (im aktiven Stadium) ++	Spondylarthritis ankylopoetica (stationär)
	Arthropathia deformans (außer bei sekundärer Entzündung)
Arthritis tuberculosa + (mischinfiziert ++)	Osteochondritis coxae juvenilis (PERTHES), ferner SCHLATTERsche und KÖHLERsche Krankheit
Arthritis luetica +	Arthropathia tabetica
	Arthropathia alkaptonurica
Arthritis urica (Anfall) ++	Arthritis urica (im ganz entzündungsfreien Intervall)
Haemarthros +	Traumatische nichtinfektiöse Gelenkläsionen (Osteochondritis dissecans, Corpus liberum, Distorsion, Meniscusverletzung)
Osteomyelitis +	
Osteopsathyrose + (?)	
	Rachitis tarda, Ostitis fibrosa, Statische Beschwerden
Echte Myositis +	Muskelrheumatismen
Symptomatische Neuralgien +	Neuralgien, Neuritiden
	Periostitis

mus bestehen bleiben (FRÄNKEL). Anderseits werden diese Knötchen in einem außerordentlich hohen Prozentsatz rheumatischer Polyarthritis gefunden, ohne klinisch oder elektrokardiographisch nachweisbar zu sein. Inwieweit eine Endokarditis während der akuten fieberhaften Polyarthritis die Skg beeinflußt, ist schwer zu entscheiden, da die klinische Diagnose einer floriden Endokarditis während einer Polyarthritis selten sicher zu stellen ist.

In unserem Material von akuter Polyarthritis (36 Fälle) war die Skg bei Aufnahme an die Klinik 1 —, 5 +, 30 ++. Der Fall — war keine typische Polyarthritis, sondern ein Fall von immer rezidivierenden Gelenkschmerzen nach Angina mit subfebriler Temperatur ohne objektivem Befund an den Gelenken. 5 + waren durchwegs Fälle im Ausheilungsstadium. 30 ++ waren typische Fälle von akuter Polyarthritis rheumatica, darunter waren Skg, die zu den schnellsten gehören, die wir überhaupt beobachteten. Z. B. in einem Falle war die Skg nach 10 Min. 80 mm (Haemoglobin 70), nach 1 St.

war die Skg in Westergrenröhrchen 130 mm, hätte aber in einem entsprechend langen Röhrchen über 500 mm erreichen müssen. Fast alle Fälle hatten leichte Anaemie mit Färbeindex um 1 oder etwas darunter. Eine Abhängigkeit der Skg-Beschleunigung vom Grade der Anaemie war in den einzelnen Fällen nicht festzustellen, wohl aber von der Intensität der Gelenkprozesse. Es war kein Zusammenhang zwischen dem Grade der Skg-Beschleunigung und dem weiteren Verlauf der Erkrankung feststellbar, was auch den klinischen Erfahrungen entspricht, daß leichte Polyarthritisfälle nicht seltener zu Komplikationen neigen (Vitium cordis, Nephritis) als schwere.

Arthritiden bei oder nach *Grippe, Sepsis, Typhus, Dysenterie, Pneumonie* usw., führen mit Auftreten der Gelenkerscheinungen zu starker Skg-Beschleunigung, und zwar entsprechend der Intensität und Ausdehnung der Gelenkprozesse zu Skg-Werten, die die sonst bei solchen Krankheiten vorhandenen Skg deutlich weiter erhöhen. Selten sind diese komplizierenden Arthritiden bei Infektionskrankheiten so heftig wie eine schwere Polyarthritis rheumatica. Demzufolge werden auch die extrem hohen Skg-Zahlen bei Arthritis typhosa usw. nur ausnahmsweise beobachtet.

Dagegen ist bei *gonorrhoischer Arthritis* die Skg in der Regel sehr stark beschleunigt. Das gilt auch für monoartikuläre Prozesse (differentialdiagnostisch wichtig gegen Tuberkulose).

Durch Salicyl soll die gonorrhoische Arthritis und die Skg bei derselben nicht beeinflußt werden (HERRMANN). Dagegen sahen wir auch Fälle von rheumatischer Polyarthritis, bei der kein Anhaltspunkt für eine gonorrhoische Ätiologie war (auch Gonokokken-Komplementablenkung negativ), die auch nach großen Salicyldosen (6,0 g täglich) durch mehrere Tage keinen deutlichen Abfall der sehr starken Skg zeigten. Es scheint daher die Fortdauer sehr starker Skg-Beschleunigung nach Salicylgaben nicht unbedingt gegen rheumatische Polyarthritis zu sprechen.

Da der gonorrhoische Primärherd skg-beschleunigend kaum in Frage kommt, ist die Skg bei der gonorrhoischen Arthritis ein wertvoller Maßstab für die Intensität der Gelenkentzündung. In regelmäßigen Abständen angestellt gibt der Skg-Verlauf das beste Bild des Verlaufes der Erkrankung. Bei der aktiven Bewegungstherapie die besonders bei der gonorrhoischen Arthritis noch im entzündlichen Stadium durchgeführt werden soll, ist die Skg ein verläßlicher Anhalt zur Beurteilung der Ab- oder Zunahme der Entzündung. Mit dem Erlöschen der Entzündung — meist ist die Temperatur bereits einige Zeit normal — wird die Skg auch normal.

Die *septische Arthritis* ist zu vielgestaltig, um sie einheitlich darzustellen. *Pyaemische Gelenkmetastasen* führen auch bei monoartikulärer Form zu höchsten Skg-Beschleunigungen. Häufiger sind bei septischen Prozessen *leichtere Arthritiden,* deren Abgrenzung gegen Polyarthritis rheumatica klinisch Schwierigkeiten bereitet (FREUND). Bei solchen Formen kann die Skg entsprechend der Schwere der Entzündung sehr verschieden sein. Schwierigkeiten in ihrer Beurteilung erwachsen besonders durch den skg-beschleunigenden Faktor des primären Skg-Herdes. Es gilt aber auch für die Sepsis wie für andere Infektionskrankheiten, daß bei Auftreten arthritischer Prozesse als Komplikation die vorher vorhandene Skg-Beschleunigung deutlich zunimmt.

Bei *Arthritis urica* ist die Skg je nach der Schwere des Anfalles, bzw. der Zahl und Größe der ergriffenen Gelenke beschleunigt (siehe S. 140). Es finden sich oft so hochgradige Beschleunigungen wie bei Polyarthritis rheumatica (KAHLMETER). Die Skg kann dann noch durch Wochen erhöht bleiben. Auch bei stationärer Gicht soll die Skg in manchen Fällen erhöht sein (EINSTOSS und HIRSCH). In unseren Fällen von sicherer Arthritis urica war im anfallsfreien Intervall die Skg immer normal (ebenso HERRMANN). Interessant ist jedenfalls, daß die Gicht im Anfall,

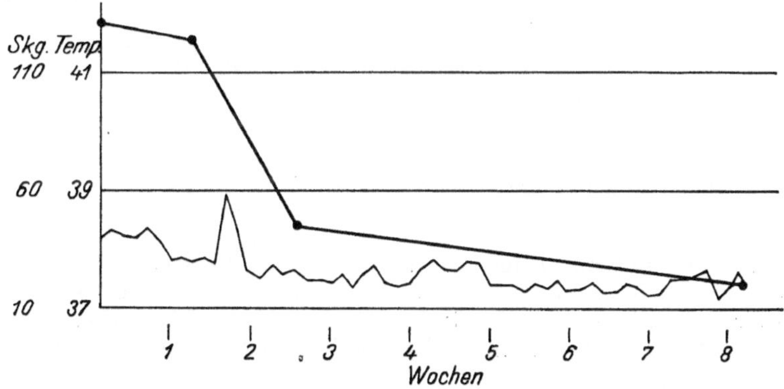

Abb. 26. Sekundär chronische Polyarthritis. Akute Exazerbation und sehr langsame Besserung der Beschwerden. Bei der Entlassung noch nicht ganz beschwerdefrei.

obwohl es sich um eine nichtinfektiöse Synovialreizung durch Uratabscheidung handelt, in allen Punkten (Fieber, Leukocytose) einer bakteriellen, bzw. toxischen Entzündung gleicht. Und auch die hohe Skg entspricht dem Bilde (siehe S. 142).

Unter die *chronisch entzündlichen Arthritiden* fällt eine ganze Gruppe differenter klinischer Krankheitsbilder. Allen gemeinsam sind zeitweise Zeichen von Entzündung (subfebrile Temperaturen, lokale Erhöhung der Hauttemperatur, regionäre Drüsenschwellungen usw.). Dazu kommt noch in vielen Fällen Anaemie, Veränderung des weißen Blutbildes und entzündliche Ergüsse in den Gelenken. Neben Formen wohldefinierbarer Ätiologie, wie Gelenktuberkulose, Arthritis luetica, gehören in diese Gruppe die chronischen Polyarthritiden: die sekundär chronische Polyarthritis und die primär chronische Polyarthritis.

Die sekundär chronische Polyarthritis und die primär chronische Polyarthritis sind Krankheitsbilder, bei denen *Exazerbationen* mit temporärer Remission abwechseln. Dem entsprechen auch die Skg-Werte (Abb. 26). Klinischen Exazerbationen gehen oft Anstiege der Skg um einige Tage voraus.

So wirkt sich auch die Jahreszeit bei diesen Formen aus. STAINSBY und NICHOLLS konnten an einem großen Material (597 Fälle) verschiedener Arthritiden zeigen, daß die Skg im Winter durchschnittlich schneller ist als im Sommer. Auch bei erfolgreichen Thermalkuren läßt sich der Rückgang

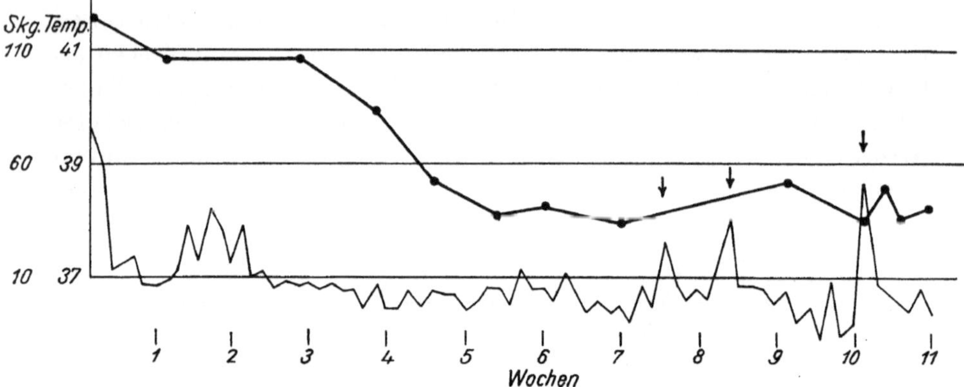

Abb. 27. Polyarthritis acuta rheumatica. Sehr chronischer Verlauf. Nach Milchinjektionen (↓) keine Besserung.

der Skg-Beschleunigung Hand in Hand mit der Besserung des einzelnen Falles gut beobachten (EINSTOSS und HIRSCH, FORESTIER und CERTONCINY). Auch zur Beurteilung des Erfolges nach Beseitigung infektiöser Foci (in Zähnen, Tonsillen, Nebenhöhlen, Nierenbecken usw.) wird die Änderung der

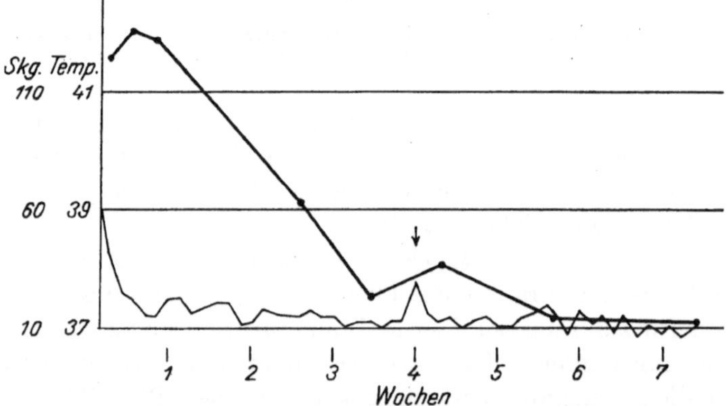

Abb. 28. Polyarthritis acuta rheumatica. 1 Woche vor der Spitalsaufnahme erkrankt, 3 Tage nach der Aufnahme wesentlich gebessert, doch fortdauernd leichte Beschwerden. Eine Milchinjektion (↓) vor vollkommenem Rückgang der Skg-Beschleunigung führt zu kurzdauerndem Rezidiv.

Skg zu beachten sein (WEISS) und kein Fall darf als geheilt angesehen werden, solange die Skg noch beschleunigt ist. Umgekehrt sieht man aber nicht gar so selten sekundär chronische Infektarthritiden mit zeitweise normaler Skg, wo der Prozeß nach einiger Zeit wieder aufflammt. Man soll daher nach BJØRN-HANSEN sich durch normale Skg-Werte nicht hindern lassen, infektiöse Foci zu suchen und zu behandeln, wenn irgend andere Zeichen für ihr Vorhandensein sprechen.

Die *sekundär chronischen Infektarthritiden*, die wegen starker Beschwerden an die Klinik aufgenommen wurden, hatten bei der Aufnahme alle Skg-Beschleunigung 1 +, 4 + +. Ebenso hatten die Fälle *primär chronischer Polyarthritis*, die zur Aufnahme kamen, beschleunigte Skg 3 +, 1 + +.

Wertvoll ist die Beobachtung der Zu- oder Abnahme der Skg-Beschleunigung für die Beurteilung des weiteren Verlaufes der chronischen Polyarthritiden, und es muß sich die *Intensität der Behandlung* nach dem Grade der Skg-Beschleunigung richten. Bei hoher Skg ist Reiztherapie (Vaccine, Proteinkörper u. a.) kontraindiziert (Abb. 27 und 28), bei niedriger Skg auch entsprechend energische, physikalische Therapie gestattet (CIPRIANI und ROBECCHI). Bei chronischen Polyarthritiden sollen Reaktionen auf Proteinkörperinjektion bereits nach wenigen Minuten (?) in Zunahme der Skg-Geschwindigkeit zum Ausdruck kommen, was differentialdiagnostisch gegen Arthrosis deformans verwertbar sein soll, wo die Zunahme der Skg-Beschleunigung ausbleibt (v. BALDEN). Auch bei der Frage, ob ein Patient bereits in Badeorte geschickt werden darf, ist die niedrige Skg als Anhaltspunkt für Latenz des Prozesses wertvoll (KAHLMETER).

Bei den Formen chronischer Polyarthritis, die von allem Anfang an ohne Fieber verlaufen, die sehr häufig bei Frauen jenseits der Menopause beobachtet werden, wird von einem Teil der Autoren *Dysfunktion endokriner Drüsen* ätiologisch beschuldigt (Arthropathia ovipriva MENGE, Periarthritis destruens UMBER). Nach UMBER beginnen diese Erkrankungen mit periartikulären Schwellungen, und es folgt Kapselschrumpfung mit Stellungsanomalien der Glieder. Nach MUNK fehlt die periartikuläre Schwellung, und es liegt nur eine Verdickung der Kapsel selbst vor. Es sind im Röntgenbilde ulcerative Prozesse charakteristisch. Darin sieht ASSMANN mit Recht Ähnlichkeiten mit sicheren sekundär chronischen Polyarthritiden und hält die reine endokrine Ätiologie der Erkrankung nicht für erwiesen, ja für unwahrscheinlich. Die Skg ist bei diesen Formen der Polyarthritis in der Regel beschleunigt (HOLZWEISSIG, WESTERGREN, KAHLMETER, ASSMANN u. a.). Jedenfalls kann man aber aus der Tatsache der Skg-Beschleunigung allein weder dafür noch dagegen entscheiden, ob die Ätiologie der Gelenkaffektion eine endokrine oder eine primär entzündliche ist (WESTERGREN, KAHLMETER). Wenn bei echter Gicht durch sekundär entzündliche Momente die Skg regelmäßig stark beschleunigt ist, kann es nicht verwundern, daß auch bei Gelenkprozessen, die rein endokrinen Ursprungs sind, sekundär entzündliche Prozesse die Skg beeinflussen. Zur Ätiologie der Periarthritis destruens UMBER gestattet somit der Umstand, daß die Skg dabei beschleunigt ist, keine Stellungnahme.

Bei der *Gelenktuberkulose* ist die Skg regelmäßig beschleunigt und wichtig für die Differentialdiagnose und für die Beurteilung der Aktivität der Erkrankung (Literatur siehe bei HERRMANN).

Bei beginnender Erkrankung ist die Skg +, und Schwankungen der Skg sind brauchbar zur Beurteilung der Zu- und Abnahme der Entzündung. Zur raschen Orientierung ist die Skg-Beschleunigung bei fraglicher tuberkulöser Arthritis differentialdiagnostisch gegen PERTHESsche Erkrankung, Coxa vara oder valga rachit. usw. von großer Bedeutung.

Die Skg ist selbst bei noch negativem Röntgenbefund schon beschleunigt und ist verläßlicher als die Tuberkulinreaktion (SIDLER). Bei Mischinfektionen, Abscedierungen, Fistelbildungen steigt die Skg erheblich weiter an.

Zur Beurteilung, wann ein krank gewesenes Gelenk wieder belastet werden darf, wann Mobilisation oder Stellungskorrekturen vorgenommen werden dürfen, ohne ein neuerliches Aufflackern der Erkrankung befürchten zu müssen, ist die Skg allen anderen klinischen Symptomen überlegen. Vor Belastung und aktiver Therapie muß die Skg längere Zeit normal sein (siehe S. 183f.).

Bei *Arthritis luetica* wurde regelmäßig eine stark, bis sehr stark beschleunigte Skg beobachtet (SCHLESINGER, HERRMANN). Nach antiluetischer Kur geht die Skg-Beschleunigung erst langsam und oft erst nach mehreren Kuren zurück, was den klinischen Erscheinungen entspricht.

Bei *Spondylitis ankylopoetica* geht die Skg parallel dem klinischen Bilde, dem Grade und der Progredienz des Leidens. In einem großen Material fanden FISCHER und VONTZ in 94% der Fälle beschleunigte Skg. Im ersten Jahr der Erkrankung ist in allen Fällen die Skg beschleunigt, bei einer Krankheitsdauer von 5 Jahren ist bereits bei 3%, bis 10 Jahren bei 5% und bis 20 Jahren bereits bei 14% der Erkrankten die Skg normal. Daraus ergibt sich die große diagnostische Bedeutung der Skg für die Frühdiagnostik (obligate Beschleunigung) und Differentialdiagnose, besonders gegen Arthropathia deformans, Muskelrheumatismen u. a. (normale Skg). Auch für die Beurteilung des Erfolges der Therapie stellen die Autoren die Änderungen der Skg-Geschwindigkeit an erster Stelle. Nach MUNRO ist eine Therapie überhaupt nur so lange erfolgversprechend, als die Gelenke nicht vollständig versteift und die Skg noch erhöht ist. In einem schweren Fall von Spondylitis ankylopoetica beobachteten wir mit subjektiver Besserung der heftigen Beschwerden einen Skg-Rückgang von 100 mm auf 14 mm innerhalb von 2 Monaten.

Wenn heute noch vielfach der degenerative Charakter der *Arthrosis deformans* ungenügend bekannt und häufiger noch die alte Bezeichnung Arthritis deformans gebraucht wird, so werden mit anderem die Befunde der Skg bei dieser Erkrankung die Kenntnis des degenerativen Charakters verbreiten helfen. Die reine Arthrosis deformans geht, wie zu erwarten, mit normaler Skg einher, und zwar sind die Autoren sich einig, daß in allen Phasen dieser Erkrankung die Skg typischerweise normal ist.

Führen aber die primär rein degenerativen Gelenkprozesse zu sekundären Entzündungen, so kann auch bei der Arthrosis deformans die Skg etwas beschleunigt sein (CIPRIANI und ROBECCHI). Doch sind diese Entzündungen nach unserer Erfahrung offenbar so wenig ausgedehnt, daß man bei echter Arthrosis deformans auch bei heftigen Beschwerden nur ausnahmsweise Skg-Beschleunigung beobachtet.

Auch die sogenannte *sekundäre Arthrosis deformans* (nach gelenknahen Frakturen, Stellungsanomalien u. a.) weist normale Skg-Werte auf, soweit nicht das Grundleiden (frische Fraktur) die Skg beeinflußt.

Normale Skg ist die Regel bei *Arthropathia tabetica* (HERRMANN), ebenso fand HERRMANN in einem Falle von *Arthropathia alcaptonurica* die Skg normal.

Ebenso verhält sich die Skg bei den aseptischen Epiphysennekrosen (PERTHES*sche,* KÖHLER*sche und* SCHLATTER*sche Krankheit*). Die große Bedeutung der Skg dieser Krankheitsgruppe zur Diffentialdiagnose gegen Gelenktuberkulose wurde bereits erwähnt.

Weiters ist die normale Skg *posttraumatischer Gelenkläsionen* (soweit keine direkte oder metastatische Infektion des Gelenkes statthat) für die Diagnose häufig von großer Wichtigkeit. Das Trauma spielt in der Anamnese der Gelenkkranken eine große Rolle, sei es, daß wirklich ein altes Trauma den locus minoris resistentiae für eine Infektion setzte, sei es, daß eine beginnende Arthritis erst durch ein leichtes Trauma bemerkt wird. In solchen Fällen spricht normale Skg für einen posttraumatischen Reizzustand des Gelenkes, erhöhte Skg für irgendeine Form echter Arthritis. Bei posttraumatischen Gelenkergüssen, Distorsionen, Meniscusläsion ist die Skg normal, doch bei frischer Blutung ins Gelenk beschleunigt (Haemarthros siehe S. 136).

Bei allen Formen von *Muskelrheumatismus* (Lumbago usw.) ist die Skg immer normal. Das ist wichtig für die Abgrenzung gegen symptomatische Myalgien bei Entzündungsprozessen, wo die Skg beschleunigt ist.

Ebenso ist die Skg bei allen *echten Neuralgien* und Neuritiden normal. Beschleunigte Skg ist in diesen Fällen ein Zeichen einer neben der Neuralgie bestehenden Entzündung (Nebenhöhlenempyem bei Trigeminusneuralgie) oder eines anderen skg-erhöhenden Prozesses (symptomatische Ischias bei Karzinom). Selbst bei schwersten Formen akutester Ischias ist die Skg durchwegs normal.

Bei unserem Material liegender (also durchwegs sehr schwerer) Fälle von Ischias, Neuritis, Radiculitis, Lumbago war die Skg in allen Fällen normal (14 Fälle).

Ebenso ist die Skg normal bei *Muskelschmerzen* oder Schmerzen an den Sehneneinsatzstellen (sogenannte *Insertionitis*) infolge statischer Anomalien oder chronischen *Bursitiden.*

I. Erkrankungen der endokrinen Drüsen, anaphylaktische und allergische Zustände. Vergiftungen.

1. Erkrankungen der endokrinen Drüsen.

Die Angaben über die Skg-Geschwindigkeit bei Erkrankungen der Drüsen mit innerer Sekretion sind in den meisten Punkten widersprechend. Zum Teil hängt das damit zusammen, daß Kranke mit innersekretorischen Störungen oft nicht dieser Krankheit wegen, sondern erst, wenn eine Komplikation hinzukommt, in ein Krankenhaus aufgenommen werden. So findet sich in unserem liegenden Diabetikermaterial ein erheblicher Prozentsatz solcher Fälle, wo sich die Pat. erst nach Auftreten einer schweren Komplikation (Gangrän, Pneumonie, Thrombophlebitis) an die Klinik aufnehmen ließen. Bei anderen, besonders chronisch verlaufenden Erkrankungen der Blutdrüsen (z. B. Akromegalie, Adipositas) ist begreiflicherweise der Prozentsatz dieser Fälle, die nicht der innersekretorischen Krankheit wegen, sondern wegen einer Komplikation das Spital aufsuchen, noch viel größer. Es ist deshalb bei Sichtung der Skg innersekretorischer Störungen nur mit größter Umsicht und Erfahrung der Materie möglich, unkomplizierte Fälle auszuwählen. So entstanden viele irrige Angaben in der Literatur.

Über die Skg bei *Hyperthyreosen* finden sich sehr widersprechende Literaturangaben (zusammengestellt bis 1930 bei v. BALDEN). v. BALDEN fand an einem größeren Material von Basedowstrumen die Skg in 80% der Fälle normal, in 20% mäßig beschleunigt, fand aber in einer Kontrollserie von einfachen Strumaträgern die gleichen Skg-Werte. Er lehnt mithin jede diagnostische und prognostische Bedeutung der Skg für den Basedow ab. HEDRICH findet bei Hyperthyreosen und Basedowkranken nur in 6% der Fälle sehr mäßige Skg-Beschleunigung.

Wenn demgegenüber eine Reihe von Autoren beim Basedow und bei Hyperthyreosen öfter oder regelmäßig beschleunigte Skg fanden, dürften wohl nicht nur unkomplizierte Fälle zur Untersuchung gelangt sein. Auch der Begriff der normalen Skg ist in der Literatur sehr schwankend. So fanden MORA und GAULT in einer vielzitierten Arbeit, bei 30 Thyreotoxikosen in allen Fällen Skg-Beschleunigung. Ihre Normalwerte sind aber sicherlich viel zu niedrig. (Sie nehmen bei der LINZENMEIER-Methode für Männer 1000 Min. als Grenze der Norm an, was sicherlich unrichtig ist.) Weiters beschreiben UYENO, HUFSCHMIDT, JONÁŠ, CASTEX und SCHTEINGART neuerdings bei einem Großteil der Hyperthyreosen, TSCHERNOSATONSKAYA in allen Fällen mäßige bis starke Skg-Beschleunigung. Es wurde sogar empfohlen, den Rückgang der Skg-Beschleunigung als maßgebender für die Beurteilung des Krankheitszustandes zu betrachten als den Grundumsatz (TAKERKA und GOLDMANN, MÜNZER), wenn auch Skg und Grundumsatz keineswegs parallel gehen (HUFSCHMIDT, LIEBHART und TELEZÝNSKI). Nach BONILLA und MOYA haben innersekretorische Störungen jedoch überhaupt keinen sicheren Einfluß auf die Skg-Geschwindigkeit, und die Skg ist in solchen Fällen diagnostisch nicht verwertbar.

Wir beobachteten in 4 Fällen von typischem Vollbasedow 2—, 1 ±, 1 +. Ein weiterer Fall der keinen aktuellen Vollbasedow mehr hatte, aber noch restierende Herzstörungen (Vorhofflimmern, Dilatation) hatte auch normale Skg. Bei Hyperthyreosen war die Skg 12—, 1 ±. Darunter waren auch schwere Fälle. Grundumsatzsteigerung der Fälle war 30 bis 140%. Somit scheint wenigstens bei Hyperthyreosen eine normale Skg recht konstant zu sein.

Bei *Hypothyreosen* wurde Skg-Verlangsamung (TSCHERNOSATONSKAYA) neben normalen und beschleunigten Werten beschrieben (BONILLA und MOYA). Wir beobachten in 2 Fällen normale Skg.

Bei *Diabetes* sind die Angaben über die Skg recht widersprechend, während manche Autoren in einem Teil der Fälle beschleunigte Skg beschreiben (ZUCKERSTEIN und STREICHER, WISSELINCK, DOMARUS) soll nach REMEN sogar bei 90% aller unkomplizierten Diabetiker die Skg beschleunigt sein. Dagegen ist nach anderen bei unkompliziertem Diabetes die Skg in allen Fällen normal (WESTERGREN, GRAM, BURKHARDT).

Tierexperimentelle Untersuchungen, welche Skg-Beschleunigung bei Pankreasdiabetes des Hundes zeigten (SHINDOH u. a.) sind nicht beweisend, da der Eingriff der Pankreasexstirpation allein zu starker Skg-Beschleunigung führt.

Widersprechend sind auch die Angaben über den Einfluß der *Insulin*-Injektion auf die Skg (Insulininjektion soll die Skg hemmen [ZUCKERSTEIN und STREICHER, SHINDOH] oder unbeeinflußt lassen [WISSELINCK]). Jedenfalls sind sich aber alle neueren Autoren soweit einig, daß die Skg kein Maßstab für die *Schwere* des Diabetes ist. In 5 Fällen von *Coma* diabeticum beobachtete DOMARUS normale Skg.

In unserem Material unkomplizierter Fälle von Diabetes mellitus war die Skg 33—, 1±, 1+. In mehreren Fällen von Koma haben wir normale Skg beobachtet. Einen skg-ändernden Einfluß von Insulininjektionen konnten wir nicht nachweisen. Bei Diabetes mit Komplikationen (Gangrän, Pneumonie u. a.) war die Skg entsprechend der Komplikation stark bis sehr stark beschleunigt, ebenso wie bei gleichen Erkrankungen nichtdiabetischer Patienten.

Bei *Morbus Addison* ist die Skg in der Regel stark beschleunigt (BONILLA und MOYA). Diese Autoren konnten in 24 Fällen durchwegs Skg-Beschleunigung nachweisen. Auch in Fällen von Addison ohne Tuberkulose war die Skg deutlich beschleunigt. (Zwei Fälle waren autoptisch verifizierte Nebennierensklerosen ohne irgendeinen tuberkulösen Herd.) JONÁŠ fand in einem Fall von Addison normale Skg. Bei der Autopsie fand sich eine reine Hypoplasie der Nebennieren.

Wir beobachteten bei zwei klinisch typischen Addisonfällen (ohne Autopsie) Skg + und ++. In einem weiteren Falle eines olygosymptomatischen Addison (niedriger Blutdruck, Adynamie, Abmagerung, keine Pigmentierung) war die Skg normal. Ein Monat später Exitus. Die Autopsie ergab eine beiderseitige vorwiegend vernarbte Nebennierentuberkulose.

Bei *anderen Erkrankungen der Drüsen innerer Sekretion* ist über die Skg wenig bekannt. Jedenfalls spielt sie keine Rolle in der Diagnose und Prognose dieser Erkrankungen (BONILLA und MOYA).

Wir beobachteten bei postoperativer *Tetanie* 1—, 2±. Der Fall mit normaler Skg war insoferne unkompliziert, als die Tetanie nach Röntgenbestrahlung ohne operativen Eingriff eintrat. In beiden anderen Fällen könnte die ganz geringe Beschleunigung noch durch die vorhergehende Strumektomie bedingt gewesen sein.

Weiters beobachteten wir Tetanie 1—, *Akromegalie* 3—, *Diabetes insipidus* 2—, 1±, *Nanosomia infantil.* 1—, *endokrine Magersucht* 2— und *endokrine Fettsucht* 3—.

2. Anaphylaktische Zustände und allergische Diathesen.

Bei *anaphylaktischen Zuständen* (Peptonshock, Serumanaphylaxie) ist die Skg stark verlangsamt, fast aufgehoben. W. LÖHR beobachtete diese Erscheinung erstmalig bei einem schweren anaphylaktischen Shock nach intravenöser Injektion von Tetanusserum. Bei experimenteller Serumkrankheit des Kindes ist die Skg deutlich verlangsamt, und interessanter Weise ist die Skg-Verlangsamung auch ein recht konstantes Symptom in solchen Fällen, wo die Serumkrankheit nach der Seruminjektion nicht voll zum Ausdruck kommt (Refraktäre Fälle). Auf die Skg-Verlangsamung folgt für mehrere Tage eine Beschleunigung, unterbrochen von geringeren Verlangsamungen in rhythmischen Perioden von 3 bis 6 Tagen (CASPARI, ELIASBERG und FLIEGEL). Etwa ebenso lang ist der Zwischenraum zwischen einzelnen Schüben der Serumkrankheit, wie das von PIRQUET und SCHICK beschrieben wurde.

Manchmal beobachtet man auch nach Tuberkulininjektion Skg-Verlangsamung, die sich oft nicht in absoluter Verlangsamung, sondern in plötzlichem starken Rückgang der vorher bestehenden Beschleunigung zeigt. WESTERGREN deutet diese Erscheinung auch als anaphylaktisch, sowie manche plötzliche Verlangsamungen der Skg bei Infektionskrankheiten (RHODIN, WESTERGREN).

Auch bei *Tieren* wurde im experimentellen anaphylaktischen Shock Skg-Verlangsamung beobachtet. WITTKOWER fand da bei Meerschweinchen eine Skg von 1 mm nach 24 St. Das Blut zeigte Fibrinogenverminderung und Erythrocytenvermehrung. Ähnlich bei Hunden (ZUNZ).

Bei *allergischen Diathesen* ist die Skg im anfallsfreien Stadium normal (WESTCOTT und SPAIN). In der Anfallsperiode soll oft mäßig beschleunigte Skg vorkommen, und zwar bei schweren Fällen von *Asthma bronchiale* soll die Skg öfters beschleunigt als normal sein. Es kann aber auch bei sehr schweren asthmatischen Zuständen die Skg normal oder fast normal sein, nicht nur bei „psychischen“, sondern auch bei „organisch bedingten“ Fällen. Wenn durch Entfernung der schädlichen Allergene aus der Luft der asthmatische Zustand sich bessert, soll eine Skg-Beschleunigung zurückgehen. Bei spezifischer und unspezifischer Therapie steigt während der Allgemeinreaktion auch bei Besserung des asthmatischen Zustandes die Skg an (STORM VAN LEEUWEN und VAN NIEKERK, WALTON). Nach eigenen Erfahrungen ist dagegen die Skg bei Asthma bronchiale meist normal.

Wir beobachteten 16 Fälle von Asthma bronchiale 11—, 3 ±, 2 +. Die Fälle von typischem Asthma bronchiale hatten somit zum größten Teil normale Skg-Werte. Von den 3 Fällen ± hatte einer eine positive WaR., die anderen hatten gehäufte schwerste Asthmaanfälle, einer davon einen richtigen Status asthmaticus. Von den 2 Fällen + hatte einer eine WaR. positive Lues, der zweite Fall hatte Temperaturen bis 38,6, also wahrscheinlich bronchopneumonische Herde.

Bei Heufieber ist die Skg vor Ausbruch und während der Erkrankung normal (GELFAND und VICTOR).

Die Angaben über *Skg-Verlangsamung* bei allergischen Individuen (HOFFSTAEDT), bzw. allergischen Zuständen (BRUCKE, SCHULHOF) können wir nicht bestätigen (HOFFSTAEDT gibt keine Skg-Werte, die Skg-Werte der beiden letztgenannten Autoren sind in Wirklichkeit normale, teilweise sogar beschleunigte Werte).

Die Skg wurde auch im Rahmen der Arbeiten über *haemoklasische* Krise studiert. ADELSBERGER und ROSENBERG wollten den Umstand, daß sie bei gewissen Leberkranken nach Milchmahlzeit Skg-Beschleunigung beobachteten, gegen eine Zuordnung der haemoklasischen Krise zu anaphylaktischen Zuständen verwenden. Nach WALTON tritt auch bei allergischen Individuen nach Milchmahlzeit Skg-Beschleunigung auf. Es scheint überhaupt nach Untersuchungen neuer Autoren die haemoklasische Krise kein Symptom einer Leberfunktionsstörung und keine Reiz- oder Shockwirkung, sondern eine Reizwirkung des vegetativen Nervensystems zu sein (KÄMMERER). Außerdem ist der Einfluß der Milchmahlzeit auf die Skg durch Kontrolluntersuchungen (ENGELMANN) nicht bestätigt und die auf Haemoklasie bezogenen Skg-Schwankungen dürften innerhalb der Fehlergrenzen der Methoden gelegen sein.

3. Vergiftungen.

Bei chronischem *Morphinismus* soll die Skg fast regelmäßig deutlich beschleunigt sein (STERN-PIPER, SUO, SCHOTTKY). Nach einmaliger Morphiuminjektion (0,02) soll die Skg nur ganz unbedeutend und für kurze Zeit ansteigen (?). Große Mengen Mo subcutan führen bei Meerschweinchen bereits nach 30 bis 40 Min. zu deutlicher Skg-Beschleunigung (CLAUDE u. a.), und chronischer Morphinismus führt auch beim Hunde zu Skg-Beschleunigung (SUO). Bei der Entziehungskur soll die Skg-Beschleunigung langsam abnehmen und Normalwerte meist erst nach 4 bis 5 Monaten erreicht werden. Rückfälle zeigen sich bald in neueren Skg-Anstiegen an (STERN-PIPER).

Bei der *Bleivergiftung* soll in manchen Fällen Skg-Beschleunigung vorkommen (SCHNITTER und PARIS, FUJITA).

Bei zwei schweren *Veronal*-Vergiftungen beobachteten wir normale Skg. Beide Fälle heilten nach langer, tiefer Bewußtlosigkeit ohne Komplikationen aus. Bei einer *Thallium*-Vergiftung (Pat. nahm in einem Abstand von 10 Tagen jedesmal 10 g Thallium) war die Skg 5 Tage nach der zweiten Vergiftung 11 mm. Daß nach *Salversan- und Quecksilber*-Vergiftungen Skg-Beschleunigungen vorkommen, wurde bereits erwähnt (siehe S. 61).

K. Benigne und maligne Tumoren.

Bei *benignen* Tumoren ist die Skg in der Regel normal. Blutungen und Nekrosen können natürlich zu Skg-Beschleunigung führen. Ebenso, wenn ein benigner Tumor irgendwie die Ursache einer lokalen Entzündung wird.

Besonders bei größeren Uterusmyomen muß man bei vorhandener Skg-Beschleunigung mit intramuralen Blutungen oder Nekrosen rechnen. Bei ulcerierten Tumoren, also bei allen blutenden benignen Tumoren des Verdauungskanals, ist auch eine beschleunigte Skg leicht erklärlich, da sie durch Entzündung des Tumors (Infektion, Andauung) verursacht

Übersicht.

Beschleunigt	Normal
Komplikationen bei benignen Tumoren Blutung in den Tumor oder nach außen (bei sehr schwerer sekundärer Anaemie) Entzündung (des Tumors oder anderer Organe) Maligne Tumoren Entzündliche Tumoren	Benigne Tumoren

sein kann. Kann bei einem Tumor, Entzündung, Nekrose und Blutung ausgeschlossen werden, so kann man im Zweifelsfalle bei beschleunigter Skg den Verdacht der Malignität erwägen.

Um das Jahr 1921 begann die Literatur über Skg-Geschwindigkeit der *Karzinome* anzuwachsen, wurde recht unübersichtlich, und nachdem über 100 Autoren sich mit diesem Thema befaßt hatten, resümiert LEFFKOWITZ 10 Jahre später „es kommt hier der Skg nur eine bescheidene Bedeutung zu".

Erst trat eine Gruppe von Gynäkologen in den Vordergrund: die Skg sei von allergrößter Wichtigkeit für die Frühdiagnose, bei jedem oder fast jedem malignen Tumor sei sie beschleunigt (GRAGERT, KOVÁCS, CARDAUNS, FALTA, NITSCHMANN). Warnend vor Überschätzung der Reaktion bis zur völligen Ablehnung derselben zur Frühdiagnose ließen andere die Skg nur als Maßstab für Infektion in oder neben dem Tumor oder bei sehr großer Ausdehnung des Tumors, insbesondere bei Metastasenbildung, gelten (RUMPF, BRONNIKOFF, LINZENMEIER, EICK, GUTHMANN und SCHNEIDER, SILZER, FROMMOLT und MOTILOFF, CAFFIER).

Auch bei nicht gynäkologischen malignen Tumoren wurde die Skg selbst zur Frühdiagnose verwendet (LÖHR, PEWNY, MENSCH, HOFFGAARD, GINSBURG), dagegen empfahlen bald andere große Vorsicht in der differentialdiagnostischen Bedeutung der Reaktion (ISAAK-KRIEGER und KALISCH, STEMMLER, HASELHORST).

Mit zunehmender Erfahrung über die *Ursachen der Skg-Beschleunigung* lernte man langsam die Fragestellung besser zu formulieren. Die Skg-Beschleunigung ist kein Ausdruck eines malignen Tumors, sondern Ausdruck der parenteralen Resorption von Eiweißabbauprodukten. Entzündungen, Nekrosen führen zu Skg-Beschleunigung, und je ausgedehnter die Herde sind, umso stärker die Beschleunigung.

So gibt der maligne Tumor durch Destruktion und Infiltration der Umgebung Ursache zur Skg-Beschleunigung. Wenn er selbst eine gewisse Größe erreicht hat, wird er leicht nekrotisch, da er fast keine ernährenden Blutgefäße enthält. Er selbst durchwächst Blutgefäße und schaltet auf diese Weise Organteile aus dem Kreislauf aus, die ebenfalls nekrotisch werden. Er dringt an die Körperoberfläche oder ulceriert im Magendarm- oder Urogenitaltrakt und führt so zur Infektion seines eigenen Gewebes und der Umgebung. Er verschließt Ausführungsgänge (Gallenwege, Ureter, Bronchien), und die Sekretstauung führt eventuell zur Infektion. Auf diesen Wegen führt der maligne Tumor zu Skg-Beschleunigung, und wenn ein Myom durch Ureterenkompression eine eitrige Hydronephrose erzeugt, kann es dieselbe Skg-Beschleunigung verursachen wie ein maligner Tumor. Endlich führen maligne Tumoren auf verschiedenen Wegen zu Anaemien, und wir wissen, daß Skg-Beschleunigung im anaemischen Blute oft deutlicher zum Ausdruck kommt.

So ist bei malignen Tumoren der *Grad der Skg-Beschleunigung* abhängig von den einzelnen skg-fördernden Faktoren (Nekrose, Entzündung, Anaemie) und die Skg ein Maß dieser pathologischen Vorgänge, keine Reaktion auf Malignität selbst. Tumoren, die so gelegen sind, daß die Entzündungsprodukte vorwiegend nach außen (Hautkarzinome) oder in den Darm abfließen, werden erst bei größerer Ausdehnung zu Skg-Beschleunigung führen, als z. B. ein Karzinom an der Papilla Vateri, das gerne frühzeitig zu einer Cholangitis Anlaß gibt.

Jedenfalls gibt uns die Skg einen gewissen Maßstab für den *Gesamtschaden*, den der Organismus durch das Karzinom genommen hat und ob eine starke Skg-Beschleunigung im Einzelfall auf ausgedehnte Entzündung oder ausgedehnte Metastasierung zu beziehen ist, müssen andere klinische Befunde entscheiden.

Zur *Frühdiagnose* verhilft die Skg natürlich nicht immer, aber sie ist ohne Zweifel wertvoller als alle anderen serologischen Karzinomreaktionen zusammen, denn der Prozentsatz, in dem die Skg bei malignen Tumoren erhöht ist, ist recht hoch.

Tabelle 11.

	Haut	Mamma	Lippe	Zunge	Kiefer	Larynx	Oesophagus	Magen	Colon	Rectum	Leber und Gallenblase	Pankreas	Thyreoidea	Harnblase	Prostata	Penis	Uterus	Ovar	Vulva	Sarkome	Summe der Fälle
	101	85	37	21	7	9	18	387	32	37	22	14	3	11	3	6	101	4	14	48	960
Senkung —	40	21	9	4	0	1	3	57	3	4	3	4	0	2	0	1	6	0	1	9	168
+	61	50	26	16	5	7	13	236	23	28	13	6	3	5	2	5	75	1	12	32	619
++	0	14	2	1	2	1	2	94	6	5	6	4	0	4	1	0	20	3	1	7	173

Anstatt vieler Worte soll hier eine Tabelle über die *Skg-Verhältnisse der malignen Tumoren* Aufschluß geben. Wir haben aus den Arbeiten von WULFF, ADAMS-RAY, HOLLBØL, GUTHMANN und FRÜHAUF, KESSEL, LICKINT, NILSSON, die Fälle maligner Tumoren nach Lokalisation und Skg geordnet und in einer Tabelle zusammengestellt. Wenn diese auch kein Bild des Wertes der Skg für die Frühdiagnose selbst gibt, so zeigt sie doch, wie sich die Skg maligner Tumoren verhält, wenn der Pat. den Arzt aufsucht, und bevor der Pat. kommt, gibt es ja auch keine Frühdiagnose (Tabelle 11).

Unser eigenes Material maligner Tumoren (Tabelle 12) umfaßt nur eine kleine Auswahl aus einem größeren Material. Es wurden nur solche Fälle ausgewählt, bei denen die Diagnose eines malignen Tumors absolut *sicher gestellt* werden konnte. In allen hier angeführten Fällen wurde die Diagnose nachträglich operativ oder autoptisch histologisch verifiziert. Dadurch haben wir nicht nur die besonders schweren, sondern auch die „beginnenden" malignen Tumoren erfaßt, die der Operation noch zugeführt werden konnten.

Von einer Trennung des Materials in *operable* und inoperable Fälle wurde abgesehen, denn es ist sicher, daß der Grad der Skg-Beschleunigung kein brauchbarer Anhaltspunkt für oder gegen Operabilität eines malignen Tumors ist.

Auch die *Anaemie* spielt bei der Skg-Beschleunigung maligner Tumoren keine große Rolle. Es können auch schwer anaemische Fälle normale Skg zeigen. Ebensowenig konnten wir eine Korellation zwischen Skg und *Ikterus* bei malignen Tumoren finden, und der Ikterus scheint hier ebensowenig eine skg-hemmende Rolle zu spielen wie bei der Cholelithiasis.

Tabelle 12.

		Bronchus	Magen	Darm	Pankreas	Gallenblase	Leber-metast.	Niere	seltenere maligne Tumore	Gesamtzahl
		11	25	6	8	7	6	4	9	76
Senkung	— u. ±	0	3	1	1	1	0	0	2	8
	+	3	15	4	3	4	2	1	2	34
	++	8	7	1	4	2	4	3	5	34

Magen: in den 3 Fällen mit normaler Skg war keine Erklärung für die mangelnde Skg-Beschleunigung vorhanden. Alle 3 Fälle waren recht ausgedehnte Tumoren (1 Skirrhus, 2 Ca. solid.), 2 Fälle hatten bereits Metastasen, der dritte konnte noch reseziert werden. In keinem Fall bestand eine auffallende Kachexie. 2 Fälle zeigten normalen Blutbefund, einer hatte eine schwere Anaemie (Erythrocyten 2,5, Haemoglobin 30). Lebermetastasen: Fälle, wo bei der Operation nach Feststellung der Lebermetastasen der Primärtumor nicht mehr aufgesucht, oder wo bei der Obduktion der Primärtumor nicht einwandfrei gefunden werden konnte.

Seltene Tumoren: 1 — kleines Basaliom an der Vulva, 1 ± Lymphosarkom, schwere Kachexie. Die übrigen Fälle waren 1 Carcinoma peritonei, 1 Melanosarkom, 1 Ovarialkarzinom und 1 Carcinoma testis.

Nach Totalexstirpation eines Karzinoms ist die Skg ein gewisser Indikator, ob sich *Metastasen* bilden oder nicht (GRAGERT, CAFFIER, GOLDSCHMIDT und FÜRSTNER). Dabei ist aber eine einzelne Skg-Bestimmung von recht geringem Werte, und es ist notwendig, die Skg in bestimmten Zeitabständen (etwa alle 2 Monate) kurvenmäßig zu verfolgen. Erst muß man die Zeit abwarten, in der noch postoperativ durch den Eingriff allein die Skg beschleunigt ist. Das kann bis zu einem Jahr dauern, und wenn chronische lokale Entzündungen im Operationsgebiete entstehen, kann die Skg noch längere Zeit erhöht sein. Geht die Skg aber zur Norm zurück und steigt später wieder langsam an, so ist dieser Befund für Rezidive oder Anwachsen von Metastasen sehr verdächtig. Dabei ist wichtig, die Skg öfter zu wiederholen, denn kleine Entzündungsherde oder Retentionen im Operationsgebiet können zu kurzdauernder starker Skg-Beschleunigung führen, ohne sonst klinisch manifeste Symptome zu machen. Nur eine gleichmäßig konstant immer steigende Skg-Beschleunigung spricht mit großer Wahrscheinlichkeit für ein Tumorrezidiv oder Anwachsen von Metastasen.

Ähnlich nach *Strahlenbehandlung*. Röntgen- und Radiumbehandlung von Tumorgewebe bringt die Tumorzellen zu degenerativem Zerfall. Die Zerfallsprodukte derselben gelangen je nach der Lokalisation des Tumors mehr weniger ins Blut. So wird nach Bestrahlung auch der Globulingehalt des Blutes erhöht gefunden. Nach intensiver Radiumbestrahlung (2500 mg St. mit 125 mg Ra) von Uteruskarzinomen wird in allen Fällen starke Skg-Zunahme beobachtet, deren Maximum durchschnittlich am dritten Tage nach der Bestrahlung erreicht wird (WULFF). Die auf die Bestrahlung folgende Skg-Beschleunigung dauert wenigstens während eines Monats an, bei Sarkomen eher kürzer als bei Karzinomen (Sarkome reagieren auf Strahlenbehandlung meist schneller als Karzinome). Im weiteren Verlaufe spricht der Rückgang der Skg-Beschleunigung für Besserung, eventuell Heilung des Tumors, Anstieg der Skg für Rezidive oder Metastasen. Dabei ist natürlich zu beachten, daß entzündliche Bestrahlungsreaktionen auch zu Skg-Beschleunigung führen können, doch läßt sich meist klinisch erkennen, wann die Entzündung als solche zurückgeht.

Die Skg-Beschleunigung nimmt, während des ungeheilten *Verlaufes* maligner Tumoren ständig zu, dabei ist nicht so sehr zunehmende Anaemie maßgebend, als die Verschiebung der Eiweißfraktionen (Fibrinogen- und Globulinzunahme) bei fortschreitendem Wachsen des Tumors. Bei schwerer Kachexie kann die Skg wieder langsamer werden, ja selbst nach vorher sehr starken Beschleunigungen wieder auf Normalwerte zurückgehen, doch ist das bei malignen Tumoren eine seltene Ausnahme.

Literatur.[1]

A. Infektionskrankheiten.

Büchler: Z. Kinderheilk. 1925, Bd. 39, S. 29 u. 1926, Bd. 40, S. 18 (Scharlach).

Campanacci und Solerio: Giorn. Clin. med. 1929, Bd. 10, S. 1059 und Campanacci: Seuchenbekämpfung 1930, Bd. 7, S. 266 (Typhus). Curschmann: Münch. med. Wschr. 1933, S. 1767 (Akute Infektionskrankheiten).

Fasbender: Z. Kinderheilk. 1933, Bd. 54, S. 595 (Keuchhusten). Friedman: Amer. J. med. Sci. 1933, Bd. 186, S. 683 (Scharlach).

Gaté und Silvestre: C. r. Soc. Biol. 1319, Bd. 106, S. 660 (Syphilis). Gavrila: ebenda 1929, Bd. 100, S. 685 (Pellagra). Gerecke: Klin. Wschr. 1926, S. 2070 (Typhus). Gilbert, Tzanck und Cabanis: C. r. Soc. Biol. 1926, Bd. 94, S. 837 (Lepra). Grunke: Med. Klin. 1932, S. 1307 (Typhus und ähnliche Erkrankungen).

Hashimoto: Mitt. med. Akad. Kioto 1932, Bd. 6, S. 2956 (Syphilis). Hauck: Handb. Haut- u. Geschl. Krankh. hrg. v. Jadassohn 1928, Bd. 17, T. 3, S. 142 (Syphilis, Sammelreferat). Hegler: Klin. Fortbildg. 1933, Bd. 1, S. 350 (Bang). Hermann: Dissert. Rostock 1933 [zitiert nach Curschmann] (Akute Infektionskrankheiten). Höglund: Acta med. scand. (Stockh.) 1927, Bd. 67, S. 105 (Impfrecurrens). Huss: Acta paediatr. (Stockh.) 1931, Bd. 10, S. 390 (Akute Poliomyelitis).

Iturbe: Gaz. med. Caracas 1927, Bd. 34 [zit. n. Klingmüller] (Lepra).

Klingmüller: Handb. Haut- u. Geschl. Krankh., hrg. v. Jadassohn, 1930, Bd. 10, T. 2, S. 483 (Lepra, Sammelreferat).

Leite: C. r. Soc. Biol. 1929, Bd. 100, S. 946 (Gelbfieber). Lie: Med. rev. (norw.) 1925, S. 133 [ref. Münch. med. Wschr. 1925, S. 1898] (Lepra).

Milio: Paediatria 1930, Bd. 38, S. 937 (Kala azar).

Newham: Quart. J. med. Sci. 1926, Bd. 20, S. 371 (Tropenkrankheiten). Newham und Martin: ebenda 1928, Bd. 22, S. 145 (Tropenkrankheiten).

Paldrock: Arch. f. Dermat. 1925, Bd. 149, S. 272 (Lepra). Puxeddu: Riforma med. 1924, S. 507 [zitiert nach Klingmüller] (Lepra).

Rhodin: Dtsch. med. Wschr. 1925, S. 691 und Acta med. scand. (Stockh.) 1926, suppl. Bd. 16, S. 336 und Acta paediat. 1927, suppl. Bd. 7 (Scharlach). ders.: Acta med. scand. (Stockh.) 1928, suppl. Bd. 26, S. 36 (akute Infektionskrankheiten). Rømcke: Acta med. scand. (Stockh.) 1928, Bd. 68, S. 123 (Masern, Parotitis bei Erwachsenen).

Schottky: Z. Neur. 1931, Bd. 133, S. 631 (Lues d. Nervensystems). Schulten: Neue dtsch. Klin. 1931, Bd. 7, S. 729 (Bang). Silzer: Zbl. Gynäk. 1927, S. 170 (Cong. Lues). Söderström: Acta paediatr. (Stockh.) 1932, Bd. 12, S. 268 (Typhus und Paratyphus). Stoltenberg: Klin. Wschr. 1928, S. 1559 (Scharlach).

Weiss: Nourisson 1928, Bd. 16, S. 103 (Cong. Syphilis) und Dtsch. Arch. klin. Med. 1929, Bd. 165 S. 116 (Typhus).

B. Atmungsorgane (außer Tuberkulose).

Moen und Reimann: J. clin. Invest. 1933, Bd. 12, S. 589 (Pneumonie). Motzfeld: Acta med. scand. (Stockh.) 1932, suppl.-Bd. 50, S. 315, und Norsk Mag. Laegevidensk. 1933, Bd. 94, S. 141 [ref. Kongreßzbl. inn. Med., Bd. 70, S. 358] (Pneumonie).

---

[1] Siehe auch S. 3.

PRICE-JONES: J. of Path. 1921, Bd. 24, S. 326 (Erythrocytengröße bei Emphysem).

WESTERGREN: Acta med. scand. (Stockh.) 1932, suppl., Bd. 50, S. 324 (Pneumonie).

Lungentuberkulose (GÖSTA WIDSTRÖM).[1]

BANYAI und ANDERSON: Arch. inter. Med. 1930, Bd. 46, S. 787 (Allgemeines). BERG: Beitr. Klin. Tbk. 1933, Bd. 83, S. 551 (Nachuntersuchung). Nord. Med. Tidsskr. 1933, Bd. 6, S. 1426 (Nachuntersuchung). BRAEUNING: Erg. Tbk.-Forschg. 1930, Bd. 1 (Frühfälle). BOCHALLI: Z. Tbk. 1924, Bd. 40, S. 274 (Aktive Tuberkulose).

CURSCHMANN: Med. Klin. 1924, Bd. 20, S. 1197 (Allgem. und Frühfälle).

DUFFY: Tubercle 1933, Bd. 14, S. 113 (Serienuntersuchung, Skg, Blutbild und Röntgen).

EISELSBERG und PATRONICOLA: Beitr. Klin. Tbk. 1933, Bd. 82, S. 498 (Allgemeines).

FRIMODT-MÖLLER und BARTON: Tubercle 1933, Bd. 14, S. 529 (Skg und Blutbild, Serienuntersuchung). FREUDENTHAL: Ugeskr. Laeg. (dän.) 1933, Bd. 36, S. 957 (Normale Skg und aktive Tuberkulose).

GLASER: Z. Tbk. 1930, Bd. 56, S. 287 (Tuberkulinzusatz in vitro).

HEAF: Tubercle 1926, Bd. 8, S. 97 (Goldbehandlung). HECKSCHER: Acta med. scand. (Stockh.) 1933, Bd. 80, S. 419 (Tuberkulose und Katarrhalia). HERBORG: Acta tbc. scand. (Kobenh.) 1934, Bd. 8, S. 131 (Goldbehandlung). HOUGHTON: Tubercle 1932, Bd. 13, S. 385 (Goldbehandlung und Blutbild).

JONSGAR und HERTZBERG: Med. Rev. (norw.) 1933, Bd. 50, S. 385 (Mischinfektion).

KAPP: Beitr. Klin. Tbk. 1928, Bd. 68, S. 378 (Höhenklima). KLARE: Z. Tbk. 1924, Bd. 40, S. 393 (Aktive Tuberkulose).

MANDEL: Beitr. Klin. Tbk. 1933, Bd. 84, S. 473 (Tuberkulose und Influenza). MAYRHOFER: Wien. Klin. Wschr. 1926, Bd. 39, S. 776 (Allgemeines). MISGELD: Z. Tbk. 1932, Bd. 66, S. 362 (Röntgen, negative Tbk.).

NEUMANN: Klin. Wschr. 1926, Bd. 1, S. 27 (Differentialdiagnose).

REALE: Z. Tbk. 1933, Bd. 67, S. 97 (Höhenklima). REDEKER und WALTER: Verl. C. Kabitsch, Leipzig 1929, 2. Aufl. (Frühinfiltrat). RITTER: Beitr. Klin. Tbk. 1924, Bd. 59, S. 57 (Aktive Tuberkulose). ROCHE: Brit. med. J. 1932, Bd. 1, S. 466 (Allgemeines). ROTHER: Z. Tbk. 1934, Bd. 71, S. 280 (Darmtuberkulose).

SILZBACH: Amer. Rev. Tbc. 1934, Bd. 29, S. 673 (Allgem. u. Prognose). SPECTOR und MUETHER: Amer. Rev. Tbc. 1932, Bd. 25, S. 533 (Skg u. Blutbild). STURM und VESTER: Z. Tbk. 1933, Bd. 67, S. 256 (Allgem.). SYLLA: Med. Klin. 1932, Bd. 28, S. 686 u. 721 (Aktive Tuberkulose).

THIELE: Beitr. Klin. Tbk. 1934, Bd. 85, S. 302 (Nachunters.). TILLISCH: 5. Nord. Tuberk.-Ärzte-Tag, Kopenhagen (Nachunters.). TRAIL: Lancet 1933, Bd. 1, S. 522 (Nachunters.).

ULRICI: Julius Springer, 1933, 2. Aufl. (Allgem. u. Frühformen).

WEICKSEL: Erg. Tbk.-Forsch. 1931, Bd. 2, S. 219 (Skg u. Blutbild). WESTERGREN: Beitr. Klin. Tbk. 1921, Bd. 46, S. 285 (Allgem.). WESTERGREN,

[1] Die sehr umfangreiche Literatur über die Skg bei Lungentuberkulose konnte hier nicht angeführt werden. Sehr ausführliche Literaturzitate finden sich bei WESTERGREN, KATZ und LEFFKOWITZ und bei LEFFKOWITZ bis Ende 1933 (siehe S. 3). (Der Herausgeber.)

JUHLIN-DANNFELT und SCHNELL: Acta med. scand. (Stockh.) 1932, Bd. 87, S. 469 (Skg u. Blutbild). WESTERGREN, THEORELL und WIDSTRÖM: Z. exper. Med. 1931, Bd. 75, S. 668 (Theorie, Blutbild).

ZINN und KATZ: Tbk. Bibl. 1927, Bd. 27 (Tuberkulin).

C. Kreislaufsorgane.

ÅKERRÉN: Acta paediat. 1931, Bd. 10, S. 473 (Rheumat. Herzaffektionen).

BATINOV und SKOROBOGAT: Russk. Klin. 1929, Bd. 12, S. 388 [ref. J. amer. med. Assoc. 1930, Bd. 94, S. 1546] (O_2-Atmung). BICKEL, MOZER und SCICLOUNOFF: Arch. Mal. Cœur 1935, Bd. 28, S. 73 (Coronarthrombose). BURAK: Wien. klin. Wschr. 1934, S. 327 (Coronarthrombose).

ENGEL: Arch. f. exper. Path. 1929, Bd. 141, S. 257 (Venöse Stauung). EPPINGER: Wien. klin. Wschr. 1934, S. 210 (Coronarthrombose).

HOLST: Z. klin. Med. 1935, Bd. 128, S. 130 (Coronarthrombose).

KIRKLAND: Z. klin. Med. 1933, Bd. 124, S. 398 (Hypertonie). KÜHN: Med. Welt 1932, Bd. 6, S. 1110 (Jodtherapie b. Arterioskl.). KYLIN: Z. exper. Med. 1929, Bd. 64, S. 216 (kardiale Ödeme).

LEENDERTZ: Arch. klin. Med. 1921, Bd. 137, S. 234 (CO_2 u. O_2 in vitro). LOTZE: Münchn. med. Wschr. 1933, S. 1211 (Coronarthrombose).

RABINOWITZ, SHOOKOFF und DOUGLAS: Amer. Heart J. 1931, Bd. 7, S. 52 [ref. Kongreßzbl. inn. Med., Bd. 65, S. 321] (Coronarthrombose). RECKNAGEL: Dtsch. Arch. klin. Med. 1927, Bd. 156, S. 360 (Blutzusammensetzung b. Ausschwemmung kardialer Ödeme).

SCHERK: Dtsch. med. Wschr. 1933, S. 921 (Coronarthrombose). SINGER: Wien. klin. Wschr. 1934, S. 810 (Coronarthrombose). SONNENFELD und MENDERHAUSEN: Dtsch. med. Wschr. 1925, S. 2113 (Endokarditis). STERN: Mschr. Kinderheilk. 1925, Bd. 29, S. 464 (CO_2).

VASSILESCO: Sang 1933, Bd. 7, S. 564 (Herzkrankh.).

WADA: Fol. endocrin. jap. 1932, Bd. 8, H. 7 [ref. Kongreßzbl. inn. Med., Bd. 71, S. 180] (Zirkulationsstörung). WESTERGREN: Proc. of the 15. Scand. Congr. f. int. Med. Oslo 1931 (Mesaortitis). WOLLHEIM: Dtsch. med. Wschr. 1931, S. 617 (Coronarthrombose).

Capillarströmung.

CHASKIN: (russ.) ref. Ber. Gynäk. 1925, Bd. 9, S. 99 (Capillarkreislauf).

ELSCHNIG: Wien. med. Wschr. 1903, S. 117 u. 178 und Med. Klin. 1921, S. 9 (Körnige Strömung in Netzhautgef.).

FÅHRAEUS: Klin. Wschr. 1928, S. 100 (Strömungsverhältnisse u. Verteilung d. Blutzellen im Gefäßsystem).

KROGH: Anat. u. Physiol. d. Capillaren, Berlin 1924.

LINZENMEIER und HAGGE: Arch. Gynäk. 1923, Bd. 118, S. 398 (Capillarströmung).

v. NEERGAARD: Schweiz. med. Wschr. 1923, S. 1222 und Klin. Wschr. 1925, S. 689 (Zirkulationsstörung).

PLOMAN: Ann. d'Ocul. 1920, Bd. 150 [zit. n. FÅHRAEUS] (Körnige Strömung im Netzhautgef.).

REIMAR: Arch. Augenheilk. 1899, Bd. 38, S. 291 (Erste Beob. d. Erythrocytenagglomerat. in Netzhautgef.).

TANNENBERG: Frankf. Z. Path. 1925, Bd. 31, S. 285 (Stase). TANNENBERG und FISCHER-WASELS: Handb. d. norm. u. path. Physiol., herausg. v. BETHE, 1927, Bd. 7, H. 2, S. 1496 (Stase, Sammelref.).

WALTHER: Fol. haemat. (Lz.) 1929, Bd. 38, S. 281 (Geldrollenbildung).

Thrombose.

ASCHOFF: Vortr. üb. Path., Jena 1925, S. 230 (Thrombose).

BENECKE: Handb. d. allg. Path., herausg. v. KREHL und MARCHAND, 1913, Bd. 2, 2. Hälfte, S. 130 (Thrombose).

DIETRICH: Thrombose. Berlin u. Wien 1932.

HEUSSER: Schweiz. med. Wschr. 1925, S. 518 (Postop. Thrombose); Dtsch. Z. Chir. 1928, Bd. 210, S. 132 (Postop. Thrombose). HUECK: Arch. klin. Chir. 1925, Bd. 136, S. 774 (Bluteiweißbild u. Skg n. Operationen).

KÖNIG: Arch. klin. Chir. 1932, Bd. 171, S. 447 (Thrombose).

LUBARSCH: Berl. klin. Wschr. 1918, S. 225 (Thrombose u. Infekt.).

MÁTYÁS: Arch. klin. Chir. 1934, Bd. 178, S. 90 (Einfl. interkurr. Erkr. auf Thrombosen).

SACKUR: Mitt. Grenzgeb. Med. u. Chir. 1901, Bd. 8, S. 188 (Gelatine u. Blutger.). v. SEEMEN: Dtsch. Z. Chir. 1930, Bd. 223, S. 85 (Thrombose). STARLINGER und SAMETNIK: Klin. Wschr. 1927, S. 1269 (Thrombose). STORZ: Dtsch. med. Wschr. 1933, S. 1699 (Thrombose). SULGER: Erg. Chir. 1931, Bd. 24, S. 326 (Thrombose, Sammelref.).

TANNENBERG und FISCHER-WASELS: Handb. d. norm. u. path. Phys., herausg. v. BETHE, 1927, Bd. 7, H. 2, S. 1496 (Thrombose, Sammelref.). TRAUTWEIN: Z. exper. Med. 1931, Bd. 76, S. 236 (Bluteiweißk. b. Thrombose).

Leichengerinnsel.

ASCHOFF: Beitr. path. Anat. 1916, Bd. 63, S. 1.

MARCHAND: Zbl. Path. 1916, Bd. 27, S. 193 u. 457. MØLLER: Beitr. path. Anat. 1923, Bd. 71, S. 27.

RIBBERT: Zbl. Path. 1916, Bd. 27, S. 265; Dtsch. med. Wschr. 1916, S. 2.

TENDELOO: Münch. med. Wschr. 1917, S. 613.

D. Magen, Darm und Peritoneum.

ALLARD, J. u. H. RALSTON: Acta med .scand. (Stockh.) 1931, Bd. 74, S. 521 (Chron. Zahnaffekt.).

CATTANEO: Minerva med. 1932, Bd. 1, S. 553 (Appendicitis).

v. DAHL: Zbl. Chir. 1924, S. 471 (Akute Peritonitis).

GRODINSKY: M. Arch. Surg. 1932, Bd. 24, S. 660 (Erkr. im rechten Hypogastr.).

HAUBERISSER: Z. exper. Med. 1925, Bd. 44, S. 482 (Exp. Entzündung d. Katzengebisses).

LORIÉ: Arch. Verdgskrkh. 1932, Bd. 52, S. 171 (Magen).

MONTANARI-REGGIANI: Policlinico 1932, sec. chir., Bd. 39, S. 104 (Appendicitis, Cholecystitis u. Adnexitis). MURAKAMI und YAMAGUCHI: Ann. de Méd. 1924, Bd. 15, S. 297 [ref. Kongreßzbl. inn. Med., Bd. 35, S. 190] (Enteritis).

ORATOR und KORDON: Dtsch. Z. klin. Chir. 1926, Bd. 196, S. 84 (Ulcus ventr.).

POLIJEWKTOW: Véstn. Chir. (russ.) 1928, Bd. 37, S. 192 [ref. Zbl. Chir. 1929, S. 1455] (Ulcus ventr. u. duod.).

RACHMILEWITZ und ROSENBERG: J. Egyptian M. A. 1933, Bd. 16, S. 924 [zit. n. LEFFKOWITZ] (Colitis).

SCHÜRMANN: Schweiz. med. Wschr. 1931, Bd. 61, S. 587 (Appendicitis).

E. Leber und *Pankreas.*

ABDERHALDEN: Münch. med. Wschr. 1921, S. 973 (Ikterus). ALEXANDER: Med. J. a. Rec. 1924, Bd. 119, S. 549 (Gallezusatz in vitro).

Brakefield und Schmidt: J. of biol. Chem. 1926, Bd. 67, S. 523 (Ausscheidung gallensaurer Salze). Bergstrand: Acta med. scand. (Stockh.) 1929, Suppl.-Bd. 34, S. 331 (Akute gelbe Leberatrophie). Burke und Weir: J. Labor. a. clin. Med. 1933, Bd. 18, S. 657 (Blutungstendenz b. Ikterus).

Chomet: Med. Kl. 1934, S. 1428 (Epidemischer Ikterus b. Kindern). Clute und Veal: Ann. Surg. 1932, Bd. 96, S. 385 (Blutungstendenz b. Ikterus).

Eppinger: Med. Klin. 1932, S. 1379 (Polyglobulie b. Parenchymikterus).

Geill: C. r. Soc. Biol. 1931, Bd. 106, S. 761 (Gallensäuren in vitro).

Hashimoto: Mitt. aus d. med. Akad. zu Kioto 1934, Bd. 11, S. 910 (Makrocytose b. Parenchymikterus, Weilsche Krankh.).

Jenke: Arch. exper. Path. 1932, Bd. 163, S. 175 (Stoffwechsel d. Gallens.). Joltrain und Walton: Rev. Méd. 1930, Bd. 47, S. 143 (Gallens. Salze).

Katz und Radt: Med. Klin. 1927, S. 740 (Ikterus). Kirsten und Papenkort: Med. Klin. 1930, S. 1855 (Blutbild u. Blutzusammensetzung b. hepatog. Ikterus). Klopstock: Dtsch. med. Wschr. 1924, S. 1411 (Ikterus). Kovács: Dtsch. med. Wschr. 1923, S. 785 (Ikterus).

Leite: C. r. Soc. Biol. 1929, Bd. 100, S. 946 (Gelbfieber). Liedberg: Acta chir. scand. (Stockh.) 1934, Bd. 74, S. 19 (Cholelith. u. Cholecystitis). Linton: Ann. Surg. 1930, Bd. 91, S. 694 (Blutungstendenz b. Ikterus).

Montanari-Reggiani: Policlinico 1932, sec. chir., Bd. 39, S. 104 (Cholecystitis).

Noah und Hahn: Dtsch. med. Wschr. 1928, S. 776 (Leberkrankh.).

Picardi: Policlinico 1933, sec. prat., Bd. 40, S. 1369 (Chir. Erkr. d. Gallenwege).

Radosavljević und Sekulić: Progrès méd. 1932, S. 1750 (Ikterus). Rourke und Plass: Amer. J. Physiol. 1928, Bd. 84, S. 42 (Exp. Leberparenchymschädigung b. Hunde). Rosenthal und Blowstein: J. Labor. a. clin. Med. 1929, Bd. 14, S. 464 (Ikterus). Rosenthal und Wislicki: Arch. exper. Path. 1926, Bd. 117, S. 8 (Gallensäuregehalt d. Blutes b. Ikterus).

Schlesinger: Münch. med. Wschr. 1931, S. 432 (Ikterus). Seki: Biochem. Z. 1923, Bd. 143, S. 365 (Unterbindung d. Ductus pancreat. b. Tier). Steinbrink und Holzweissig: Z. klin. Med. 1926, Bd. 104, S. 496 (Bluteiweißb. b. Leberkrankh.).

Troell: Zbl. Chir. 1930, Bd. 57, S. 514 (Cholelith. u. Cholecystitis). Troise, de Marval und Rovére: Semana méd. 1924, Bd. 31, S. 1351 [ref. Z.org. Chir., Bd. 30, S. 282] (Echinokokkus).

Wallgren: Acta paediatr. (Stockh.) 1930, Bd. 9, Suppl. 2 (Epid. Ikterus b. Kindern). Walton: Quart. J. Med. 1933, Bd. 26, S. 79 (Ikterus).

F. Nieren und Harnwege.

Bertram: Z. urol. Chir. 1930, Bd. 30, S. 214 (Cystitis u. Pyelitis). Bier: Arch. klin. Chir. 1927, Bd. 144, S. 432 (Nephrose).

Frenkell und Wyssolsky: Z. exper. Med. 1927, Bd. 55, S. 239 (Nephrektomie b. Katzen).

Hűth und Mayer: Z. urol. Chir. 1928, Bd. 25, S. 77 (Niere, Prostata). Hűth und Kolos: Z. Urol. 1930, Bd. 24, S. 225 (Niere).

Kimura und Nakazawa: Tohoku J. exper. Med. 1931, Bd. 18, S. 382 (Niere). Kirkland: Z. klin. Med. 1933, Bd. 124, S. 398 (Hypertonie). Kollert: Wien. med. Wschr. 1925, S. 231; Z. klin. Med. 1927, Bd. 106, S. 449; Grundlagen der ätiol. Behandl. d. Nierenentzünd. Wien 1929 (Niere). Kutschera: Z. klin. Med. 1933, Bd. 124, S. 202 (Diagnost. d. gen. Schrumpfniere).

Lachs: Z. urol. Chir. 1933, Bd. 38, S. 326 (Niere u. Harnwege).

SAHEKI: Tohoku J. exper. Med. 1929, Bd. 13, S. 580 (Niere). SMIRNOFF: Z. Urol. 1928, Bd. 22, S. 855 (Niere u. Harnwege).

WEHRBEIN: J. of Urol. 1928, Bd. 20, S. 225 (Niere u. Harnwege).

G. Blutkrankheiten.

ABDERHALDEN: Pflügers Arch. 1921, Bd. 192, S. 236 (Erythrocytengehalt).

BENDIEN, NEUBERG und SNAPPER: Biochem. Z. 1932, Bd. 247, S. 306 (Anaemie). BLOCH und OELSNER: Z. exper. Med. 1923, Bd. 35, S. 404 (Skg in NaCl-Lösung, unscharfe Zone). BÖNNIGER und HERRMANN: Klin. Wschr. 1923, S. 744 u. 1924, S. 403 (Blutk.-Vol. Korrektur, Chlorose). BLUMENTHAL: Fol. haemat. (Lpz.) 1924, Bd. 30, S. 47 (Blutkr.).

COLLAUD: Schweiz. med. Wschr. 1926, S. 219 (Haemophilie).

DUCCESCHI: Arch. Fisiol. 1929, Bd. 27, S. 239 [ref. Ber. Physiol., Bd. 52, S. 430] (Skg in NaCl-Lösung).

ENGEL, H.: Wien. Arch. inn. Med. 1924, Bd. 9, S. 45 (unscharfe Zone). ENGEL, R.: Arch. f. exper. Path. 1929, Bd. 141, S. 257 (lokale Stauung). ESCUDERO und ITHURRAT: Trab. Clín. Escudero 1926, Bd. 2, S. 253 [ref. Kongreßzbl. inn. Med., Bd. 46, S. 420] (Erythrocytosen).

FÅHRAEUS: Handb. d. biol. Arbeitsmeth., herausg. v. ABDERHALDEN, Abt. 4, T. 3, 1924, S. 373 (Blutverdünnung in vitro). FREUND und MAGNUS-LEVY: Z. klin. Med. 1932, Bd. 121, S. 1 (Multiple Myelome).

v. GERLÓCZY: Z. exper. Med. 1924, Bd. 40, S. 450 (Bluteiweißbild b. Malaria). GRAM: Acta med. scand. (Stockh.) 1928, Bd. 68, S. 108 u. 1929, Bd. 70, S. 242 (Zellvol. Korrekt.). GROEDEL und HUBERT: Z. klin. Med. 1926, Bd. 102, S. 31 (Erythrocytenzahl). GRIJNS: Geneesk. Tijdschr. Nederl.-Ind., Bd. 65, S. 500 [ref. Zbl. inn. Med. 1926, Bd. 3, S. 387] (Ankylostomiasis).

HITZENBERGER und TUCHFELD: Z. klin. Med. 1931, Bd. 117, S. 607 (CO_2-Bindungskurve b. pern. Anaemie).

KEDROVSKIJ: Vrač. Dělo (russ.) 1925, S. 1725 [ref. Kongreßzbl. inn. Med., Bd. 42, S. 692] (Recurrens).

LANDEIRO: Arch. Schiffs- u. Tropenhyg. 1934, Bd. 38, S. 38 (Malaria). LEBEL und LOTTRUP: Acta med. scand. (Stockh.) 1933, Bd. 80, S. 550 u. Hosp. tid. (dän.) Bd. 76, S. 125 (Korr. n. Haemoglobingehalt). LINDEBOOM: Acta med. scand. (Stockh.) 1934, Bd. 81, S. 415 (spez. Gew. d. Erythrocyten). LINZENMEIER: Pflügers Arch. 1920, Bd. 181, S. 169 u. 1921, Bd. 186, S. 272 u. Münch. med. Wschr. 1923, S. 1243 (Austauschvers.). LORDKIPANIDZE: Z. exper. Med. 1931, Bd. 76, S. 75 (Eiweißb. b. Kaninchenanaemie).

MEIER: Fol. haemat. (Lpz.) 1931, Bd. 44, S. 527 u. Schweiz. med. Wschr. 1932, S. 109 (Erythrocytenzahl u. Skg). MONDINI: Pediatria 1930, Bd. 38, S. 1162 (Eiweißb. b. Kinderanaemien). MULLER: Amer. J. med. Sci. 1930, Bd. 179, S. 316 (A. pern. Cholesterin).

OESTREICH: Klin. Wschr. 1931, S. 160 (spez. Gew. d. Blutbestandteile). OHNO: Pflügers Arch. 1923, Bd. 201, S. 376 (Hgl.-Gehalt der E.). OPITZ und ZWEIG: Jb. Kinderheilk. 1925, Bd. 107, S. 155 (Haemophilie).

PATERNI: Riv. Malariol. 1928, Bd. 7, S. 690 [ref. Zbl. Hyg., Bd. 19, S. 782] (Malaria). PLASS und ROURKE: J. clin. Invest. 1928, Bd. 5, S. 531 (Skg u. Haematokrit).

RADOSAVLJEVIĆ und RISTIĆ: Z. exp. Med. 1926, Bd. 51, S. 48 (Malaria). REICHEL: Klin. Wschr. 1935, (in Druck), (Anaemia pern.). ROURKE und ERNSTENE: J. clin. Invest. 1930, Bd. 8, S. 545 (Skg-Korrektur n. Haemoglobingehalt). ROURKE und PLASS: J. clin. Invest. 1929, Bd. 7, S. 365 (verschiedene Skg beeinflussende Faktoren).

SADLON: Klin. Wschr. 1922, S. 1997 (Blutkrankh.). SAKAI: Okayama Igakkai Zasshi (jap.) 1929, Bd. 41, S. 2615 (Unscharfe Zone). SCHÄFER: Arch. Gynäk. 1927, Bd. 130, S. 566 u. 1929, Bd. 135, S. 128 (Erythrocytenzahl u. Skg). SECKEL: Dtsch. med. Wschr. 1927, S. 790 (Skorbut). SINGER: Erg. inn. Med. 1934, Bd. 47, S. 421 (A. pern. Blutcholesterin). STUHLMANN: Die Sedimentierungsgeschw. d. roten Blutk. u. im bes. ihr Verhalten b. d. Malaria, Hamburg 1923 (Malaria).

VALDÉS und CASTRO: Arch. med. cir. y espec. 1932, Bd. 35, S. 201 (Malaria). VÖGEL: Arch. Gynäk. 1928, Bd. 134, S. 129 u. 1930, Bd. 139, S. 605 (Erythrocytenzahl u. Skg). VORSCHÜTZ: Klin. Wschr. 1924, S. 276 (Polygl. u. An.); Z. klin. Med. 1923, Bd. 97, S. 39 (Nucleoproteidgehalt d. Erythroc.).

WESTERGREN: Sv. Läkartidn. 1933 (Achylische Chloranaemie). WESTERGREN, THEORELL und WIDSTRÖM: Z. exper. Med. 1931, Bd. 75, S. 668 (Haemoglobingehalt).

H. Gelenke, Knochen usw.

ASSMANN: Klin. Wschr. 1925, S. 1504 u. 1554 (Systemat. d. Gelenkerkr.).

BACH und HILL: Lancet 1932, Bd. 1, S. 75 (Polyarthritis). v. BALDEN: Ztschr. exper. Med. 1931, Bd. 78, S. 164 (Rheum. Erkr. u. Therap.). BAUER: Der sog. Rheumatismus, Dreden 1929. BJØRN-HANSEN: Acta med. scand. (Stockh.) 1931, Bd. 77, S. 242 (Fokalinf.). BURKHARDT: Fortschr. Ther. 1934, Bd. 10, S. 142 (Rheum. Gelenkerkr.).

CIPRIANI und ROBECCHI: Minerva med. 1932, S. 441 u. 477 (Chron. Arthropath.). CIPRIANI, ROBECCHI und ANGELERI: Minerva med. 1932, S. 480 (Chron. Arthropathien, Skg, Eiweißb., Blutb.). COSTE und FORESTIER: Bull. et mém. Soc. méd. d. hôp. de Paris 1931, Bd. 47, S. 558 (Chron. Rheumatism.).

DITGES: Dtsch. med. Wschr. 1929, S. 1171 (Skg u. weißes Blutb. b. rheumat. Erkr.).

EINSTOSS und HIRSCH: Dtsch. med. Wschr. 1926, S. 524 (Wiesbadener Thermalquellen).

FISCHER und VONTZ: Mitt. Grenzgeb. Med. 1930—1932, Bd. 42, S. 586 (Spondyl. ankylopoet.). FORESTIER und CERTONCINY: Paris méd. 1931, Bd. 1, S. 374 (Rheumatism., Mineralwasserther.). FRÄNKEL: ZIEGLERS Beitr. path. Anat. 1912, Bd. 52, S. 597 (Myocarditis rheumat. path. Anat.). FREUND: Gelenkerkr., Berlin u. Wien 1929.

HERRMANN: Münch. med. Wschr. 1924, S. 1714 (Arthritid. u. rheum. Affekt. d. Muskulatur); Med. Klin. 1933, S. 1151 u. 1182 (Gelenkerkr. usw., Sammelref.). HOLZWEISSIG: Mitt. Grenzgeb. Med. 1926, Bd. 39, S. 117 (Chron. Gelenkerkr.). IRNIGER: Schweiz. med. Wschr. 1929, S. 1183 (Gelenkerkr.).

KAHLMETER: Acta med. scand. (Stockh.) 1926, Suppl.-Bd. 16, S. 352 u. Klin. Wschr. 1926, S. 889 (Gelenkerkr.); Acta med. scand. (Stockh.) 1928, Suppl.-Bd. 26, S. 124 (Gicht). KLINCK: Arch. int. Med. 1932, Bd. 50, S. 419 (Skg in Synovialflüssigk.). KNORR und WATERMANN: Z. orth. Chir. 1926, Bd. 47, S. 115 (Orthopädie).

LAUTIER, M. u. R.: C. r. Soc. Biol. 1932, Bd. 110, S. 960 (Exp. Rheumatism. b. Affen).

MUNRO: Münch. med. Wschr. 1930, S. 1750 (Akute Arthritis b. Grippe); Münch. med. Wschr. 1931, S. 102 (Arthritis ankylopoet.).

OPPEL, MYERS und KEEFER: J. clin. Invest. 1933, Bd. 12, S. 291 (Gelenkerkr.).

PAYNE: Lancet 1932, Bd. 1, S. 74 (Akuter Gelenkrheum. b. Kindern). PLATE: Med. Klin. 1929, S. 454 (Polyarthritis acuta).

REICHE: Z. klin. Med. 1931, Bd. 119, S. 248 (Osteoporose).

SCHLESINGER: Syphilis u. inn. Med. 1. T. Wien 1925 (Luet. Arthrit.). SCHUBERTH: Dtsch. Z. Chir. 1931, Bd. 233, S. 425 (Entzündl. Knochenerkr.). SIDLER: Schweiz. med. Wschr. 1926, S. 1048 (Orthopädie). SIMÓ: Wr. klin. Wschr. 1922, S. 901 (Gelenkerkr.). STAINSBY und NICHOLLS: J. clin. Invest. 1933, Bd. 12, S. 1041 (Gelenkerkr., Jahreszeit).

WEIL, GUILLAUMIN und LAURENCIN: Bull. et mém. Soc. méd. d. hôp. des Paris 1931, Bd. 47, S. 768 (Gelenkerkr.). WEISS: Amer. J. med. Sci. 1931, Bd. 181, S. 379 (Prognose d. Arthritis). WESTERGREN: Karlsbad. Ärztl. Vortr. 1928, Bd. 9 (Gelenkerkr.); Acta med. scand. (Stockh.) 1925, Suppl.-Bd. 16, S. 343 (Gelenkerkr.).

I. Erkrankungen der endokrinen Drüsen usw.

1. Erkrankungen der endokrinen Drüsen.

v. BALDEN: Dtsch. Arch. klin. Med. 1930, Bd. 169, S. 285 (Basedow). BONILLA und MOYA: Endocrinology 1930, Bd. 14, S. 7 (Endokrine Erkrankungen). BREDEMOSE: Hosp.tid. (dän.) 1932, Bd. 75, S. 319 [ref. Kongreßzbl. inn. Med., Bd. 66, S. 320] (Skg u. Grundumsatz). BURKARDT: Klin. Wschr. 1932, S. 686 (Diabetes).

CAHANE und ORASTEANU: C. r. Soc. Biol. 1930, Bd. 103, S. 277 (Exp. Pankreasdiabetes b. Hund). CASTEX und SCHTEINGART: C. r. Soc. Biol. 1932, Bd. 109, S. 327 (Hyperthyr.).

GRAM: Acta med. scand. (Stockh.) 1929, Bd. 70, S. 242 (Diabetes).

HEDRICH: Dtsch. Arch. klin. Med. 1931, Bd. 171, S. 27 (Hyperthyr., Basedow, G. U.). HUFSCHMID: Klin. Wschr. 1930, S. 1573 (Hyperthyr.).

JONÁŠ: Čas. lék. česk. 1931, Bd. 70, S. 981 (Endokr. Erkr.).

LIEBHART und TELEZÝNSKI: Ginek. polska 1932, Bd. 11, S. 461 [ref. Kongreßbl. Bd. 68, S. 67]. (Grundumsatz).

MORA und GAULT: J. Labor. a. clin. Med., 1930, Bd. 15, S. 590 (Hyperthyr.). MÜNZER: Med. Welt 1931, Bd. 5, S. 1174 (Hyperthyr.).

NITZESCU und MISSIR: C. r. Soc. Biol. 1927, Bd. 97, S. 1107 (Exp. Pankreasdiabetes b. Hund).

REMEN: Klin. Wschr. 1931, Bd. 10, S. 2131 u. 1932, S. 687 (Diabetes).

SHEIN: Schweiz. med. Wschr. 1933, S. 511 (Thyreoidea). SHINDOH: Okayama Igakkai Zasshi (jap.) 1929, Bd. 41, S. 2451 (Pankreasexstirpation b. Hund, Insulinwirkung).

TAKERKA und GOLDMANN: Klin. Wschr. 1930, S. 303 (Basedow, G. U.). TSCHERNOSATONSKAYA: Klin. Wschr. 1929, S. 791 u. Endocrinology 1932, Bd. 16, S. 397 (Basedow, Hyperthyr., Myxödem).

UYENO: Fol. endocrin. jap. 1926, S. 799 u. 805 (Hyperthyr.).

WISSELINCK: Münch. med. Wschr. 1929, S. 1373 (Diabetes).

ZUCKERSTEIN und STREICHER: Dtsch. Arch. klin. Med. 1928, Bd. 161, S. 323 (Diabetes, Insulin).

2. Anaphylaxie, Allergie.

ADLER: Klin. Wschr. 1924, S. 978 (Haemoklasie). ADELSBERGER und ROSENBERG: Dtsch. med. Wschr. 1923, S. 639 (Haemoklasie).

BRUCKE: Z. klin. Med. 1926, Bd. 104, S. 510 (Allergie).

CASPARI, ELIASBERG und FLIEGEL: Klin. Wschr. 1923, S. 390 (Serumanaphylaxie b. Kindern).

ENGELMANN: Dtsch. med. Wschr. 1924, S. 1046 (Haemoklasie).

GELFAND und VICTOR: J. of Allergy 1934, Bd. 5, S. 58 [ref. Kongreßzbl. inn. Med., Bd. 78, S. 237] (Heufieber).

HOFFSTAEDT: Dtsch. med. Wschr. 1927, S. 701 u. 1928, S. 1925 u. Med. Klin. 1928, S. 876 (Allergie).

JOLTRAIN und WALTON: Rev. Méd. 1929, Bd. 46, S. 543 (Peptonshock).

KÄMMERER: Allerg. Diathese u. allerg. Erkrankg., 2. Aufl., München 1934 (Lit. üb. haemoklasische Krise).

LÖHR W.: Dtsch. med. Wschr. 1921, S. 1346 (Anaphylaxie).

RHODIN: Acta med. scand. (Stockh.) 1928, Suppl.-Bd. 26, S. 36 (Anaphylaxie).

SCHULHOF: J. amer. med. Assoc. 1933, Bd. 100, S. 318 (Allergie). STORM VAN LEEUWEN und VAN NIEKERK: Z. exper. Med. 1930, Bd. 73, S. 19 (Allergische Erkrankg.).

UFFE: J. of Allergy 1933, Bd. 4, S. 379 [ref. Kongreßzbl. inn. Med., Bd. 75, S. 661] (Allergische Erkrankg.).

WESTCOTT und SPAIN: J. of Allergy 1933, Bd. 4, S. 370 [ref. Kongreßzbl. inn. Med., Bd. 75, S. 736] (Allergische Erkrankg.). WESTERGREN: Acta med. scand. (Stockh.) 1927, Suppl.-Bd. 26, S. 31 (Anaphylaxie). WIECHMANN und SCHRÖDER: Klin. Wschr. 1923, S. 261 (Haemoklasie). WITTKOWER: Z. exper. Med. 1923, Bd. 34, S. 108 u. Klin. Wschr. 1923, S. 450 (Exp. Anaphylaxie b. Meerschweinchen).

ZUNZ: C. r. Soc. Biol. 1925, Bd. 92, S. 1119 u. 1926, Bd. 94, S. 1024 (Exp. Anaphylaxie b. Meerschweinchen u. Hund).

3. Vergiftungen.

BOSSAL: Soc. de méd. de Toulouse 1923 [ref. Fol. haematol. 1926, Bd. 23, S. 306] (Bleivergift. b. Meerschweinchen).

CLAUDE, LÉVY-VALENSI, LAMACHE und DANSSY: C. r. Soc. Biol. 1927, Bd. 96, S. 1294 (Vergiftungen).

FUJITA: Acta dermat. (Kioto) 1925, Bd. 6, S. 583 [ref. Ber. Physiol., Bd. 35, S. 99] (Versch. Vergift. b. Kaninchen).

HASHIMOTO: Mitt. med. Akad. Kioto 1934, Bd. 12, S. 1016 (Vergiftungen).

SCHNITTER und PARIS: Münch. med. Wschr. 1925, S. 1876 (Bleivergiftg.). SCHOTTKY: Z. Neur. 1931, Bd. 133, S. 631 (Morphinismus u. ä.). STERN-PIPER: Klin. Wschr. 1925, S. 548 (Morphinismus). SUO: Fol. jap. pharmacol. 1930, Bd. 11, S. 9 (Morphinismus u. Mo. b. Hunden).

J. Tumoren.

ADAMS-RAY: Acta chir. scand. (Stockh.) 1930, Bd. 66, S. 263.

BERTHOLD: Mschr. Krebsbekämpf. 1933, Bd. 1, S. 449. BRONNIKOFF: Zbl. Gynäk. 1924, S. 1483 (Genitaltu.).

CAFFIER: Zbl. Gynäk. 1927, Bd. 51, S. 390 (Genitaltu.). CARDAUNS: Dtsch. med. Wschr. 1924, S. 513 (Genitaltu.). CODELEONCINI: Tumori 1931, Bd. 5, S. 220 [ref. Kongreßzbl. inn. Med., Bd. 64, S. 383].

EICK: Mschr. Geburtsh. 1925, Bd. 68, S. 32 (Uteruskarzinom).

FALTA: Zbl. Gynäk. 1924, Bd. 48, S. 1478 (Genitaltu.). FROMMOLT und MOTILOFF: Zbl. Gynäk. 1926, Bd. 50, S. 348 (Genitaltu.).

GINSBURG: Wien. klin. Wschr. 1927, S. 189. GOLDSCHMIDT und FÜRSTNER: Zschr. Krebsforschg. 1929, Bd. 30, S. 241 (Uteruskarzinom). GRAGERT: Arch. Gynäk. 1923, Bd. 118, S. 421 (Genitaltu.) GUTHMANN und FRÜHAUF: Arch. Gynäk. 1928, Bd. 134, S. 425 (Genitaltu.). GUTHMANN und SCHNEIDER: Arch. Gynäk. 1926. Bd. 127, S. 515 (Genitaltu.).

HASELHORST: Dtsch. med. Wschr. 1926, S. 1544. HOFFGAARD: Münch. med. Wschr. 1924, S. 231. HOLLBØL: Bibl. Laeg. (dän.) 1930, Bd. 122, S. 497.

Isaak-Krieger und Kalisch: Med. Klin. 1924, S. 1253 (Verdauungstraktkarzinom).

Kahn: Erg. inn. Med. 1925, Bd. 27, S. 404 (Sammelref. d. serol.-diagn. Meth. b. Ca.). Keckeis: Med. Klin. 1932, S. 1164 (Genitaltu.). Kessel: Arch. klin. Chir. 1928, Bd. 151, S. 811. Kovács: Dtsch. med. Wschr. 1923, S. 785.

Lickint: Med. Klin. 1928, S. 1266 u. 1765. Linzenmeier: Biol. des Weibes, hrg. v. Halban und Seitz 1925, Bd. 5, T. 3, S. 447 (Genitaltu.). Linzenmeier und Hirsch: Ber. Gynäk. 1926, Bd. 10, S. 429 (Genitaltu., Lit.). Löhr, W.: Zbl. Chir. 1921, Jg. 48,, S. 1267.

Mensch: Münch. med. Wschr. 1924, S. 1396.

Nilsson: Arch. klin. Chir. 1928, Bd. 149, S. 756 (Magenkarzinom). Nitschmann: Dtsch. med. Wschr. 1925, S. 393 (Genitaltu.).

Pewny: Zbl. Gynäk. 1922, S. 1951 (Genitaltu.).

Rumpf: Zbl. Gynäk. 1922, S. 1242 (Genitaltu.).

Silzer: Zbl. Gynäk. 1926, S. 353 (Genitaltu.). Stemmler: Arch. klin. Chir. 1925, Bd. 137, S. 705.

Wulff: Acta radiol. (Stockh.) 1932, Bd. 13, S. 686 (Röntgen- u. Radiumther., Lit.).

Siebentes Kapitel.

Kinderkrankheiten.

Von **Egon Helmreich**, Wien.

A. Die Normalwerte.

Die Skg-Geschwindigkeit beim *Neugeborenen* ist außerordentlich niedrig, sie beträgt ungefähr 1 mm. Dieser geringe Wert wird auch noch während der allerersten Lebenswochen beibehalten. Aber bald zeigt die Skg-Geschwindigkeit einen allmählichen Anstieg und am Ende des ersten Lebensmonates werden Zahlen von 2 bis 6 mm gefunden; im Alter von 2 bis 6 Monaten wird der höchste Wert erreicht, der selbst 11 bis 12 mm (nach Schuhricht bis 18 mm) betragen kann (György, Asal und Falkenheim). Von diesem Zeitpunkt ab sinkt die Geschwindigkeit allmählich wieder; man kann in der Praxis damit rechnen, daß sich die Werte für die Skg-Geschwindigkeit vom vierten Jahr an ungefähr ebenso verhalten wie beim Erwachsenen (Westergren).

Der auffallend niedrige Wert beim Neugeborenen und ganz jungen Säugling ist vermutlich auf die in diesen Tagen bestehende Plethora vera, bzw. Polyglobulie zurückzuführen. Nach der Abnabelung beherbergt das Neugeborene bekanntermaßen nicht nur das Blut seiner Körperorgane, sondern noch zusätzliche Blutmengen aus dem kindlichen Anteil der Placenta. Darauf beruht ja auch zum Teil das Erythema neonatorum. Der flüssige Anteil des zusätzlichen Blutes wird alsbald ausgeschieden, wodurch es zu einer Polycythaemie kommt. Und von der Polycythaemie ist es bekannt, daß sie außerordentlich niedrige Skg-Werte verursacht. Die überschüssigen Erythrocyten (zuerst wohl vorwiegend die älteren) werden in den nächsten Lebenswochen aufgelöst, wodurch es zur Erhöhung der durchschnittlichen osmotischen Resistenz der roten Blutkörperchen kommt. Da aber in der Milch das Eisen fehlt, kommt es (bis zur Einführung der gemischten Kost) zu einer Verarmung an Haemoglobin und zu einer „physiologischen" Anaemie, die knapp vor der Verabreichung von Gemüse in der Säuglingsernährung, also ungefähr im Alter von 6 Monaten, ihren Höhepunkt erreicht. Und von der Anaemie ist es wieder bekannt, daß sie mit einer Beschleunigung der Skg-Geschwindigkeit einhergeht.

Die geschilderten besonderen Skg-Verhältnisse im Säuglingsalter werden in gleicher Weise sowohl beim normalzeitig geborenen Kind wie auch bei der *Frühgeburt* gefunden. Wenigstens scheint dies aus den Stichproben hervorzugehen, welche wir bei frühgeborenen Kindern gemacht haben.

Ein deutlicher Unterschied in der Skg-Geschwindigkeit von *Knaben* und *Mädchen* ist nicht zu finden (Aroni); manche Autoren wollen allerdings eine durchschnittlich etwas höhere Geschwindigkeit bei den Mädchen annehmen. Als Höchstgrenze der Skg-Geschwindigkeit beim normalen Kind ist eine St.-Strecke von 10 mm anzusehen.

Auf einen Punkt ist noch hinzuweisen: *Tuberkulinpositive* Kinder zeigen gegenüber tuberkulinnegativen Kindern zumeist etwas erhöhte Skg-Werte, selbst wenn die Tuberkulinempfindlichkeit das einzige Zeichen der stattgehabten Tuberkuloseinfektion darstellt. Freilich liegt die dadurch verursachte Erhöhung der Skg-Geschwindigkeit noch innerhalb der normalen 10 mm-Grenze.

Die *Blutentnahme* für die Mikromethoden wird beim Säugling an der Ferse vorgenommen, wo mit dem Schnepper gleichzeitig zwei oder drei tiefe, knapp nebeneinander liegende Einstiche ausgeführt werden. Für die verhältnismäßig größeren Blutmengen zur Makromethode werden die Temporalvenen auf der Schläfenbeinschuppe, nachdem sie durch Fingerdruck in der Ohrengegend gestaut wurden, benützt. Auch Sinuspunktion wurde vorgenommen (Györgi, Wolf).

B. Säuglingskrankheiten.

Wenn wir über die Skg-Verhältnisse bei den Säuglingskrankheiten ein Bild gewinnen wollen, so stehen uns hierfür nur wenig Literaturangaben zur Verfügung. Wir haben es daher unternommen, an den Fällen unserer Säuglingsabteilung eigene Erfahrungen zu sammeln und haben gesunde wie kranke Kinder, und zwar jedes womöglich zu wiederholten Malen, untersuchen lassen.[1] Das Hauptergebnis unserer Beobachtungen gipfelt darin, daß ein außerordentlich großer Teil der Kinder, zeitweise wenigstens, erhöhte Skg-Werte zeigte, selbst wenn keine klinischen Zeichen einer Krankheit feststellbar waren. Diese Tatsache läßt ver-

[1] Die ausführlichen Ergebnisse werden durch R. Mayer mitgeteilt werden, welcher die Untersuchungen durchgeführt hat.

schiedene Deutungen zu. Es kann sein, daß ein Krankenhaus nicht der geeignete Platz für das Studium unbeeinflußter Krankheitsabläufe bei Säuglingen ist; denn je jünger ein Kind ist, umso schneller und häufiger unterliegt es schwereren und leichteren Saalinfektionen, auch solchen, welche nicht zu deutlich charakterisierten Krankheitszuständen führen und deren einziges Symptom vielleicht die erhöhte Skg-Geschwindigkeit ist. Vielleicht ist es aber gewissermaßen die Regel, daß der Säugling die meiste Zeit im Kampf liegt mit den banalen Infektionen des Alltags, denen gegenüber der Erwachsene längst immun geworden ist; und das Zeichen des Abwehrkampfes ist die beschleunigte Skg-Geschwindigkeit. Das eine scheint jedenfalls sicher zu sein, daß die Säuglinge und vermutlich auch die Kleinkinder bei vielen Krankheiten mit einer Skg-Beschleunigung reagieren, bei denen die Erwachsenen ganz normale Verhältnisse zeigen. Es ergibt sich hier eine Analogie zu den Verhältnissen im Senium, wo gleicherweise bei gewissen Krankheiten stärkere Skg-Beschleunigung auftritt als bei vollreifen Erwachsenen (siehe S. 46f.).

Was nun die eigentlichen Säuglingskrankheiten betrifft, so ergibt sich bei der *akuten Dyspepsie* kein einheitliches Verhalten (Wolf); fünf von unseren zehn Fällen hatten normale Skg-Geschwindigkeit; es waren dies gerade jene Fälle, welche größere Gewichtsabnahmen zu verzeichnen hatten. Die normale Skg-Geschwindigkeit blieb bestehen, wenn die Körpertemperatur erhöht war. Die andere Hälfte der Fälle zeigte mäßige Skg-Beschleunigungen, auch dann, wenn die Temperatur normal blieb. Die *atrophischen* Kinder mit dem schlechten Turgor hatten in der Mehrzahl normale Skg-Zeiten, manche wiesen auch mäßige Beschleunigungen auf. Es scheint, wie wenn der Wasserverlust durch Erbrechen und Durchfälle an der niedrig normalen Skg-Geschwindigkeit ursächlich beteiligt wäre. Dies könnte auch der Grund sein für die herabgesetzte Skg-Geschwindigkeit, welche in manchen Fällen von *Pylorusspasmus* festzustellen ist, wo durch das profuse Erbrechen starke Wasserverluste entstehen. Andere Fälle von Pylorusspasmus haben leicht erhöhte Skg-Werte, welche bisweilen durch Ohrenbefunde erklärt werden können, bisweilen aber keine plausible Ursache erkennen lassen.

Das *Ekzem* und die verschiedenen Formen der exsudativen Diathese haben für gewöhnlich normale Skg-Geschwindigkeiten.

Die *Rachitis* an sich scheint keine Skg-Beschleunigung zu verursachen. Insoweit sie aber den Boden für zahlreiche, insbesondere respiratorische Infektionen abgibt, geht sie oft mit leichter oder mäßiger Skg-Beschleunigung einher.

Katarrhalische Infektionen machen zumeist deutliche Skg-Beschleunigung, sei es, daß es sich um eine einfache Rhinopharyngitis oder um schwerere Infektionsgrade mit Bronchitis oder Bronchopneumonie handelt. Gleicherweise geht eine Otitis zumeist mit einer Skg-Beschleunigung einher.

Eitrige Infektionen verursachen ebenfalls Skg-Bschleunigungen; hohe Grade werden bei Abscessen, Phlegmonen und Osteomyelitiden erreicht, desgleichen bei ausgebreiteten Furunkulosen. Aber auch rein lokale geringfügige Eiterprozesse, wie die einer Conjunctivitis blennorrhoica oder eines Nabelgranuloms können eine geringe Erhöhung der Skg-Geschwindigkeit bewirken. Ob die geringen Beschleunigungen, welche man öfters bei *Hydrocelen* findet, durch lokal entzündliche Vorgänge verursacht werden oder durch zufällig konkomittierende Infektionen bedingt sind, ist nicht klargestellt.

C. Akute Infektionskrankheiten.

Der Scharlach. Beim Scharlach läßt das Verhalten der Skg-Reaktion zwei Vorgänge erkennen, welche auch das klinische Bild dieser Krankheit charakterisieren. Ihre markante Ausbildung gibt oft die Möglichkeit, den Scharlach von den anderen akuten exanthematischen Infektionskrankheiten differentialdiagnostisch abzugrenzen. Der eine Vorgang ist die verhältnismäßige Stärke der Skg-Beschleunigung und die relativ lange Dauer der Veränderung. Diese starke Beeinflussung der Skg-Geschwindigkeit zeigt die Schwere der Infektion an, welche der Scharlach meistens darstellt und die Umfänglichkeit von dessen Schädigungen im Körper. Der Scharlach macht also eine starke Skg-Beschleunigung, stärker als alle anderen scharlachähnlichen Exantheme. Ähnliches gilt auch für die lange Dauer der Skg-Beschleunigung; die meisten anderen akuten Exantheme kehren viel schneller als der Scharlach zu den Normalwerten zurück.

Die zweite Eigentümlichkeit, welche die Skg-Reaktion beim Scharlach zeigt und welche auch im klinischen Verlauf Parallelerscheinungen aufweist, ist die Neigung zu starken und oft unvermittelten Schwankungen der Werte.

Während der floriden Scharlacherkrankung ist die Skg-Beschleunigung sehr groß, sie geht aber gegen Ende der ersten Krankheitswoche schon etwas zurück, um dann etwa vom siebenten Tag ab in der Rekonvaleszenz ziemlich gleichmäßig zum normalen Wert abzusinken, der in der Mitte oder am Ende der vierten Woche wieder erreicht wird (Büchler).

War der Skg-Wert durch irgendeine Ursache, z. B. durch eine Tuberkulose, schon vor dem Scharlach erhöht gewesen, so werden während der Höhe der Scharlacherkrankung vielleicht noch etwas höhere Zahlen erreicht, als für gewöhnlich beim Scharlach gefunden werden; nachher kehrt die Skg-Geschwindigkeit wieder zu derselben Höhe zurück, welche vor der Scharlacherkrankung bestanden hatte. Eine längerdauernde Beeinflussung der Tuberkulose im ungünstigen oder günstigen Sinne findet also nicht statt.

Dieses eben geschilderte Verhalten der Skg-Geschwindigkeit gilt für eine Reihe von unkompliziert verlaufenden Scharlachfällen. Die Mehrzahl der Kranken zeigt aber die schon oben erwähnte Eigentümlichkeit, daß im Verlauf der Rekonvaleszenz ein neuerliches Emporschnellen der Skg-Werte auftritt, nachdem schon die Rückkehr zu normalen Werten im Gange war (RHODIN). Dieses Vorkommnis kann sich einmal oder mehrmals einstellen. Dabei kann es zum Auftreten von klinischen Komplikationen kommen, es kann aber die Rekonvaleszenz auch ganz ungestört verlaufen. Am häufigsten kommt es zu dem neuerlichen Anstieg der Skg-Geschwindigkeit in der dritten Woche, zur Zeit, wo das zweite Kranksein manifest zu werden pflegt. Bisweilen gibt es auch in der fünften oder sechsten Woche, manchmal auch bald nach dem Abklingen der floriden ersten Krankheitszeichen ein solches neues Emporschnellen der Skg-Geschwindigkeit. Die Vermehrung der Skg-Geschwindigkeit erreicht meist nicht mehr die hohen Werte wie bei der eigentlichen primären Scharlacherkrankung und sie kommt ein paar Tage früher, als die klinischen Symptome der Komplikationen kenntlich werden. Aber, wie gesagt, es bleiben trotz der Vermehrung der Skg-Geschwindigkeit oft auch alle sichtbaren Krankheitszeichen aus, und die „Komplikationen“ erschöpfen sich lediglich in den Veränderungen der Sedimentierungsgeschwindigkeit. Die erhöhten Werte gehen alsbald wieder zurück, bisweilen bleiben sie auch noch wochenlang bestehen.

Die hier geschilderten Verhältnisse der Skg-Geschwindigkeit beim Scharlach erfahren durch die Einverleibung von Rekonvaleszentenserum, bzw. von antitoxischem Scharlach-Heilserum keine deutliche Beeinflussung (FRIEDMANN).

Die Diphtherie. Wir kennen jetzt im allgemeinen nur das Verhalten der mit Serum behandelten Krankheit, da die vom Arzt als Diphtherie erkannten Fälle alsbald die Seruminjektion erhalten. Ob es für den Verlauf der Skg-Reaktion gleichgültig ist, wenn die Diphtherie mit Serum behandelt wurde, ist noch nicht untersucht.

Zu Beginn der Krankheit ist die Skg-Geschwindigkeit meist mittelhoch (11 bis 30 mm). Nach kurzer Zeit jedoch gehen die Werte herunter, und nach 7 bis 10 Tagen ist das normale Verhalten wieder hergestellt. Ob dieser schnelle Abfall durch die Serumbehandlung zustande kommt, wissen wir nicht, da, wie gesagt, eine schwere Diphtherie nicht unbehandelt bleiben kann. Die Malignität sowie der tödliche Ausgang läßt sich aus der Höhe oder aus einem besonderen Verhalten der Skg-Reaktion nicht erkennen. Bei Komplikationen steigt die Skg-Geschwindigkeit oft sehr erheblich an.

Nach CURSCHMANN zeigen fast alle Diphtherien (ebenso wie die Anginen) am Ende der ersten Krankheitswoche mittelmäßig erhöhte Skg-Werte, welche erst in der dritten Woche bei der Mehrzahl wieder zur

Norm zurückgekehrt sind. Aber ein namhafter Teil der Kranken weist trotz ungestörter Rekonvaleszenz durch noch längere Zeit erhöhte Skg-Geschwindigkeiten auf, woraus freilich praktisch keine Konsequenzen zu ziehen wären.

Wenn 8 bis 12 Tage nach der Einverleibung des Diphtherieheilserums eine Serumkrankheit auftritt, so kommt es zu einer neuerlichen Beschleunigung der Skg-Geschwindigkeit (JÁUREGUY). Ob der von RHODIN beobachtete 7 bis 10 Tage nach der Seruminjektion eintretende tiefe Sturz der Skg-Werte auf subnormale Zahlen mit der Serumkrankheit zusammenhängt, bedarf noch der Nachprüfung.

Die Masern. Während beim Scharlach die Skg-Reaktion meist stark ausgesprochene Veränderungen zeigt, ist die Beeinflussung durch die Masern in unkomplizierten Fällen viel geringer. Für die Dauer der Inkubationszeit bleibt die Skg-Reaktion normal; zur Zeit der katarrhalischen Prodrome tritt eine allmähliche Beschleunigung ein (RHODIN). Auch wenn schon das Exanthem sichtbar geworden ist, sind die Werte für die Skg-Geschwindigkeit relativ niedrig (etwa bei 25 mm [CURSCHMANN]).

Umso bedeutungsvoller ist es, wenn die Skg-Geschwindigkeit höhere Werte erreicht; dies spricht dann für das Vorhandensein einer Lungenkomplikation, einer stärkeren Bronchitis oder einer Pneumonie. Auch für die Gefahr der Ausbreitung einer etwa vorhandenen Tuberkulose gibt die Skg-Geschwindigkeit einen Hinweis; ihre Höhe stellt bei tuberkulösen Masernpatienten einen Maßstab für die ungünstige Beeinflussung des Immunitätszustandes dar. Eine erhebliche Skg-Beschleunigung im Anschluß an Masern kann als Warnungssignal für die drohende Manifestierung, bzw. Ausbreitung einer Tuberkulose aufgefaßt werden, bevor noch klinische Symptome aufgetreten sind (KATZ und LEFFKOWITZ). Über die Skg-Verhältnisse während der Masernrekonvaleszenz sind noch nicht genug Untersuchungen bekannt. Nach CURSCHMANN soll mit dem Temperaturabfall und dem Abblassen des Exanthems ein rascher, ja kritischer Abfall des Skg-Wertes erfolgen.

Der Keuchhusten. Beim Keuchhusten ist die Skg-Geschwindigkeit normal, und zwar sowohl während des Stadium catarrhale als auch während des Stadium convulsivum. Ist eine Bronchitis vorhanden, so kann der normale Skg-Wert bestehen bleiben, häufiger aber geschieht es, daß es zu einer geringen Beschleunigung kommt, welche dann durch mehrere Wochen anhält (FASBENDER). Fieberhafte Komplikationen machen ebenfalls eine Beschleunigung, welche aber bei der Pertussis nicht den gewohnten Grad erreicht, den solche Prozesse gewöhnlich hervorzurufen pflegen.

Die epidemische Parotitis. Die Parotitis epidemica ist im Kindesalter fast immer eine leichte und folgenlose Infektionskrankheit. Selbst wenn hohes Fieber besteht, ist die schädliche Beeinflussung des Körpers sehr gering. Auch die Skg-Reaktion wird nicht beeinflußt, und es besteht keine Abweichung von der Norm (Rømke). Nur wenn eine Komplikation hinzutritt, was selten genug vorkommt, findet sich eine Erhöhung der Skg-Werte; jede Beschleunigung der Skg-Geschwindigkeit zeigt also das Auftreten einer Komplikation an (Abb. 7 u. 8).

Typhus und Paratyphus B. Der Kindertyphus, d. h. die Krankheit bei Kindern etwa unter sechs Jahren, ist leichter als der Typhus des Erwachsenen. Er verläuft leichter insofern, als die Körpertemperatur nicht so hoch ansteigt und das Fieber nicht so lange andauert, als die Vergiftungserscheinungen, insbesondere die Benommenheit (mit ihren Folgen) nicht so stark ausgeprägt sind und als Komplikationen, d. h. Darmblutungen und Geschwürsperforationen mit nachfolgender Peritonitis seltener eintreten. Ob dieser leichtere Verlauf beim Kind gegenüber dem Erwachsenen auch ein abweichendes Verhalten der Skg-Reaktion bedingt, ist noch nicht genug untersucht. Ähnliches gilt auch für den Paratyphus.

Im Kindesalter scheint die Bereitschaft zu Skg-Erhöhungen eine viel größere zu sein als beim Erwachsenen; Krankheitszustände, welche beim Erwachsenen mit normaler Skg-Geschwindigkeit verlaufen, zeigen beim Kind mehr oder minder starke Beschleunigungen. Es gibt aber auch Symptome, welche im Kindesalter eine andere Bedeutung haben als in späteren Jahren und aus diesem Grund eine erhöhte Skg-Geschwindigkeit aufweisen, während eine solche beim Erwachsenen vermißt wird. Ein Beispiel hierfür ist der *Icterus catarrhalis.* Der Icterus catarrhalis ist beim Schulkind eine Infektionskrankheit mit einer infektiösen Hepatitis. Als Ausdruck dafür besteht nach den Untersuchungen von Chomet in der ersten Krankheitswoche eines Icterus catarrhalis oder einer Hepatitis epidemica, wie man die Krankheit auch nennt, eine Skg-Beschleunigung bis auf etwa 25 oder 28 mm in der ersten Stunde und auf mehr als 50 mm für die zweite Stunde; die Rückkehr zur Norm beginnt erst nach 3 bis 4 Wochen, und erst nach 5 oder 6 Wochen ist der normale Wert wieder erreicht. Das Ergebnis der Untersuchungen von Chomet steht im Gegensatz zu den Literaturangaben beim Erwachsenen, welche beim Icterus catarrhalis meistens über normale oder verlangsamte Skg-Geschwindigkeiten berichten. Vielleicht erklärt sich die beschleunigte Skg-Reaktion beim Kind daraus, daß es sich bei ihm um eine Entzündung der Leber im Rahmen einer Infektion des ganzen Organismus handelt (siehe S. 116).

D. Chronische Infektionskrankheiten.

Die Lues congenita. Die angeborene Syphilis bewirkt gewöhnlich eine mittelstarke Beschleunigung der Skg-Geschwindigkeit. Beim Neugeborenen kann man die Skg-Beschleunigung meist schon vor dem Auftreten der klinischen Symptome feststellen; ein Skg-Wert, der über die niedrigen Zahlen des Neugeborenenblutes hinausgeht, wird einen gegebenen Luesverdacht bestärken. In einzelnen Fällen kann auch die Untersuchung des Nabelschnurblutes zur Luesdiagnose herangezogen werden, und bei vorhandener Skg-Beschleunigung kann das Ergebnis zur Festigung der Diagnose verwendet werden. Der durchschnittliche Wert für die Skg-Geschwindigkeit bei der Säuglingslues liegt etwa um 40 mm (MINAMIDE); aber auch Zahlen weit über 50 mm werden nicht selten angetroffen. Der Grad der Skg-Beschleunigung entspricht ungefähr der Schwere der Erkrankung (WEISS). Der geringste Grad der Beschleunigung findet sich in den leichten Fällen, wo sich die Lues vorwiegend auf der Haut manifestiert und wo die Eingeweide wenig beteiligt sind. In solchen Fällen wird die Skg-Geschwindigkeit bald wieder normal, wenn unter dem Einfluß der Therapie die Krankheitserscheinungen verschwinden. Die höchsten Grade der Beschleunigung weisen die Fälle auf, bei denen neben der Hauterkrankung auch Knochenherde und schwere viszerale Schädigungen bestehen. Hier erweist sich die Skg-Beschleunigung auch als hartnäckig, und sie geht trotz eifriger Behandlung lange Zeit nicht zurück.

Durch die antisyphilitische Therapie wird die Beschleunigung der Skg-Geschwindigkeit wieder vermindert. Die Beschleunigung geht aber nicht im gleichen Schritt mit dem Verschwinden einzelner Symptome zurück, sondern entsprechend der Abnahme der wirklichen Infektion. Bei erreichtem Normalzustand der Skg-Geschwindigkeit ist die Wassermannreaktion fast immer noch positiv, während klinisch eine deutliche Besserung vorhanden ist. Die Skg-Geschwindigkeit verläuft also nicht gleichsinnig mit der Wassermannreaktion.

Die aktive Lues congenita wird also durch eine beschleunigte Skg-Geschwindigkeit angezeigt. Für die Feststellung einer latenten Lues kann jedoch die Skg-Reaktion nicht dienen (BEHRMANN und ISRAELSON).

Bei Kindern syphilitischer Mütter, die während der Schwangerschaft ausreichend behandelt wurden, ist die Skg-Geschwindigkeit vollkommen normal.

Die frühsekundären Tuberkuloseformen. Alle Krankheitsbilder der frischen Tuberkulose, welche bald nach der Infektion zustande kommen, also wenige Wochen oder Monate nachdem der Tuberkelbazillus in den Körper gelangt ist, haben prinzipiell außerordentlich hohe Skg-Werte.

Die frühsekundären oder wie man auch sagt „subprimären“ Manifestationen der Tuberkulose sind dadurch charakterisiert, daß es zu ausgiebigen serösen Exsudationen kommt, sei es im Gewebe oder sei es in den mit Serosa ausgekleideten Körperhöhlen. Klinisch zeigt sich die Bereitschaft zur „serösen“ Entzündung beim Erythema nodosum, bei der Pleuritis, bei der exsudativen Peritonitis, bei den epituberkulösen Lungeninfiltraten oder den Lungen-„infiltrierungen“, bei der Scrofulose wie auch an der blasigen Beschaffenheit der PIRQUET-Papel. Die verhältnismäßige Flüchtigkeit und schnelle Rückbildungsfähigkeit ohne nennenswerte Residuen zu hinterlassen beruht ja auf der vorwiegend serösen Beschaffenheit dieser tuberkulösen Veränderungen. Gewissermaßen ein Seitenstück dazu ist die entsprechende Blutveränderung, auf welcher die starke Skg-Beschleunigung beruht. Bei allen diesen Krankheiten bedeutet der hohe Skg-Wert eher eine Folge oder ein Zeichen des Frühstadiums, als daß er den speziellen Verhältnissen der betreffenden Krankheitsform entspringt. Von den genannten Krankheitsbildern gibt es reichlich Untersuchungen, so daß die Verhältnisse ziemlich klargelegt sind.

Beim *Erythema nodosum* ist die Skg-Geschwindigkeit oft exorbitant hoch, und zwar unabhängig von dem Grad der gleichzeitig vorhandenen Hilusdrüsenschwellung oder Lungenverdichtung (WALLGREN); Werte von 100 mm oder darüber werden zumeist erreicht. Ein niedriger, normaler oder nur unbedeutend erhöhter Wert kommt beim Erythema nodosum fast nicht vor. Vor Ausbruch des Erythema nodosum ist die Skg-Geschwindigkeit nach WESTERGREN wahrscheinlich normal, steigt dann zu Beginn des Fiebers auf die hohen Werte an und bleibt während des hochfebrilen Stadiums dort, um mit dem Rückgang der Erscheinungen langsam herunterzugehen. Normale Werte werden erst nach Wochen oder Monaten wieder erreicht. Ähnlich steht es mit der *Pleuritis*; die exsudative Pleuritis hat, unabhängig von der Größe des Exsudates, im akuten Stadium gleicherweise immer eine stark erhöhte Skg-Geschwindigkeit, denn die seröse Pleuritis ist beim Kind meistens eine frühsekundäre und ist als stark ausgeprägte perifokale Entzündung um einen subpleural gelegenen Primärherd entstanden; auch hier geht die Skg-Beschleunigung ebenfalls nur langsam zurück und erreicht oft erst nach Monaten den Normalwert. Grob genommen steigt der Skg-Wert mit dem Zeitpunkt der Exsudatbildung an und geht mit der Resorption des Exsudates wieder zurück. Auch eine tuberkulöse *Peritonitis* mit flüssigem Exsudat, welche im frühsekundären Stadium auftritt, zeigt das gleiche Verhalten. Die stark erhöhte Skg läßt also keine ungünstigere Beurteilung des Zustandes zu, als es das klinische Krankheitsbild als solches gestatten würde.

Wenn aber die frische Tuberkulose nicht zu solch ausgesprochenen Krankheitsbildern geführt hat, was dann ja eine bessere Widerstandskraft des Körpers bedeutet, so ist die Skg-Geschwindigkeit nicht so hoch angestiegen. Frische, hochaktive Primäraffekte ohne gleichzeitiges Erythema nodosum oder ohne exsudative Pleuritis, also mit geringerer Allergie und geringer perifokaler Entzündung, haben Werte etwa zwischen 50 und 70 mm (ASAL und FALKENHEIM). Das gleiche gilt für eine trockene Pleuritis. Mit der Abnahme der Aktivität geht auch die Skg-Geschwindigkeit herunter; dieses Verhalten läßt also die Skg-Reaktion für die Beurteilung der Aktivität einer Hilustuberkulose im allgemeinen brauchbar erscheinen. Immerhin schließt eine normale Skg-Reaktion eine Bronchialdrüsentuberkulose nicht aus, nicht einmal eine frische, sobald diese über die erste Aktivitätsperiode hinausgekommen ist.

Die Skg-Geschwindigkeit bei der Epituberkulose ist gewissermaßen das Spiegelbild der momentanen Gewebsexsudation.

Das Sekundärstadium der Tuberkulose. Wenn die Tuberkulose ins Sekundärstadium gelangt ist und sich auf die *Bronchialdrüsen* beschränkt, sind die Skg-Werte meistens nur um weniges erhöht, so z. B. können Werte von etwa 12 mm gefunden werden.

Hat man bei einem Kind den Verdacht auf eine aktive Bronchialdrüsentuberkulose und findet die Skg-Reaktion nicht beschleunigt, so spricht dies gegen einen frischen Prozeß. Ist die Skg-Geschwindigkeit aber doch beschleunigt, so ist es angezeigt, sie in einem Zeitraum von 8 bis 14 Tagen zu wiederholen, um eine zufällige interkurrente Infektion auszuschließen (WALLGREN).

Ist der Immunitätszustand ein schlechter, so daß es zu perifokalen Entzündungen bis ins Lungengewebe hinein gekommen ist, also zu einer ausgesprochenen *Hilustuberkulose,* dann ist die Skg-Reaktion stärker beschleunigt. DEHOFF hält 15 bis 25 mm für charakteristisch bei Hilustuberkulosen. Nach Aufhören der Aktivitätsperiode fand WESTERGREN raschen Rückgang von den höheren auf die niedrigeren Werte. Normalwerte schließen jedoch Hilustuberkulosen nicht aus. Insbesondere kann bei kleineren perifokalen Infiltraten die Sgk-Geschwindigkeit oft normal sein.

Im Sekundärstadium besteht ähnlich wie im subprimären Stadium noch keine Stetigkeit im Verhalten der Skg-Reaktion. Die Reaktion folgt rasch den ständig wechselnden Verhältnissen der Immunität, und innerhalb weniger Wochen und Monate ändern sich die Werte oft in beträchtlichem Ausmaße. Im allgemeinen verhält es sich so, daß die Skg-Geschwindigkeit parallel mit dem Abklingen der Aktivität wieder zur Norm zurückkehrt. Bei den Spätformen, d. h. also im Tertiärstadium, halten sich die Skg-Werte oft viele Monate lang ziemlich unverändert.

Kommt es im Sekundärstadium zu infiltrativen Prozessen im Lungengewebe, also zum Bild der *Lungentuberkulose,* so bedeutet das einen schlechten Immunitätszustand, der freilich auch nur eine vorübergehende Schwäche sein mag. Wenn man das prinzipielle Verhalten auf eine einfache Formel bringen will, so ergibt sich, daß indurative Prozesse eine geringe Skg-Beschleunigung zeigen, während produktive Prozesse mittlere Beschleunigungen und exsudative Prozesse starke Beschleunigungen aufweisen. Dies stimmt ja auch ungefähr mit der prognostischen Beurteilung überein: die indurierenden Formen sind gutartig, die exsudativen Formen bedenklich. Besonders hohe Werte findet man bei fieberhaften Prozessen und bei Erkrankungen exsudativen Charakters mit Einschmelzungen. Dieses prinzipielle Verhalten wird aber oft durchbrochen. Die Bildung einer Kaverne kann ausnahmsweise auch bei normalen oder nur leicht erhöhten Skg-Werten erfolgen, ebenso wie selbst erhebliche Prozesse niedrige Geschwindigkeiten aufweisen können. Da kommt es bei der Beurteilung nicht so sehr auf die absolute Höhe des Wertes an, sondern auf die steigende Tendenz der Skg-Kurve.

Manche Autoren (z. B. FRIEDLÄNDER) fanden, daß gelegentlich einwandfrei mit aktiver Lungentuberkulose behaftete Patienten auch bei wiederholten Prüfungen immer normale Skg-Geschwindigkeiten zeigten. Durch diesen Befund wird der diagnostische Wert der (normalen) Skg-Reaktion beträchtlich herabgesetzt. Bedeutungsvoller wird dadurch ein beschleunigter Wert; ein deutlicher Anstieg mahnt in prognostischer Hinsicht zur Skepsis; eine kontinuierliche Beschleunigung spricht für die Aktivität des Prozesses.

Bei der *cavernösen Lungentuberkulose* des Kindes findet man das gleiche Verhalten wie beim Erwachsenen, d. h. eine mehr oder weniger starke Zunahme der Skg-Geschwindigkeit; rasch fortschreitende Formen zeigen sehr hohe Werte, cirrhotische Prozesse nur geringe Erhöhungen (WALLGREN). Ist eine Kaverne gegen die Umgebung durch gefäßarmes schwartiges Gewebe abgeschlossen, dann kann die Skg-Geschwindigkeit auch normal sein.

Bei der Tuberkulose der *Halslymphdrüsen* ist die Skg-Geschwindigkeit fast stets erhöht. Bei günstigem Verlauf vermindert sie sich, während sie bei schlechter Prognose höhere Werte aufweist. Ältere fistelnde Halsdrüsen verursachen in der Regel keine Beschleunigung.

Bei der *Scrofulose* ist die Skg normal; auch manifeste tuberkulöse Prozesse führen dabei oftmals zu keiner ausgiebigeren Skg-Beschleunigung.

Bei der *Miliartuberkulose* sind die Skg-Befunde nicht einheitlich; ist die Aussaat eben erst erfolgt und sind die Herde noch klein, so können normale oder leicht erhöhte Werte gefunden werden. Mit der weiteren Entwicklung des Krankheitsbildes kann aber die Skg-Geschwindigkeit zu hohen und höchsten Beschleunigungen führen. Die *tuberkulöse Meningitis* zeigt in bezug auf die Skg-Reaktion ein ähnliches unregelmäßiges Verhalten wie die Miliartuberkulose. Bei einigen Kindern wurden nur ganz geringe Beschleunigungen, bei anderen Kranken mittlere Geschwindigkeiten beobachtet. Sowohl bei der Miliartuberkulose wie bei der Meningitis tuberculosa steht die gelegentliche Geringfügigkeit der Beeinflussung der Skg-Geschwindigkeit zur Schwere des klinischen Krankheitsbildes bisweilen in auffallendem Gegensatz.

Bei der *Hauttuberkulose* des Sekundärstadiums mit den Tuberkuliden und den cutanen Abscessen fällt die Skg-Geschwindigkeit meist normal aus; nur wenn die Scrofulodermata exulzeriert sind kommt es zu mäßigen Beschleunigungen. Beim *Lupus* findet man zumeist Skg-Beschleunigung, deren Grad von der Ausdehnung des Prozesses abhängig ist.

Die Knochen- und Gelenktuberkulose. Im großen und ganzen geht hier die Skg-Geschwindigkeit der Aktivität parallel. Freilich muß dabei von Nebenerkrankungen, wie Tuberkulose der inneren Organe, sowie von Mischinfektionen oder interkurrenten Krankheiten abgesehen werden.

Die Knochen- und Gelenktuberkulose bringt im aktiven Stadium eine Skg-Beschleunigung mit sich, die sich gewöhnlich innerhalb mäßiger Grenzen hält und nur selten beträchtlich ist. Je stärker die Zerfallsvorgänge sind, um so höher sind die Werte für die Skg-Geschwindigkeit. Die niedrigen Zahlen, normale oder fast normale Werte, finden sich bei der primär synovialen Gelenktuberkulose, mittlere Beschleunigungen weisen die granulierenden Formen auf, die höchsten Werte kommen den käsigen Ostitiden und den mischinfizierten Spondylitiden zu; Verlangsamung der Skg-Beschleunigung bedeutet eine Besserung, Bestehenbleiben der Skg-Beschleunigung warnt vor vorzeitiger Annahme der Heilung und vor zu früher Belastung. Nach häufig wiederholter Sonnenbestrahlung nimmt die Skg-Geschwindigkeit entsprechend der Besserung des lokalen und allgemeinen Zustandes allmählich ab. Eine neuerliche Skg-Beschleunigung zeigt das Auftreten eines Abscesses oder eines neuen Herdes an.

Immerhin ist die Skg-Reaktion prognostisch mit Vorsicht zu verwenden, da normale oder normal gewordene Werte eine Aktivität der Knochentuberkulose nicht ausschließen. So können z. B. auch fistelnde Prozesse, vielleicht durch innere Abmauerung, normale Werte aufweisen. Aber keinesfalls darf ein Kind als geheilt entlassen werden, dessen Skg-Reaktion nicht normal ist (Bier).

Einfluß von Tuberkulinzufuhr auf die Senkungsgeschwindigkeit. Nach Verabfolgung einer (Alt-)Tuberkulininjektion, auf welche weder eine Temperaturerhöhung noch Übelbefinden auftritt, kommt es in der Regel zu einer Steigerung der Skg-Geschwindigkeit um etwa 2 bis 7 mm. Hat die Injektion Fieber und sonstige Allgemeinerscheinungen hervorgerufen, so pflegt die Skg-Geschwindigkeit eine Beschleunigung von etwa 10 mm über dem vor der Injektion gefundenen Wert aufzuweisen; gelegentlich kann die Steigerung auch ausgiebiger sein. Nach etwa einer Woche oder spätestens nach einem Monat ist die durch die Tuberkulininjektion verursachte Beschleunigung wieder verschwunden. Bei chronischer Tuberkulinbehandlung kann schließlich jede Veränderung der Skg-Geschwindigkeit ausbleiben, vorausgesetzt, daß die Tuberkulingabe keine Herdreaktion erzeugt.

Aber nicht nur subkutane Tuberkulininjektionen, sondern auch diagnostische Tuberkulinhautproben (Pirquet, Moro) können die Skg-Geschwindigkeit beeinflussen (Büchler und Nobel, Trias).

Bei tuberkulinnegativen Kindern läßt Tuberkulinzufuhr das Verhalten der Skg-Geschwindigkeit unbeeinflußt. Eine eindeutige und allgemein anerkannte Differenzierung zwischen aktiver und nichtaktiver Tuberkulose mit Hilfe der Skg-Probe vor und nach Tuberkulinzufuhr ist noch nicht gelungen.

Die rheumatische Infektion. Beim Rheumatismus, d. h. beim akuten Gelenkrheumatismus, ist der Verlauf der Skg-Kurve ein ziemlich typischer, der beim Kind die gleichen Verhältnisse wie beim Erwachsenen zeigt (siehe S. 142; Endocarditis siehe S. 95).

Bei der *Chorea* ist die Skg-Geschwindigkeit zumeist nur wenig erhöht oder ergibt ganz normale Werte. Wie dieses Verhalten zu deuten ist, muß noch dahingestellt bleiben. Da auch Fieber und Veränderungen am weißen Blutbild fehlen, liegt es nahe anzunehmen, daß die choreatischen Hirnherde, die zudem vorwiegend degenerativen Charakters sind, sich anscheinend sehr langsam entwickeln; wenn die nervösen Symptome der Chorea manifest werden, sind die akuten infektiös-entzündlichen Erscheinungen aus der Zeit der Aussaat schon wieder abgeklungen.

Literatur.[1]

ÅKERRÉN: Acta paediatr. (Stockh.) 1931, Bd. 10, S. 473 (Rheumatische Affektionen des Herzens). ASAL und FALKENHEIM: Münch. med. Wschr. 1923, S. 291 (Normalwerte). ARONI: Vracebnoe delo 1927, Jg. 10, Nr. 6 (russ.) [ref. Zbl. Kinderheilk., Bd. 21, S. 293] (Normalwerte).

BEHRMANN und ISRAELSON: Glavce 1, Festschrift 1917—1927 [russisch-deutsche Zusammenfassung] (Cong. Lues). BIER: Arch. klin. Chir. 1927, Bd. 124, S. 432 (Knochentuberkulose). BÜCHLER: Z. Kinderheilk. 1925, Bd. 39, S. 29, und Bd. 40, S. 18 (Scharlach). BÜCHLER und NOBEL: Z. Tbk. 1926, Bd. 45, S. 7 (Skg-Reaktion nach PIRQUET-Reaktion).

CHOMET: Med. Klin. 1934, S. 1428 (Ikterus). CURSCHMANN: Münch. med. Wschr. 1933, S. 1767 (Akute Infektionskrankheiten).

DEHOFF: Dtsch. med. Wschr. 1923, S. 579 (Normalwerte, Tuberkulose).

FASSBENDER: Z. Kinderheilk. 1933, Bd. 54, S. 595 (Keuchhusten). FOA: Giorn. Batter. 1930, Bd. 5, S. 1078 (Tuberkulose). FRIEDLÄNDER: Acta paediatr. (Stockh.) 1932, Bd. 14, S. 550 (Sekundärstadium der Tuberkulose). FRIEDMANN: Amer. J. med. Sci. 1933, Bd. 186, S. 683 (Scharlach).

GATTO: Pediatr. Riv. 1930, Bd. 38, S. 417, u. 1931, Bd. 39, S. 1274 (Tuberkulinwirkung). GELLI: Giorn. Clin. med. 1928, Bd. 9, S. 1122 (Knochentuberkulose). GIUFFRÉ: Arch. Kinderheilk. 1929, Bd. 88, S. 8 (Anaemie). GRÖER: In ENGEL-PIRQUET: Handb. Kindertbk., Leipzig 1930 (Tuberkulose). GYÖRGY: Münch. med. Wschr. 1921, S. 808 (Cong. Lues).

HELMCHEN: Z. Kinderheilk. 1931, Bd. 51, S. 643 (Keuchhusten). HILL: Brit. J. Childr. Dis. 1932, Bd. 29, S. 181 (Rheumatismus).

JÁUREGUY: Arch. argent. Pediatr. (span.) 1932, Bd. 3, S. 541 [zit. Zbl. Kinderheilk. Bd. 27, S. 500 (Diphtherie).

KLEINSCHMIDT: In ENGEL-PIRQUET: Handb. Kindertkb., Leipzig, 1930 (Tuberkulose). KNORR: Dtsch. Z. Chir. 1927, Bd. 203/204, S. 429 (Knochentuberkulose).

MINAMIDE: Orient. J. Dis. Inf. 1927, Bd. 2, S. 16 u. 136 (Cong. Lues). MIRAGLIA: Pediatria Riv. 1927, Bd. 35, S. 1145 (Tuberkulinwirkung). MORO

[1] Siehe auch S. 3.

und KELLER: In ENGEL-PIRQUET: Handb. Kindertbk, Leipzig 1930 (Skrofulose).

ÖDER: Diss. Breslau 1929 (Knochentuberkulose).

PARADISO: La clin. Ped. 1927, Bd. 9, S. 723 (Tuberkulose). PFAFF: Münch. med. Wschr. 1928, S. 1796 (Tuberkulose). PAYNE: Lancet 1932, Bd. 1, S. 74 (Akuter Gelenkrheumatismus). PULVER: Schweiz. med. Wschr. 1930, S. 710 (Akute Infektionskrankheiten).

RHODIN: Acta paediatr. (Stockh.) 1927, Suppl.-Bd. 7 (Scharlach); ders.: Acta med. scand. (Stockh.) 1928, Suppl.-Bd. 26, S. 36 (Masern, Diphtherie). ROHR und KRIEGER: Dtsch. med. Wschr. 1930, S. 964 (Keuchhusten). ROHRBÖCK: Jb. Kinderheilk. 1929, Bd. 122, S. 192 (Akute Infektionskrankheiten). RØMKE: Acta med. scand. (Stockh.) 1928, Bd. 68, S. 123 (Parotitis epidem.).

SCHUHRICHT: Z. Kinderheilk. 1934, Bd. 56, S. 272 (Normalwerte). SILZER: Zbl. Gynäk. 1927, Bd. 51, S. 170 (Nabelschnurblut; cong. Lues). SÖDERSTRÖM: Acta paediatr. (Stockh.) 1932, Bd. 12, S. 268 (Typhus und Paratyphus). STOLTENBERG: Klin. Wschr. 1928, S. 1559 (Scharlach).

TRIAS: Z. Kinderheilk. 1926, Bd. 41, S. 331 (Skg nach PIRQUET-Reaktion).

WALLGREN: In ENGEL-PIRQUET: Handb. Kindertbk., Leipzig 1930 (Frühsekundäre und sekundäre Tuberkulose). WEISS: Nourrisson 1928, Jg. 16, S. 103 (Cong. Lues). WIESE: In ENGEL-PIRQUET: Handb. Kindertbk., Leipzig 1930 (Tuberkulose). WOLF: Mschr. Kinderheilk. 1925, Bd. 29, S. 137 (Ernährungsstörungen der Säuglinge).

Achtes Kapitel.

Chirurgie.

Von **Hubert Kunz**, Wien.

A. Chirurgische Erkrankungen.

Seitdem W. LÖHR als erster das Verhalten der Skg-Geschwindigkeit bei den verschiedensten chirurgischen Erkrankungen systematisch untersuchte, ist weiterhin von zahlreichen anderen Autoren versucht worden, die Skg auch in der Chirurgie als klinische Untersuchungsmethode einzuführen und zu diagnostischen und prognostischen Überlegungen heranzuziehen. Trotzdem hat dieser so aufschlußreiche, einfache Untersuchungsbehelf in der chirurgischen Praxis noch nicht allgemein Eingang finden können.

Am häufigsten ist die Skg noch bei den chirurgischen Abdominalerkrankungen als diagnostisches Hilfsmittel herangezogen worden, wie überhaupt die erste praktische Verwertung die Differentialdiagnose zwischen akuter *Appendicitis* und den entzündlichen Adnexerkrankungen betraf. Schon im Jahre 1923 haben JOSEPH und MARCUS die wichtige Feststellung gemacht, daß die Skg bei der Adnexitis meist beträchtlich erhöht ist, während sie bei der akuten Appendicitis, deren Beginn nicht länger als 30 St. zurückliegt, normale Werte gibt. Die Erklärung dieser Tatsache glaubten JOSEPH und MARCUS darin zu sehen, daß bei der Appendicitis der Beginn der Erkrankung zeitlich mit dem Auftreten der Symptome zusammenfällt, während bei der sog. akuten Adnexitis es sich häufiger um Exazerbation einer chronischen Adnexitis handelt. Das Genitale ist bereits längere Zeit erkrankt, bevor die akuten Erscheinungen einsetzen. Die Möglichkeit, auf diese Weise aus dem Verhalten der Skg bei den genannten beiden Erkrankungen differentialdiagnostische Schlüsse zu ziehen, wurde mehrfach bestätigt (HARTTUNG u. a.). Auch eigene Untersuchungen ergaben einwandfrei, daß die Skg bei der akuten Appendicitis solange nicht erhöht ist, solange eine schwerere Mitbeteiligung des Bauchfelles nicht vorliegt. Schwere phlegmonöse Formen mit Leukocytenwerten von 20000 zeigten fast normale Werte. Die Beschleunigung trat erst nach der Perforation in Erscheinung. Perityphlitische Infiltrate zeigten nach unserer Erfahrung immer eine erhebliche Beschleunigung der Skg. Diese Ergebnisse erscheinen uns recht bedeutungsvoll, da eine Skg-Beschleunigung bei sonst für akute Appendicitis einwandfreien Symptomen wohl dafür sprechen wird, daß es bereits zur Mitbeteiligung des Bauchfelles gekommen ist, während anderseits erhöhte Senkungswerte bei nicht klaren, nicht stürmischen peritonealen Erscheinungen sich gegen die Annahme einer Appendicitis werden verwerten lassen. In Fällen, bei denen die Appendix schnell perforiert, kann die Skg sogar kurz nach der Perforation noch normal sein (SCHÜRMANN), da ja die Skg-Beschleunigung immer erst nach einer gewissen Latenzzeit festzustellen ist.

Wertvoll ist nach HARTTUNG die Skg auch zur Erkennung der verschiedenen Arten der Gallensteinerkrankungen und bei der Indikationsstellung zu einem eventuellen Eingriff. HARTTUNG fand im Gegensatz zu LÖHR, STEMMLER u. a., die bei jeder Art von *Cholelithiasis* eine beschleunigte Skg feststellten, im latenten Stadium fast eindeutig normale Werte. Anders bei der Cholecystitis, bei der mit der Schwere der bestehenden Entzündung die Beschleunigung der Skg zunimmt, so daß eine beschleunigte Skg unbedingt für eine Entzündung der Gallenblase spricht. Von welchem Zeitpunkt an bei der akuten Cholecystitis die Beschleunigung festzustellen ist, wurde von LIEDBERG untersucht, welcher Autor nachwies, daß in den ersten 24 Stunden im allgemeinen keine deutliche und sichere Steigerung besteht, während im Laufe des zweiten Tages dieselbe in 90% der Fälle in Erscheinung tritt. Daß bei der akuten Cholecystitis eine Beschleunigung schon innerhalb der ersten 48 Stunden zu erwarten ist, wurde schon vor Jahren von TROELL mitgeteilt.

Im Gegensatz zu den entzündlichen Prozessen in der Gallenblase ist die Reaktion bei nichtentzündlichen Lebererkrankungen nicht beschleunigt, was für die Differentialdiagnose verschiedener Ikterusformen häufig wertvoll ist (siehe S. 119).

Es wurde des weiteren versucht, beim Stauungsikterus die Skg als Anzeiger für die Neigung zu cholaemischer Blutung zu benützen. So fand LINTON, daß bei Patienten mit langsamer Skg eine postoperative Blutung nicht wahrscheinlich ist, während solche mit erhöhter Skg zu cholaemischen Blutungen neigen. Linton hält in dieser Hinsicht die Skg für einen wertvolleren Indikator als die Bestimmung der Gerinnungs- und Blutungszeit. Diese Ergebnisse wurden von Clute und Veal an Hand von 200 Fällen bestätigt. Anderseits wieder konnten Burke und Weir keinen Zusammenhang zwischen Skg und Häufigkeit postoperativer Blutungstendenz finden.

Auch bei der Entscheidung der Frage, ob ein Ulcus oder ein *Karzinom* des Magens vorliegt, kann im Zweifelsfalle die Skg für die Diagnose ausschlaggebend sein, da eine Beschleunigung der Fallzeit für Karzinom sprechen wird.

Bei der *Perforations*peritonitis kann die Bestimmung der Skg in den ersten Stunden nach dem Auftreten der peritonealen Erscheinungen bezüglich des Ausgangspunktes einen gewissen Hinweis geben. Wenn auch, wie schon oben erwähnt, bei einer sehr rasch erfolgten Appendixperforation gelegentlich die Skg in den ersten Stunden normal sein kann, so wird doch in der Regel eine normale Skg für eine nicht entzündliche Natur des Grundleidens, wie z. B. für den Durchbruch eines Magen- oder Duodenalgeschwürs sprechen. Hingegen wird eine gleichzeitig mit den ersten klinischen Erscheinungen der Peritonitis bereits feststellbare stärkere Skg-Beschleunigung auf ältere Entzündung des perforierten Organes oder seiner Umgebung hinweisen. Gelegentlich ist allerdings die Skg-Beschleunigung bei der diffusen Peritonitis, auch wenn es sich um eine solche entzündlichen Ursprungs handelt, auch späterhin nicht allzu beträchtlich (v. Dahl).

Bei den chirurgischen Erkrankungen der *Knochen und Gelenke* kommt der Skg große Bedeutung zu (Löhr). Sie kann bei denselben sowohl in differentialdiagnostischer als prognostischer Hinsicht verwertet werden und sollte daher, wie Payr, Herrmann u. a. mit Recht fordern, jedesmal systematisch neben allen anderen diagnostischen Hilfsmitteln mit zu Rate gezogen werden (siehe S. 139ff.).

Differentialdiagnostisch ist die Skg dem Chirurgen wichtig zur Abgrenzung entzündlicher von nichtentzündlichen Gelenkerkrankungen. Während bei allen entzündlichen Gelenk- und Knochenerkrankungen die Skg stark bis sehr stark beschleunigt ist, ist die Skg bei rein degenerativen Erkrankungen wie Arthrosis deformans, Perthesscher Krankheit, Osteochondritis dissecans, Paget, statischen Beschwerden usw. normal (siehe S. 142ff.). Wichtig ist die Bestimmung der Skg insbesonders für die Diagnose beginnender tuberkulöser Gelenkaffektionen, insbesondere solange der Röntgenbefund noch normal ist. Normale Skg kann in solchen Fällen gegen eine aktive Gelenktuberkulose verwendet werden (Herrmann u. a.).

Bei den entzündlichen Gelenkerkrankungen ist der Grad der Skg-Beschleunigung ein brauchbarer Maßstab der Intensität und Ausdehnung der Entzündung. Außerdem ergeben sich hier gewisse differentialdiagnostische Gesichtspunkte. Bei polyartikulären Formen ist die Skg wohl immer sehr stark beschleunigt, bei mono- und oligoarthritischen Erkrankungen spricht sehr starke Skg-Beschleunigung für die sehr akute Natur der Entzündung, wie Arthritis septica oder gonorrhoica, mittlere Skg-Beschleunigung eher für tuberkulöse Arthritis. Bei der tuberkulösen Arthritis ist die Skg in unkomplizierten Fällen nach HERRMANN meist zwischen 30 bis 60 mm. Bei fistelnden und mischinfizierten Fällen ist die Skg-Beschleunigung höher.

Bei entzündlichen Knochenerkrankungen ist in akuten Stadien die Skg immer stark beschleunigt, in subakuten Fällen soll eine normale Skg nach SCHUBERTH eher für tuberkulöse als osteomyelitische Natur der Erkrankung sprechen. Wir konnten auch in einem Fall einer tuberkulösen Spondylitis mit paravertebralem Abszeß bei wiederholter Untersuchung normale Skg-Werte beobachten.

Besonders wichtig ist die Skg als Maßstab der Progredienz einer Gelenkerkrankung und damit als Anhaltspunkt für die Therapie.

Bei der gonorrhoischen Arthritis, wo Behandlung mit Bewegungsbädern bereits im akuten Stadium der Erkrankung am Platze ist, ist die Verfolgung der Skg-Beschleunigung im Verlaufe der Behandlung ein verläßlicher Maßstab für die Intensität der noch zulässigen physikalischen Therapie. Zu hohe Dosierung dieser Maßnahmen kann den Heilungsprozeß hemmen, was sich in einem Anstieg der Skg-Werte anzeigt. In diesem Fall ist die physikalische Therapie schonender zu dosieren (HERRMANN).

Bei der tuberkulösen Arthritis entspricht der Grad der Skg-Beschleunigung dem Grad der Aktivität (LÖHR u. v. a.; Literatur siehe bei HERRMANN). Der Grad der Skg-Beschleunigung ergibt bei periodischer Anstellung der Skg-Reaktion einen wertvollen Maßstab für den jeweiligen Zustand der Gelenkserkrankung, bzw. der tuberkulösen Knochenerkrankung. Natürlich können aktive Herde mit kalten Abscessen bei fibröser Abkapselung des Abscesses ohne Skg-Beschleunigung bestehen, worauf neuerdings wieder VAN ROLLEGHEM und WASSERFALLEN (aus der ROLLIERschen Klinik) hinweisen. Außerdem ist auf andere skg-beschleunigende Herde im Körper zu achten (Lungentuberkulose usw.).

Ganz besonders praktischen Wert hat die Bestimmung der Skg für die Frage, wann ein krank gewesenes Gelenk wieder belastet werden darf, wann und wie stark Mobilisationen und stellungskorrigierende Einflüsse vorgenommen werden dürfen. Dafür ist die Skg ein besserer Anhaltspunkt als Fieber und andere klinische Zeichen (KNORR).

Auch für die Bestimmung des Zeitpunktes, wann Patienten mit Knochen- und Gelenkerkrankungen außer Bett gebracht werden können, ist die Beobachtung der Skg-Kurve wichtig. Tritt nach Aufstehenlassen der Patienten Zunahme der Skg-Beschleunigung ein, so ist neuerliche Bettruhe angezeigt (SIDLER, KNORR).

Vor eingreifenderen Maßnahmen, wie Mobilisation oder Osteotomie, sind normale Skg-Werte durch längere Zeit zu fordern. Eine beschleunigte Skg wird in solchen Fällen ein Zeichen dafür sein, daß mit dem geplanten Eingriff unbedingt zugewartet werden muß.

Auch für die chirurgische Therapie der *Lungentuberkulose* kommt der Skg eine gewisse Bedeutung zu. So wird vor jeder geplanten Thorakoplastik neben allen anderen üblichen Untersuchungen auch die Skg zu prüfen sein, da Fälle mit starker Beschleunigung naturgemäß keine so günstigen Heilungsaussichten geben, als solche mit nur gering beschleunigter Fallzeit. Wie wir weiters beobachten konnten, kommt es auch nach der Thorakoplastik, wie ja überhaupt nach jedem operativen Eingriff, zu einer beträchtlichen Beschleunigung der Skg, die im günstigsten Falle nach zirka 3 Wochen zu den Ausgangswerten zurückkehrt, meist aber noch viel länger anhält. Ebenso wird im weiteren Verlauf Rückgang der Skg unter die vor dem Eingriff erhobenen Werte ein Zeichen für einen günstigen Erfolg des Eingriffes sein.

Gelegentlich kann die Bestimmung der Skg auch bei den akut *eitrigen Infektionen*, bei der pyogenen Wundinfektion, bei Phlegmonen usw. zur Beurteilung der Intensität der Erkrankung und im weiteren Verlauf derselben auch diagnostisch und prognostisch von Bedeutung sein.

B. Operation. Narkose.

Im Jahre 1921 stellten W. LÖHR und unabhängig von ihm FÅHRAEUS fest, daß auch nach aseptischen komplikationslos verlaufenden *Operationen* Skg-Beschleunigung eintritt. W. u. H. LÖHR haben die Verhältnisse eingehend studiert und gezeigt, daß Skg-Beschleunigung etwa 6 bis 24 St. nach der Operation nachweisbar wird, dann bis zum vierten Tag oder noch einige Tage länger zunimmt. Das Maximum der Skg-Beschleunigung nach Operationen mit kompliziertem Wundverlauf liegt um 25 bis 50 mm. Dann kehrt die Skg-Beschleunigung in unkomplizierten Fällen langsam zur Norm zurück, und die Skg-Werte sind nach 2 bis 3 Wochen wieder normal. Diese Befunde wurden später von JOSEPH und MARCUS, WOYTEK, HEUSSER, HARTTUNG u. a. bestätigt.

Sehr ausführliche Angaben über das Verhalten der Skg nach Operationen macht SAHEKI. Er fand nach aseptischen Operationen, wie Herniotomie, Appendektomie im Intervall die Skg-Beschleunigung eine Woche nach der Operation am stärksten. Die Skg ist häufig bereits nach 2 Wochen, in fast allen Fällen aber 3 Wochen nach der Operation normal.

Bei Operationen akuter und chronischer Eiterungen, also bei Fällen, wo die Skg bereits vor der Operation deutlich beschleunigt war, beobachtete er in manchen Fällen bereits nach einer Woche eine geringere Skg als vor der Operation. Die skg-beschleunigende Wirkung des operativen Eingriffes war in diesen Fällen geringer als die vorher bestehende skg-beschleunigende Wirkung des entzündlichen Prozesses selbst, der durch die Operation entfernt wurde. Der weitere Verlauf der Skg zeigt bei günstigem Krankheitsverlauf Rückgang der Skg-Werte zur Norm.

Wir entnehmen aus dem umfangreichen Zahlenmaterial (100 Fälle) von SAHEKI einige Beispiele.

Tabelle 13.

	Vor der Operation	Nach der Operation		
		1 Woche	2 Wochen	3 Wochen
Herniotomie	6	26	15	10
Appendektomie im Intervall	3	11	6	3
Lobektomie bei Basedowstruma	5	20	15	—
Vesicolithotomie	2	25	14	3
Hydrozelenoperation	4	6	11	4
Amputatio mammae (Ca)	8	22	9	7
Amputatio femoris (Sa)	82	65	95	64
Gastroent. b. Magenca	43	65	40	—
Appendektomie und Drainage bei Append. perf.	60	18	8	13

Grad und Dauer der Skg-Beschleunigung nach operativen Eingriffen ist zum Teil von der Größe des Eingriffes abhängig. Außerdem soll in höherem Alter die Skg-Beschleunigung langsamer zur Norm zurückkehren als bei jüngeren Pat. (HEUSSER).

Jedenfalls ist nach einer komplikationslosen Operation mit einer Skg-Beschleunigung von 1 bis 3 Wochen Dauer zu rechnen. Nach kleineren Eingriffen, nach Appendektomie im Intervall kann die Skg nach unserer Erfahrung bereits eine Woche nach der Operation wieder normal sein. Länger als 3 Wochen dauernde Skg-Beschleunigungen dürften in der Regel nicht mehr auf den operativen Eingriff allein zu beziehen sein. Bei häufigerer Bestimmung der Skg-Geschwindigkeit kann neuerlicher Anstieg derselben auch bevor die Skg normal wurde, also bereits in der zweiten Woche nach der Operation auf eine entzündliche Komplikation hinweisen. In solchen Fällen gibt die Skg-Beschleunigung an, daß entweder im Operationsgebiet ein entzündlicher Prozeß statt hat (Absceß, Thrombophlebitis) oder daß eine andere skg-beschleunigende Ursache besteht.

So mißt z. B. KOLDAEV der Bestimmung der Skg im postoperativen Verlauf der Extremitätenchirurgie große Bedeutung bei, da eine anhaltende Beschleunigung der Skg auch bei normalen Temperaturen anzeigen kann, daß unter dem Gipsverband nicht alles in Ordnung ist und eine Eiterung entsteht.

Wie wertvoll die Bestimmung der Skg im postoperativen Verlauf der Skg sein kann, lehrte uns auch folgender Fall:

Eine 28j. Pat., bei der wegen Spontanfraktur des rechten Humerus infolge Ostitis fibrosa cystica nach Resektion der erkrankten Knochenpartie ein Tibiaspan implantiert worden, hatte noch Wochen nach dem Eingriff ständig

Temperatursteigerungen bis 38°. Es bestand daher die Vermutung, daß es zur Wundinfektion gekommen war, daß man den Gipsverband öffnen und eventuell den implantierten Span entfernen müsse. Die Bestimmung der Skg ergab jedoch einen völlig normalen Wert. Nun schöpfte man Verdacht, kontrollierte die Temperatur und konnte leicht feststellen, daß die Temperatursteigerung von der Pat. simuliert worden war.

Über die Bedeutung des Skg-Verlaufes nach Operation maligner Tumoren, siehe S. 157.

Über den Einfluß verschiedener *Anaesthesierungsverfahren* liegen recht widersprechende Angaben vor. Der Einfluß der Narkose auf die Skg dürfte praktisch ohne Bedeutung sein (Bouet, Saheki). Angaben über die Skg-Beschleunigung bei verschiedenen Narkoseverfahren machen Krupenikoff, Mandelstamm, Prusskij, Mazzacuva, Filippa.

Bei Hunden fanden Rourke und Plass nach prolongierter Chloroformnarkose verminderte Skg-Geschwindigkeit (siehe S. 114). Neuerdings untersuchte Hino den Einfluß verschiedener Narcotika auf die Skg bei Kaninchen und fand wechselnde Beeinflussung der Skg bei verschiedenen Narkotica und auch abhängig von der Dauer der Narkose. Die Verhältnisse scheinen demnach recht kompliziert und unübersichtlich zu sein. Wichtig ist, daß in allen Fällen der Einfluß der Narkose auf die Skg nach längstens 48 St. verschwunden ist.

In vitro dem Blute zugesetzt wirken verschiedene Narkotica teils skghemmend, teils fördernd (Linzenmeier, Baumecker).

C. Verletzungen.

Bei Verletzungen entspricht die Skg-Beschleunigung dem Grade der Gewebsschädigung (Olovson). Je ausgedehnter die Weichteil- oder Knochenschäden sind, umso stärker ist die Skg-Beschleunigung und umso länger dauert es, bis die Skg-Werte wieder zur Norm zurückkehren. Ebenso bedingt Resorption von Haematomen, besonders nach Blutung in eine Gelenkhöhle, Skg-Beschleunigung.

Weniger ausgedehnte Gewebsschädigung führt nicht zu Skg-Beschleunigung. So konnten wir in mehreren Fällen von *Commotio cerebri* bei genauer Verfolgung der Skg durch mehrere Tage nur ausnahmsweise Skg-Beschleunigung beobachten. Hatten hingegen solche Pat. noch andere Verletzungen, wie Rißquetschwunden, Haematome usw., so war die Skg beschleunigt. Ebenso fand Grün unter 27 Fällen von Commotio cerebri nur in 4 Fällen leichte Skg-Beschleunigung.

Daß perforierende Schädelverletzungen (Trepanation) und Verletzungen des Gehirns zu Skg-Beschleunigung führen, zeigte Dainelli in Tierversuchen.

Nach *Distorsion* und *Luxation* ist die Skg selten stärker beschleunigt (Prati, Bouet) am ehesten noch bei Fällen mit Haemarthros (Olovson).

Recht eingehend untersucht ist das Verhalten der Skg nach *Knochenbrüchen* (Fåhraeus, Löhr, Bouet, Prati, Madlener und Bremer, Marx, Olovson).

Skg-Beschleunigung wirkt auch bei schweren Brüchen frühestens nach 12 St., immer nach 24 St. deutlich und hält so lange an, bis der Knochenbruch konsolidiert ist. Das Maximum der Skg-Beschleunigung wird in den meisten Fällen am fünften bis siebenten Tag erreicht. Der Grad der Skg-Beschleunigung ist abhängig von der Größe der Fraktur (Löhr) und von dem Grade der Ausdehnung der Schädigung der Weichteile (Olovson). Ferner ist die Skg-Beschleunigung nach Frakturen bei älteren

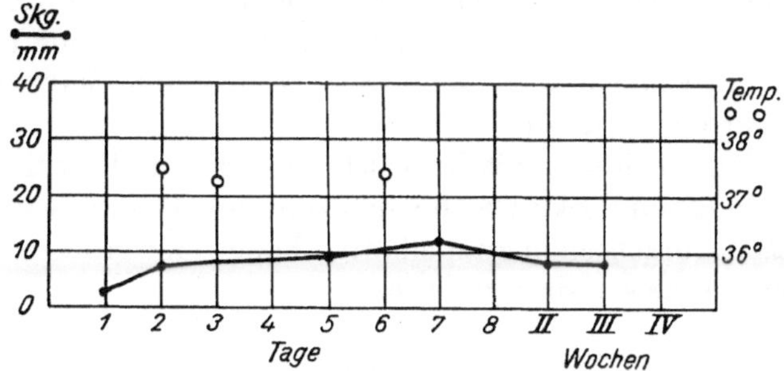

Abb. 29. Fraktur des Humerus ohne wesentliche Weichteilverletzung (nach Olovson).

Patienten stärker ausgeprägt (Madlener und Bremer, Olovson). Als Beispiele mögen zwei Skg-Kurven dienen, die der Arbeit von Olovson im Bd. 175 des Archivs für klin. Chirurgie entnommen sind. Abb. 29

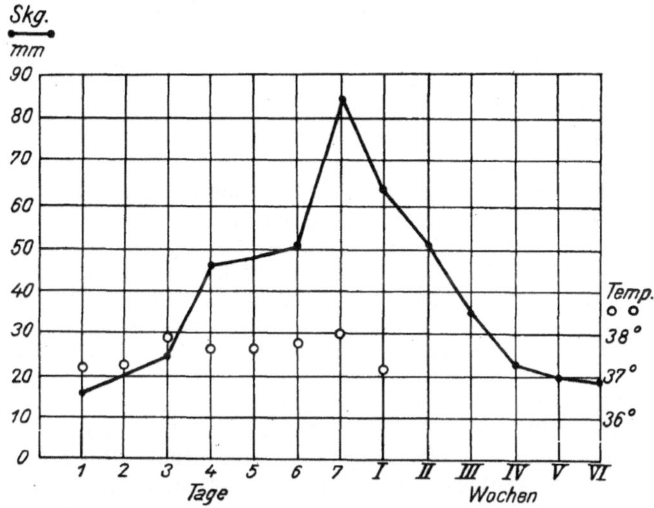

Abb. 30. Fraktur der Tibia und Fibula mit erheblichen Weichteilverletzungen (nach Olovson).

zeigt die Skg- und Temperaturkurve eines 28jährigen Mannes mit Humerusfraktur und unerheblicher Anschwellung um die Bruchstelle. Abb. 30 die Skg- und Temperaturkurve eines 51jährigen Mannes mit Unterschenkelfraktur und starker Anschwellung um die Bruchstelle.

Bei komplizierten Frakturen kann die Skg-Beschleunigung außerdem entsprechend der Wunde und Ausdehnung der Infektion entsprechend verändert sein.

Die Skg-Beschleunigung kehrt im Laufe von Wochen langsam zur Norm zurück und ist ein guter Maßstab für den Zeitpunkt der Heilung der Fraktur. Auch bei Ausheilung der Fraktur als Pseudarthrose wird die Skg normal (PRATI, MADLENER und BREMER). Sollte sich diese Beobachtung weiter bestätigen, dann hätte man in der Skg-Reaktion ein weiteres Mittel, den Zeitpunkt festzustellen, von dem ab eine Festigkeitszunahme der Bruchstelle ohne weitere, z. B. operative Maßnahme nicht mehr zu erwarten ist (MARX).

MARX schlägt auch vor, mit Rücksicht auf den Parallelismus zwischen Frakturenheilung und Skg-Geschwindigkeit der Prüfung der Skg bei *unfallärztlichen* Gutachten in zweifelhaften Fällen eine größere Bedeutung zuzusprechen als dies bisher geschehen.

Literatur.[1]

BAUMECKER: Biochem. Z. 1924, Bd. 152, S. 64 (Narkotica in vitro). BOUET: Bibl. Laeg. (dän.) 1927, Bd. 119, S. 115 (Narkose). BURKE und WEIR: J. Labor. a. clin. Med. 1933, Bd. 18, S. 657 (Postoperative Blutungstendenz).

CLUTE und VEAL: Surg. Chir. N. Amer. 1932, Bd. 12, S. 593 (Cholämie). CURA: Med. Mysl. Uzbekistena 1928, Bd. 3, S. 10 (Russisch), [ref. Z. Org. Chir. u. Grenzgeb. Bd. 47, S. 561].

v. DAHL: Zbl. Chir. 1924, Nr. 11 (Peritonitis). DAINELLI: Clinica chir. n. s. 1934, Bd. 10, S. 152 (Verletzungen von Schädel und Gehirn).

FALK: Med. Welt 1928, S. 749 (Chirurgische Tuberkulose). FILIPPA: Bull. Acad. Med. Roma 1930, Bd. 56, S. 263 [Ref.-Berichte der Physiologie 1931, Bd. 58, S. 812] (Narkose).

GRODINSKY: Arch. Surg. 1932, Bd. 24, S. 660 (Abdominalerkrankungen). GRÜN: Klin. Wschr. 1929, S. 1618 (Commotio cerebri).

HARTTUNG: Z. ärztl. Fortbildg. 1933, Bd. 30, Nr. 13 (Allgemeines); Zbl. Chir. 1932, S. 1167. HERRMANN: Med. Klin. 1933, S. 1151 u. 1182 (Knochen und Gelenke). HEUSSER: Dtsche Z. Chir. 1928, Bd. 210, S. 132 (Postoperativ). HINO: Tohoku J. exper. Med. 1934, Bd. 23, S. 279 (Narkose).

JOSEPH und MARCUS: Med. Klin. 1923, Nr. 18, S. 607 (Appendicitis, Adnexitis).

KESSEL: Arch. klin. Chir. 1928, Bd. 151, S. 811 (Bösartige Geschwülste); Nov. Chir. (russ.) 1929, Bd. 8, S. 3. [Russisch. Ref. Z. Org. Chir., Bd. 48, S. 239] (Diagnostik). KNORR: Dtsch. Z. Chir. 1927, Bd. 203/204, S. 429 (Knochen- und Gelenktuberkulose). KOLDAEV: Med. Obozr. Nizu. Povolzya 1929, Nr. 7/8, S. 49 [Ref. Z. Org. Chir. u. Grenzgeb., Bd. 51, S. 401] (Operationen). KRUPENIKOFF: Med. Mysl. 1925, Bd. 3, S. 23 [Ref. Berichte Gynäk. 1925, Bd. 9, S. 26] (Narkose).

LIEDBERG: Chir. 1934, Bd. 6, S. 578. Acta chir. scand. (Stockh.) 1934, Bd. 74, S. 19 (Cholecystitis). LINTON: Ann. Surg. 1930, Bd. 91, S. 694 (Cholaemie). LINZENMEIER: Pflügers Arch. Physiol. 1920, Bd. 181, S. 169 (Narkose). LÖHR W.: Mitt. Grenzgeb. Med. u. Chir. 1922, Bd. 34, S. 229; Arch. klin. Chir. 1922, Bd. 121, S. 390; Zbl. Chir. 1921, S. 1267 (Allgemeines). LÖHR W. und H.: Z. exper. Med. 1922, Bd. 29, S. 139 (Allgemeines). LUBENSKIJ:

[1] Siehe auch S. 3.

Ref. Zorg. Chir. 1928, Bd. 41, S. 30 (Postoperative Komplikationen). Lukowsky: Zbl. Chir. 1929, S. 1543 (Infektionen).

Madlener und Bremer: Bruns Beitr. klin. Chir. 1930, Bd. 149, S. 425 (Frakturen). Mahler: Zbl. Chir. 1927, S. 2079 (Chirurg. Tuberkulose). Mandelstamm: Ref. Ber. Gynäk. 1926, Bd. 9, S. 359 (Narkose). Marx: Arch. orthop. Chir. 1931, Bd. 30, S. 537 (Frakturen). Mazzacuva: Arch. Soc. ital. Chir. 1930, S. 619 [Ref. Ber. Gynäk. 1931, Bd. 19, S. 356] (Narkose).- Montanari-Reggiani: Policlinico Sez. Chir. 1932, Bd. 39, S. 104 (Abdominal erkrankungen).

Olovson: Arch. klin. Chir. 1933, Bd. 175, S. 446 (Frakturen); Hygiea (Stockh.) 1932, Bd. 94 S. 433 [Schwedisch] (Frakturen).

Payr: Arch. klin. Chir. 1927, Bd. 148, S. 404 (Knochen und Gelenke). Popov: Klin. Med. 1931, Bd. 12, S. 115 [Russisch] (Chir. Tuberkulose). Prati: Clin. Chir. 1929, Bd. 5, S. 117 [Ref. Z. Org. Chir. Bd. 46, S. 510] (Allgem.). Proto: Diagnostica e Tecnica Labor. 1930, Bd. 1, S. 233 (Italienisch) [Ref. Z. Org. Chir., Bd. 51, S. 662] (Maligne Geschwülste). Prusskij: Nov. chir. Arch. (russ.) 1927, Bd. 13, S. 495 [Ref. Z. Org. Chir. u. Grenzgeb., Bd. 43, S. 844] (Chir. Tuberkulose).

van Rolleghem und Wasserfallen: Ref. med. Suisse rom. 1933, Bd. 53, S. 145, 154 (Chir. Tuberkulose). Rourke und Plass: Amer. J. Physiol. 1928, Bd. 84, S. 42; J. chir. Invert. 1929, Bd. 7, S. 365 (Narkose).

Saheki: Tohoku J. exper. Med. 1929, Bd. 13, S. 580, (Operation). Schlaaff und Freund: Med. Welt 1930, S. 1459 (Chir. Tuberkulose). Schuberth: Dtsch. Z. Chir. 1931, Bd. 233, S. 425 (Chir. Tuberkulose). Schürmann: Schweiz. med. Wschr. 1931, S. 587 (Appendicitis). Shein: Schweiz. med. Wschr. 1931, S. 511 (Schilddrüse). Sidler: Schweiz. med. Wschr. 1928, S. 1048 (Orthopädie). Sinaldi und Paoli: Lotta Tbc. 1931, Bd. 2, S. 346 [ref. Z. Org. Chir., Bd. 56, S. 198] (Chir. Tuberkulose). Sorokin: Nov. chir. Arch. 1928, Bd. 14, S. 170—182 [Ref. Z. Org. Chir., Bd. 45, S. 348]. Stemmler: Arch. klin. Chir., Bd. 137, S. 3/4 (Allgemeines).

Troell: Zbl. Chir. 1930, Jg. 57, S. 514 (Cholecystitis).

Woytek: Bruns Beitr. klin. Chir. 1930, Bd. 148, S. 235; Zbl. Chir. 1929, Nr. 42, S. 2664 (Allgemeines).

Neuntes Kapitel.

Geburtshilfe und Gynäkologie.[1]

Von **Emanuel Klaften**, Wien.

Nur wer sich mit dem Gedanken vertraut gemacht hat, daß die Skg-Geschwindigkeit der roten Blutkörperchen ein feiner Indikator für bestimmte Veränderungen des Blutplasmas und des Fibrinogengehaltes im Blute darstellt, wird den Wert der Skg-Geschwindigkeit der roten Blut-

[1] In der Geburtshilfe und Gynäkologie wurde die Anwendung der Skg ursprünglich besonders von Linzenmeier propagiert. Daher ist seine Skg-Methode bei Frauenärzten sehr verbreitet und bei Angaben von Skg-Zahlen in diesem Kapitel ist die Zeitablesung nach Linzenmeier gemeint. Dabei sind aber u. a. abnorme Skg-Werte bei Anaemien häufiger (siehe S. 20). (Der Herausgeber.)

körperchen richtig einschätzen. Ebensowenig wie man von anderen klinischen Methoden, wie Temperaturmessung, Leukocytenzählung, Blutbildbestimmung, im Einzelfalle die Ermöglichung der Diagnosestellung eines bestimmten Krankheitszustandes erwartet, ebensowenig wird man von der Bestimmung der Erythrocyten-Skg-Geschwindigkeit (Skg) den Hinweis auf eine stringente Diagnose oder Prognose verlangen dürfen. Der Wert der Bestimmung der Skg ist vielmehr darin gelegen, daß sie im Zusammenhalt mit der Leukocytenzählung, der Temperaturkontrolle, dem ARNETHschen Blutbilde, der Harnanalyse und dem gesamten klinischen Zustande bei kritischer Verwertung gewisse diagnostische und prognostische Anhaltspunkte ermöglicht. Bei allen gynäkologischen Erkrankungen ist in erster Linie der durch Palpation und Inspektion erhobene lokale Befund maßgebend. So bewertet, hat sich die Bestimmung der Skg im Rahmen der übrigen Untersuchungsmethoden sowohl auf dem Gebiete der Geburtshilfe als auch in der Klinik der Frauenkrankheiten einen Platz gesichert.

A. Geburtshilfe.

FÅHRAEUS vermeinte im Jahre 1918 bei der Wiederentdeckung des Sedimentierungsphänomens der roten Blutkörperchen aus dem beschleunigten Ausfall der Sedimentierungsreaktion die Diagnose auf eine bestehende *Schwangerschaft* stellen zu können. Neben den Reaktionen der Kobragifthaemolyse, der KOTTMANNschen Probe, der Phloridzinreaktion, der alimentären Glykosurie, der ABDERHALDENschen Reaktion, die als wahrscheinliche Schwangerschaftszeichen gewertet wurden, hoffte man in der Skg ein neues Diagnostikum für die Frühschwangerschaft gefunden zu haben. Zahlreiche Nachuntersuchungen von LINZENMEIER, FINK, FROMMOLT, SILZER, MOLNAR, FALTA, VIGNES u. a. haben jedoch gelehrt, daß die Skg während der Schwangerschaft und im Wochenbett wohl beträchtlich beschleunigt ist, daß die Beschleunigung sich aber erst mit fortschreitender Gravidität einstellt und hiermit für die Frühdiagnose der Schwangerschaft nicht von Bedeutung ist. Bis zum 4. Schwangerschaftsmonate findet man normale Werte für die Sedimentierung der roten Blutkörperchen. Wenn wir die Normalwerte für den Sedimentierungsablauf bei der Frau, der etwa doppelt so rasch vor sich geht als beim Manne, nach der Methodik LINZENMEIER mit 3 bis 5 St. und den Grenzwert mit $2^1/_2$ St. annehmen, so finden wir in den ersten drei Schwangerschaftsmonaten eine normale Sedimentierung. Im 3. Schwangerschaftsmonate besteht eine geringgradige Beschleunigung, und vom 4. Schwangerschaftsmonate angefangen erfährt die Sedimentierung eine Beschleunigung, die umso stärker ausfällt, je mehr die Schwangerschaft vorgeschritten ist (LINZENMEIER, GEPPERT, GÄNSSLE, PEWNY, FROMMOLT, MANDELSTAMM, FINK, VIGNES und HERMET u. v. a.). Im 4., 5. und 6. Schwangerschaftsmonate schwanken die Skg-Werte zwischen 50 Min. bis 2 St., was einem mäßigen Grad von Beschleunigung der Skg entspricht. Findet sich demnach vom 4. Schwangerschaftsmonate an bereits des öfteren eine beschleunigte Skg-Geschwindigkeit, so wird erst vom 6. Schwangerschaftsmonate angefangen eine *regelmäßige* Beschleunigung der Skg, nach FINK sogar in 99% der Fälle, angetroffen. Im 7. bis 10. Lunarmonat schwanken die Werte zwischen 30 und 90 Min. (++) und betragen im Durchschnitt 50 Min. Die Beschleunigung der Skg hat hiermit einen hohen Grad erreicht. Während der Geburt werden die höchsten Grade der Skg-Beschleunigung beobachtet. Die durchschnittlichen Werte betragen nur mehr 10 bis 30 Min. (+++), wobei die stärkste Beschleunigung in der Nachgeburtsperiode angetroffen wird.

Im *Wochenbett* hält bei normalem Verlauf die Skg-Beschleunigung an und erfährt vom 8. bis 10. Tage des Wochenbettes an eine Rückbildung, um erst im Verlaufe von 14 Tagen bis 3 Wochen einer allmählichen weiteren Verlangsamung Platz zu machen. Etwa nach 3 bis 6 Wochen ist die Skg zu Normalwerten zurückgekehrt. Bei stillenden Wöchnerinnen ist die Skg-Beschleunigung längere Zeit hindurch nachweisbar (Laktationsbeschleunigung). Bei anaemischen Wöchnerinnen beansprucht die Rückkehr zur Norm längere Zeit. DODDS und TELFER fanden nur in 6,2% bei gesunden Wöchnerinnen im Laufe der ersten 10 Tage nach der Geburt eine normale Skg-Geschwindigkeit, in allen übrigen Fällen war sie beträchtlich beschleunigt. In vielen Fällen von Thrombosen bei Wöchnerinnen wurde von KLAFTEN ein längeres Persistieren der Skg-Beschleunigung registriert. BLAND, GOLDSTEIN und FIRST fanden normale Werte erst 6 Monate post partum.

In der *pathologischen Schwangerschaft* finden sich keine für bestimmte Krankheitszustände typischen Werte. Jedoch seien manche Eigentümlichkeiten im Verhalten der Skg kurz angeführt. Bei *Hyperemesis gravidarum* sind sie, wie wir uns wiederholt überzeugen konnten, in schweren Fällen verlangsamt. LINZENMEIER, der als erster Verlangsamung der Skg bei Hyperemesis festgestellt hat, führt dieselbe auf eine Polyglobulie zurück. In diesen Fällen war auch das WELTMANNsche Koagulationsband verlängert (KLAFTEN). Bei Nephropathien und *Eklampsien* fanden wir verschiedene Ausfälle der Skg-Reaktion. Es kam sowohl Verlangsamung als Beschleunigung zur Beobachtung. Die Beschleunigung der Skg-Reaktion fand sich in unserem Material in den leichteren Fällen. LINZENMEIER, der bei Eklamptischen des öfteren langsamere Sedimentierung als bei normalen Gebärenden fand, war der Ansicht, daß die Capillarstasen sowie die körnige Strömung in ursächlichem Zusammenhang mit der beschleunigten Skg-Reaktion stehen. NEVERMANN, KLAFTEN u. a. fanden jedoch keinen absoluten Parallelismus zwischen Skg und dem Befund an den Capillaren bei Eklamptischen. Es wurde vielmehr ein diskordantes Verhalten beider Phänomene nachgewiesen. Körnige Strömung und Capillarstasen stehen demnach nicht in einem Verhältnis von Ursache und Folge zueinander. Beim Zustandekommen der Stasen wird vielmehr mit HINSELMANN der Capillarangiospasmus als ursächlicher Faktor angesehen. In schweren Fällen von Eklampsie mit Leber- oder Nierenschädigungen höheren Grades wurde von KLAFTEN eine Verlängerung des Koagulationsbandes festgestellt. Die Senkungsgeschwindigkeit zeigte dagegen ein ungleichmäßiges Verhalten. In den leichteren Fällen wurde sogar eine weitere Zunahme der Senkungsbeschleunigung bis auf 9 und 10 Minuten registriert. In schweren Fällen wurde gelegentlich eine Verminderung der Senkungsbeschleunigung auf 50 und 40 Min. am Ende der Schwangerschaft vermerkt. Desgleichen fanden wir in Fällen von *Hydrops gravidarum* und *Nephropathia gravidarum* ein inkonstantes Verhalten der Skg-Reaktion. Auch hier wurde sowohl Senkungsbeschleunigung als auch Verminderung derselben angetroffen. In Fällen mit günstigem Verlauf wurde zumeist der physiologische Grad von Senkungsbeschleunigung entsprechend dem jeweiligen Zeitpunkt der Schwangerschaft oder des Wochenbettes vermerkt. Insbesondere war kein Parallelismus zwischen dem Grad der Senkungsbeschleunigung einerseits und der Höhe des Blutdruckes oder dem Grad der Albuminurie anderseits nachweisbar. Die physiologischerweise am Ende der Schwangerschaft und im Frühwochenbett sich einstellende Erweiterung des Spielraumes der Reaktion nach der Richtung einer beträchtlichen Senkungsbeschleunigung erschwert die praktische Verwertbarkeit der verschiedenen Ausfälle der Skg bei den am Ende der Gravidität auftretenden Schwangerschaftstoxikosen.

Demgegenüber kommt der abnormen Senkungsbeschleunigung bei *Schwangerschaftsanaemien* in den ersten Lunarmonaten eine gewisse Bedeutung zu. Bei stärkeren Blutverlusten im Zusammenhang mit einer *Placenta praevia* oder bei *vorzeitiger Placentalösung* erfährt die Skg eine weitere Beschleunigung. Bei *Mehrlingsschwangerschaft* verhält sich die Skg nicht wesentlich anders als bei Einlingsschwangerschaft. Vielleicht ist die Reaktion in manchen Fällen früher und etwas stärker ausgeprägt als sonst. Eine stärkere Beschleunigung der Skg-Reaktion tritt bei *Pyelitis gravidarum* auch in früheren Schwangerschaftsmonaten ein. Das gleiche gilt von anderen entzündlichen Komplikationen der Schwangerschaft genitalen (Adnexerkrankungen) und nichtgenitalen Ursprungs (Appendicitis, Pneumonie u. s. f.). Eine beschleunigte Sedimentierung findet sich schließlich nach BURCKHARDT-SOCIN in Fällen von *puerperaler Osteomalacie,* während in manchen Fällen von Osteomalacie außerhalb der Gestation normale Sedimentierung registriert wurde.

Eine besondere Bedeutung kommt der Skg im *pathologischen Wochenbett* zu. Wenn sich nach anfänglicher Verlangsamung eine neuerliche Beschleunigung der Skg-Geschwindigkeit einstellt oder wenn die Tendenz zur Rückbildung der beschleunigten Skg-Reaktion vermißt wird, so ist dieses Verhalten ein Hinweis auf die Etablierung eines pathologischen Zustandes. Lokale Infektionsherde oder Infektionen überhaupt werden durch dieses Verhalten der Skg angekündigt. Bei normaler Temperatur und normaler Leukocytenzahl fanden wir auch eine höhergradige Beschleunigung der Skg in 2 Fällen von *Chorionepitheliom* mit Blutungen in der 4. bzw. in der 5. Woche post partum. Bei Subinvolution des *puerperalen Uterus* mit geringer Blutabsonderung, verbunden mit übelriechender Sekretion, erfährt die Rückbildung der Skg zur Norm eine Verzögerung. Bei normaler Temperatur kann dann die Beschleunigung der Skg-Geschwindigkeit längere Zeit anhalten, doch erreicht sie nicht so hohe Grade wie in Fällen mit schweren puerperalen Infektionen. Unter 338 Fällen von *Abortus* fand FROMMOLT eine stärkere Beschleunigung der Skg in jenen Fällen, in welchen der spätere Verlauf sich febril gestaltete. Bei Fehlgeburten der ersten drei Lunarmonate war eine Blutkörperchen-Skg-Beschleunigung in 40,4%, bei Fehlgeburten im 4. bis 6. Lunarmonate in 73,7% zu verzeichnen. In beiden Gruppen war der gleiche Prozentsatz (40,4%) febril verlaufender Fälle, jedoch war in Fällen mit höhergradiger Skg-Beschleunigung die Morbiditätsziffer eine höhere. Da parallel mit dem Fortschreiten der Schwangerschaft physiologischerweise eine spontane, an Intensität immer mehr zunehmende Beschleunigung der Skg einzutreten pflegt, ist eine stärkere Skg-Beschleunigung, namentlich in den ersten drei Schwangerschaftsmonaten, mit größerer Wahrscheinlichkeit für die Annahme eines infizierten Abortus und hiermit eines febrilen Verlaufes zu verwerten, als in den vorgerückten Schwangerschaftsmonaten. Das gleichzeitige Bestehen einer luetischen, tuberkulösen oder anderweitigen Erkrankung zwingt uns zu einer gewissen Einschränkung in der Bewertung der Reaktion. Die stärksten Grade von Beschleunigung erfährt die Skg bei *septikopyämischen Prozessen* post abortum und bei den *puerperalen Peritonitiden.*

In diesem Zusammenhange ist die Tatsache hervorzuheben, daß auch nach der *artefiziellen Unterbrechung* der Schwangerschaft (LIBIN) und nach der künstlichen Einleitung der Frühgeburt eine beträchtliche Beschleunigung der Sedimentierung in 70 bis 80% der Fälle einzutreten pflegt, die nach der Uterusentleerung allmählich innerhalb von 10 bis 14 Tagen zur Norm zurückkehrt. Bei Endometritis post abortum ist ebenso wie bei der postpartalen Endometritis eine Skg-Beschleunigung mäßigen Grades zu verzeichnen. Kommt es zur Bildung eines puerperalen Adnextumors oder eines parametranen Infiltrates, dann ist ein höherer Grad von Beschleunigung der Skg nachweisbar, die erst mit dem Abklingen des Prozesses einer allmählichen Verlangsamung Platz macht. Da die beschleunigte Blut-Skg eine bereits vorhandene Infektion anzeigt, ist die Bestimmung der Skg bei der Behandlung der verschiedenen Stadien des inkompletten Abortus von Wert. Man wird gut tun, bei besonders starker Beschleunigung der Skg mit der Entleerung des Uterus zuzuwarten (GEPPERT, FROMMOLT). Anderseits werden nicht so selten Fälle mit primär normaler Skg-Geschwindigkeit beobachtet, die nach der Uterusentleerung einen febrilen Verlauf aufweisen. Der Zeitpunkt der erfolgten Infektion ist für dieses Verhalten maßgebend. Die höchsten Grade von Senkungsbeschleunigung findet man bei *septischen* und *pyämischen Erkrankungen* im Wochenbett. Das Koagulationsband ist dagegen bei *Puerperalsepsis* sehr häufig verlängert. Die schwierige Differentialdiagnose zwischen *Sepsis puerperalis* und *Miliartuberkulose* bei Wöchnerinnen wird solcherart erleichtert. Schließlich sei noch die *puerperale Peritonitis* angeführt, die ebenfalls mit starker Skg-Beschleunigung einhergeht.

Einen gewissen Wert beansprucht die Bestimmung der Skg bei der *Indikationsstellung* zur künstlichen Unterbrechung der Schwangerschaft wegen Lungentuberkulose. Wenn eine starke Beschleunigung der Skg in den ersten Schwangerschaftswochen, demnach zu einer Zeit, da sich noch durchaus normale Werte bei gesunden Frauen vorfinden, angetroffen wird, so mahnt sie in prognostischer Hinsicht zur Vorsicht. Im Verein mit dem klinischen und röntgenologischen Befund gibt eine beträchtliche Beschleunigung der Skg die Aufforderung zur vorsichtigen Beurteilung des Leidens im Einzelfalle. SUESS, der aus der Behandlungsstelle für lungenkranke Eisenbahner über größere Erfahrungen berichtet hat, fand große Schwankungen im Verhalten der Skg-Reaktion bei tuberkulösen Schwangeren innerhalb der ersten Schwangerschaftsmonate. Er gelangt zum Schlusse, daß bei klinisch nicht ausgesprochen aktiven Prozessen eine beträchtliche Beschleunigung der Skg im Zusammenhalt mit allen übrigen Befunden bei der Indikationsstellung mit herangezogen werden kann. Eine normale Skg erlaubt bei aktiven Prozessen eher eine günstige Prognose zu stellen. Auch BURCKHARDT-SOCIN mißt der beschleunigten Skg beim Zusammentreffen von aktiver Lungentuberkulose und Schwangerschaft eine gewisse Bedeutung für die Indikationsstellung zur Schwangerschaftsunterbrechung bei. Uns hat sich in Fällen von Tuberkulose und Schwangerschaft die gleichzeitige Verwertung von Skg und Koagulationsband bei der nicht immer leichten Indikationsstellung gut bewährt.

Im *Nabelschnurblut* ist, wie LINZENMEIER als erster nachgewiesen hat, die Erythrocyten-Skg-Geschwindigkeit auffallend langsam. Sie dauert bis zu 24 St. und darüber. LINZENMEIER und GYÖRGY glaubten, aus der Beschleunigung der Skg im Nabelschnurblut eine congenitale Lues annehmen zu dürfen. Sie geben Werte von 10 bis 60 Min. Skg-Zeit im Nabelschnurblut congenital luetischer Kinder an. Eine Beschleunigung der Skg in Nabelschnurblut kann keineswegs als ein für congenitale Lues charakteristisches

Verhalten angesehen werden. Wir fanden Verkürzung der Sedimentierungszeit bei Neugeborenen mit unspezifischen entzündlichen Erkrankungen, bei denen keine Zeichen einer congenitalen Lues nachweisbar waren und wir fanden anderseits congenital luetische Neugeborene mit Spirochaeten im Nabelschnurblut bei Fehlen anderer Zeichen von congenitaler Lues, die eine normale und langsame Sedimentierung aufwiesen. Wenn es aber auch nach unseren Erfahrungen an einem größeren Materiale bis zu einem gewissen Grade bei in einem bestimmten Stadium der syphilitischen Erkrankung (Osteochondritis syphilitica, Pemphigus syphiliticus, Organgummen, Hepatitis) befindlichen Neugeborenen nicht selten zu einer beschleunigten Sedimentierung kommt, so kann dieses Verhalten keineswegs als verläßliches Zeichen für das Vorhandensein oder Fehlen einer congenital luetischen Erkrankung angesehen werden. Zeitpunkt, Ausbreitung und Grad der Infektion sowie die Art der mütterlichen Behandlung sind von maßgebender Bedeutung. Während wir bei Neugeborenen mit Zeichen einer *Osteochondritis syphilitica* eine beschleunigte Skg vorfanden, war die Senkung in Fällen von *Osteosclerosis syphilitica*, die bei Neugeborenen unzureichend behandelter syphilitischer Mütter angetroffen wird und ein Heilungsstadium der Knochenaffektion darstellt, eine relativ langsamere. Skg-Beschleunigung findet sich ferner in Fällen von Nabelsepsis, Angina, Pneumonie, bei Nabelblutungen mit höhergradigem Blutverlust u. dgl. mehr. Da auch congenital luetische Neugeborene von den angeführten, nichtluetischen Erkrankungen befallen werden können, wird der Wert der beschleunigten Skg um so mehr beeinträchtigt. Und noch komplizierter werden die Verhältnisse dadurch, daß bei fieberhaften Erkrankungen der Mütter, wie Pyelitis, Tuberkulose, Sepsis, Pneumonie die Skg im Nabelschnurblute eine mehr oder minder beträchtliche Beschleunigung aufweisen kann. Schließlich wird in manchen Fällen ohne nachweisbare Krankheitsursache bei Mutter oder Kind eine beschleunigte Skg im Nabelschnurblute angetroffen. Bedenkt man überdies, daß der überaus breite Spielraum der Reaktion im Nabelschnurblute zwischen einer Stunde und 24 Stunden schwankt, so ergibt sich eine weitere Erschwernis für eine exakte Grenzziehung zwischen physiologischem und pathologischem Verhalten der Skg im Einzelfalle. Die nachweisbare Beschleunigung der Skg beim Neugeborenen, die wir in 15% unserer Fälle angetroffen haben, ist nach diesen Darlegungen demnach insofern von Interesse, als sie den Verdacht auf das Vorhandensein einer kongenitalen Syphilis zu erwecken geeignet ist und zu einer genaueren Differentialdiagnose auffordert. In keinem Falle darf die beschleunigte Skg-Geschwindigkeit die sorgfältige und eingehende Untersuchung in serologischer, röntgenologischer und klinischer Hinsicht ersetzen (siehe S. 71 und 173f.).

Ein analoges Verhalten wie die Skg zeigt auch das Koagulationsband. Klaften hat als erster nachgewiesen, daß das Koagulationsband im Nabelschnurblut und im Blut des Neugeborenen eine beträchtliche Verlängerung, bzw. Rechtsverschiebung aufweist, wobei Werte bis 0,2 angetroffen werden, indes im mütterlichen Blute das Koagulationsband bis 0,5, 0,6 und 0,7 reicht. Für dieses Verhalten wurden Veränderungen des Blutplasmas, *die hohe Zahl der roten Blutkörperchen* sowie die mit der Reduktion derselben in Zusammenhang stehenden Vorgänge und Veränderungen der Leber verantwortlich gemacht. Die größte Bedeutung dürfte aber wohl der Polyglobulie zukommen. Im Blute luetischer Neugeborener registrierten wir in 70% der Fälle eine Verkürzung des Koagulationsbandes bis 0,7, 0,8 und darüber. Eine Linksverschiebung des Koagulationsbandes wurde aber auch analog dem Verhalten der

Skg gelegentlich bei nichtluetischen Neugeborenen beobachtet. NEUMANN fand in 10% im Nabelschnurblute gesunder Kinder Beschleunigung der Skg. Ebenso wie TACHEZY, SILZER und NEUMANN können wir daher einer beschleunigten Skg-Geschwindigkeit im Nabelschnurblute keine diagnostische Bedeutung beimessen. Sie ist aber insofern von Wert, als sie geeignet ist, den Verdacht auf Lues zu erwecken und solcherart zu einer eingehenden Untersuchung nach dieser Richtung auffordert. Bemerkenswert ist, wie aus den Untersuchungen von KLAFTEN, BODNAR und KÖNIG hervorgeht, daß das Nabelschnurserum mit einer Aufschwemmung von roten Blutkörperchen eine beträchtliche Verlangsamung der Skg aufweist im Vergleich mit dem analog behandelten mütterlichen Serum. Auch VIGNES hebt die skg-beschleunigende Fähigkeit des Schwangerenserums hervor.

B. Gynäkologie.

Über das Verhalten der Skg während der Menstruation und in der Menopause siehe S. 45ff.

Während Amenorrhöen auf Basis einer Ovarialunterfunktion nach FALTA mit einer normalen Skg einhergehen, beobachtete KLAFTEN bei Granulosazelltumoren des Eierstockes eine Skg-Beschleunigung mäßigen Grades.

In der Bewertung der Skg bei den *Frauenkrankheiten* stehen die entgegengesetzten Meinungen einander schroff gegenüber. Namentlich die amerikanischen Autoren schätzen den Wert der Reaktion sehr gering ein und betrachten die Leukocytenzählung und Temperaturmessung als verläßlichere Methoden. Diesen Autoren gegenüber ist hervorzuheben, daß die Bedeutung der Skg bei der Beurteilung gynäkologischer Leiden nach dem bereits eingangs Gesagten niemals darin bestehen kann, daß sie eine stringente Diagnosestellung ermöglicht. Die Skg ist der Ausdruck von Gewebszerfall, von Blutungen in präformierte Hohlräume oder aber in die freie Bauchhöhle mit nachfolgender Resorption, sowie von Resorption von toxischen und Eiweißspaltprodukten. Sie ist nicht dazu angetan, andere bewährte klinische Untersuchungsmethoden zu verdrängen, sondern sie zu ergänzen und solcherart die Differentialdiagnose zu erleichtern. Bei richtiger Bewertung gestattet sie im Verein mit den übrigen Untersuchungsmethoden (Temperatur, Blutbefund) im Rahmen des klinischen Krankheitsbildes bestimmte Schlußfolgerungen in differentialdiagnostischer und prognostischer Hinsicht. Man darf sich allerdings mit einer einmaligen Bestimmung der Skg nicht begnügen. In den meisten Fällen ist eine wiederholte, in entsprechenden Intervallen durchgeführte Reihenbeobachtung erforderlich. Bei allen differentialdiagnostischen Erwägungen muß selbstverständlich der Palpationsbefund allen anderen unterstützenden Behelfen hinsichtlich der Bewertung für die Diagnosestellung vorangestellt werden.

Im Bereiche der *äußeren Scham* und der *Scheide* gehen bloß wenige Krankheiten mit Skg-Beschleunigung einher. Dahin gehören die Fälle von Abszeßbildungen im Bereiche der BARTHOLINIschen Drüsen, tiefgreifende Ulcera der Scheide bei gleichzeitiger Mitbeteiligung des paravaginalen Bindegewebslagers und in Zerfall begriffene neoplastische Tumoren, wie Karzinome, Sarkome, Melanosarkome von größerer Ausbreitung. Auch bei Infiltrationen der tieferen Gewebsschichten der Labien mit Furunkel- oder Abszeßbildung auf dem Boden eines Pruritus vulvae haben wir wiederholt beschleunigte Skg-Reaktionen registriert.

Einen größeren Wert beansprucht die Skg in der Differentialdiagnose zwischen Gravidität und *Uterusmyom.* Da in der vorgerückten Schwangerschaft die Skg eine eindeutige Beschleunigung erfährt, bei unkomplizierten Myomen eine normale Sedimentierung angetroffen wird, ist eine normale Skg durchaus im Rahmen der übrigen differentialdiagnostischen Erwägungen für die Annahme eines unkomplizierten Uterusmyoms zu verwerten. Bei Myomen des Uterus findet sich eine Beschleunigung der Blutkörperchen-Skg-Geschwindigkeit dann, wenn Komplikationen im Sinne von Erweichung, Nekrose, Stieldrehung bei subserösem Sitz, Vereiterung oder Verjauchung des Myoms hinzutreten, gelegentlich auch bei der Kombination mit einem Sarkom oder einem Korpuskarzinom mit Zeichen des Zerfalls. Ferner ist die Skg in mehr oder minder hohem Grade beschleunigt, wenn infolge uteriner Blutungen, wie dies namentlich bei submukösem Sitz der Myome der Fall ist, eine sekundäre Anaemie eingetreten ist. Schließlich erfährt die Skg eine Beschleunigung bei dem nicht so seltenen Zusammentreffen von Myomen und entzündlichen Veränderungen der Adnexa. Es darf jedoch nicht übersehen werden, daß nicht selten Myom und Schwangerschaft kombiniert angetroffen werden, in welchen Fällen der differentialdiagnostische Wert der Methode eine wesentliche Einschränkung erfährt.

Bei *gutartigen Ovarialgeschwülsten* findet sich, wenn keine Komplikationen vorliegen, eine normale Skg. Bei regressiven Veränderungen und vor allem bei Stieldrehung ist die Skg beschleunigt. Das plötzliche Auftreten einer beschleunigten Skg bei Ovarialkystomen wird gewöhnlich bei eingetretener Stieldrehung beobachtet. Die selteneren Fälle von Ruptur eines Ovarialtumors mit und ohne Blutung in die Bauchhöhle gehen ebenfalls mit einer Skg-Beschleunigung einher. Bei den hormonspendenden Eierstockgeschwülsten vom Typus der Granulosazelltumoren beobachtete Verfasser eine beschleunigte Blut-Skg. In einem Falle von isolierter Torsion der Tube war eine Skg-Beschleunigung mittleren Grades nachweisbar. *Vereiterung* eines *Dermoids* oder eines *Ovarialkystoms* pflegt mit einer Skg-Beschleunigung höheren Grades einherzugehen.

Für die Abgrenzung der *Metropathia haemorrhagica* vom Korpuskarzinom kann die Skg selbstverständlich keine Geltung haben. Als unspezifische Reaktion zeigt sie bei allen Genitalerkrankungen, die mit Blutungen einhergehen, einen mehr oder minder hohen Grad von Beschleunigung, welcher von dem Grad der Anaemie abhängt. Komplizierende Erkrankungen an den Adnexen können naturgemäß ebenfalls eine Beschleunigung der Sedimentierung bewirken.

Am meisten bewährt hat sich die Skg-Reaktion in der Klinik bei der Beurteilung der *Adnexerkrankungen:* 1. leistet die Skg gute Dienste in der Abgrenzung der entzündlichen Erkrankungen der Anhänge von den neoplastischen; 2. unterstützt sie die spezielle Diagnose im Rahmen der entzündlichen Affektionen nach einer bestimmten Richtung; 3. gestattet sie bei vorsichtiger und kritischer Bewertung in manchen Fällen bestimmte differentialdiagnostische Erwägungen gegenüber der Extrauteringravidität; 4. schließlich hat die Reaktion eine große Bedeutung bei der Beurteilung der Operationsreife der entzündlichen Erkrankungen der Adnexe erlangt (LINZENMEIER, GEPPERT, BAER und REIS u. v. a.). Bei entzündlichen Erkrankungen der Anhänge ist die Skg-Geschwindigkeit im akuten Stadium beträchtlich beschleunigt, im subakuten Stadium ist der Grad der Beschleunigung ein mäßiger und im chronischen Stadium findet man nur wenig beschleunigte oder sogar normale Werte. Es bestehen jedoch weitgehende Schwankungen, so daß eine scharfe Abgrenzung auf Grund der Skg-Reaktion allein nur in extremen Fällen möglich ist. SILZER fand beispielsweise bei entzündlichen Affektionen im akuten Stadium eine Skg-Zeit von 10 bis 62 Min., im subakuten Stadium von 34 bis 108 Min. und im chronischen Stadium 47 Min. bis 8 St. Er betont mit Recht die größere Bedeutung des negativen Ausfalles, d. h. des Vorherrschens normaler Werte. Nach LINZENMEIER, dem wir die wichtigsten Erkenntnisse über das Verhalten und die Bewertung der Skg auf praktisch-gynäkologischem Gebiet verdanken, sind Senkungswerte bis 35 Min. für akut entzündliche und unter 100 Min. für chronisch entzündliche Prozesse charakteristisch. REIS und BAER bringen den Grad der Skg-Beschleunigung in Zusammenhang mit der Virulenz der Infektion. Für die Bewertung der Schwere der entzündlichen Erkrankung, namentlich in prognostischer Hinsicht ist die gleichzeitige Registrierung der Leukocytenzahl und Berücksichtigung einer eventuellen Linksverschiebung von Bedeutung (HEIMANN). Demgegenüber findet man bei neoplastischen Veränderungen an den Adnexen — die Granulosazellgeschwülste ausgenommen —, wenn sie unkompliziert verlaufen, nicht selten normale Skg-Werte. Bei den entzündlichen Erkrankungen der Adnexe im chronischen Stadium ist eine Beschleunigung höheren Grades der Skg-Zeit eher zugunsten der Annahme einer tuberkulösen Natur der Erkrankung verwertbar. Ein analoges Verhalten hat KLAFTEN für die Bestimmung des Koagulationsbandes nachgewiesen, welches bei tuberkulösen Adnexerkrankungen im Gegensatz zu den chronischen Adnexentzündungen auf gonorrhoischer Grundlage beträchtlich verkürzt ist. Bei gonorrhoischen Adnexerkrankungen fand Verfasser im akuten und subakuten Stadium ebenfalls eine Verkürzung des Koagulationsbandes. Keineswegs aber darf aus der Verkürzung des Koagulationsbandes und der Beschleunigung der Skg-Geschwindigkeit allein auf eine gonorrhoische Natur der Adnexerkrankung geschlossen werden. Die Skg und das Koagulationsband sind vollständig unspezifische Reaktionen, die uns über bestimmte Veränderungen des Blutplasmas bzw. über die Elektrolytschwelle des Blutserums Aufschluß geben, die aber niemals die Gonokomplementbindungsreaktion, eine *spezifisch gerichtete* Reaktion, ersetzen können.

Eine gewisse Bedeutung wird der Bestimmung der Skg-Geschwindigkeit vor der Vornahme *operativer Eingriffe* bei Adnexerkrankungen, bei Perimetritis adhaesiva und bei Retrofixationen der Gebärmutter zugeschrieben. Und dies mit Recht. Solange die Skg-Werte noch eine Beschleunigung anzeigen und nach unseren Erfahrungen weniger als 40 Min. betragen (++), ist der Zeitpunkt für die Vornahme von Adnexoperationen und antefixierenden Operationen nicht günstig gelegen. Es können dann immer noch virulente Keime angetroffen werden, die zu einer Vereiterung der Bauchdecken, zu Stumpfexsudaten oder aber in unglücklichen Fällen sogar zum Tod durch Peritonitis führen. Wohl legen manche Autoren der beschleunigten Skg-Geschwindigkeit bei der Vornahme operativer Eingriffe keine besondere Bedeutung bei (Summerville und Falls, Macias de Torres u. a.), aber die Mehrzahl der Gynäkologen, die sich in vieljähriger Erfahrung mit dem Verhalten der Skg-Geschwindigkeit eingehend beschäftigt haben, pflegen nicht zu operieren, solange die Skg-Zeit 30 Min. oder wenig darüber (+ bis ++) beträgt. Ja, an der Frauenklinik in Dresden wird keine Frau operiert, wenn die Skg bloß einen mäßigen Grad von Beschleunigung aufweist (Vollmar). Nur in jenen Fällen, in welchen Eitersäcke von dicken Schwarten eingeschlossen sind, kann die Skg im Stiche lassen. Trotz normaler Skg kann man da bei der Operation durch die Anwesenheit von Eiter und virulenten Keimen überrascht werden (Linzenmeier, *eigene Beobachtungen*). Wir schreiten nötigenfalls zu Adnexoperationen 3 bis 4 Wochen nach der Entfieberung, bei Fehlen von Temperatursteigerungen nach Diathermieapplikation, sowie nach Vaccine- oder Omnadininjektion, bei Fehlen einer höhergradigen Leukocytose und bei einer Skg-Geschwindigkeit, die nicht 40 Min. unterschreitet. Zu diesen Kriterien hat Klaften die Forderung nach einem normalen Verhalten des Koagulationsbandes hinzugefügt. Die gleichzeitige Berücksichtigung des weißen Blutbildes in quantitativer und qualitativer Hinsicht und der Skg ist gerade für die Beurteilung entzündlicher Erkrankungen von Wert. Die Rückkehr der Skg zu normalen Werten geht langsamer vor sich als die Rückbildung der Linksverschiebung und der Leukocytenzahl. Ein analoges Verhalten wie die Skg weist das Koagulationsband auf.

Auch für unser *übriges therapeutisches Vorgehen* im Verlauf von adnexiellen Erkrankungen hat die Skg eine Bedeutung erlangt. Bei auffälliger Beschleunigung wird man von der Anwendung von Heißluft, Diathermie und von einer Vaccination Abstand nehmen. Sie leistet ferner gute Dienste als Indikator bezüglich des zu wählenden Zeitpunktes für die Proteino- und Serumtherapie. Ähnliches gilt für die Applikation von Moorbädern, heißen Moorpackungen und heißen Dauerirrigationen (Cukor). Gasteiner und andere Akratothermen bewirken eine mäßige Skg-Beschleunigung (Schneyer). Nach parenteraler Einverleibung von Milch, nach Vaccine- und Seruminjektionen erfährt die Skg ebenfalls eine Beschleunigung.

Schließlich muß, bevor wir das Kapitel über entzündliche Erkrankungen der Anhänge abschließen, die gerade als Folge von Adnexerkrankungen sich häufig einstellende Sterilität angeführt werden. Ebensowenig wie man sich bei mit stark beschleunigter Sedimentierung einhergehenden Adnexerkrankungen zu operativen Eingriffen entschließen wird — abgesehen von den Fällen mit dringlicher Indikation, wie Ruptur einer Pyosalpinx, Perforation eines Ovarialabszesses u. dgl. m. — ebensowenig sollte man eine *Durchblasung der Eileiter* zwecks topischer Feststellung der Sterilitätsursache vornehmen, ehe die Skg normale Werte wiedererlangt hat. Ein verkürztes Koagulationsband stellt ebenso eine Gegenanzeige gegen die Vornahme dieses Eingriffes dar. Die Gefahr der Inflammation und Propagation des Prozesses ist ohne diese Vorsichtsmaßnahmen keine geringe.

Bei den entzündlichen Erkrankungen der *Parametrien* findet sich ebenso wie bei den analogen Erkrankungen der Anhänge eine Beschleunigung der Skg-Geschwindigkeit, deren Grad von der Virulenz der Infektion und von der Ausdehnung des Entzündungsherdes abhängt. Bessert sich das Leiden, so tritt allmähliche Verlangsamung der Skg ein. Diffuse *Peritonitiden* weisen die höchsten Grade von beschleunigter Sedimentierung auf.

Bei der *Extrauteringravidität* ist kein einheitliches Verhalten der Skg nachweisbar (Linzenmeier, Gragert, Schilling, Dobrylovsky, Silzer, Klaften u. a.). Da bei intrauterinem Sitz der Gravidität in den ersten Schwangerschaftswochen eine durchaus normale Skg-Geschwindigkeit angetroffen wird, kann von vornherein auch bei ektopischer Schwangerschaft, die ja infolge der ungünstigen Entwicklungsbedingungen für das Ei vorwiegend in den ersten Schwangerschaftswochen zu Komplikationen und hiermit zu differentialdiagnostischen Erwägungen Anlaß gibt, eine normale Skg-Reaktion erwartet werden. Bei frühzeitiger intakter Tubargravidität, bei unkomplizierter Haematommole oder unkompliziertem Tubarabort finden sich tatsächlich normale Skg-Werte. In Fällen von Haematometra und Tubenmole erfährt die Skg, sei es bei

Hinzutreten sekundärer entzündlicher Veränderungen, bei Sekundärinfektionen oder bei Resorptionsvorgängen überhaupt, eine Beschleunigung. Gerade dieses Verhalten beeinträchtigt den Wert der Reaktion für die Differentialdiagnose der Extrauteringravidität gegenüber den entzündlichen Veränderungen an den Anhängen. Hier liegen die Dinge meist so, daß eine nachweisbare beträchtliche Beschleunigung im Zusammenhalt mit allen übrigen klinischen Symptomen und dem Blutstatus eher für die Annahme einer entzündlichen Adnexerkrankung spricht. Aber wir sahen auch hochgradige Skg-Beschleunigung bei Extrauteringravidität, so daß in suspekten Fällen im Einzelfalle stets eine weitere Beobachtung notwendig ist. Die Bemühungen GRAGERTS, aus dem gleichzeitigen Verhalten der Leukocytenzahl und der Skg weitere differentialdiagnostische Anhaltspunkte zu gewinnen, haben uns im allgemeinen nicht viel weiter gebracht.

Das WELTMANNsche Koagulationsband ergibt nach eigenen Untersuchungen bei unkomplizierter Extrauteringravidität ein normales Verhalten. Treten Komplikationen, wie Infektion eines Haematokelensackes, höhergradige Anaemie hinzu, so stellt sich analog der beschleunigten Skg eine Verkürzung des Koagulationsbandes ein. Der Wert dieser Reaktion ist ebenso wie derjenige der Skg für die Diagnose der ektopischen Schwangerschaft ein sehr beschränkter (Verfasser). Bei äußerem Fruchtkapselaufbruch wird fast regelmäßig eine Beschleunigung der Skg-Zeit beobachtet, die sich dem Grade nach je nach der Schwere der inneren Blutung abstuft. Bei Fällen mit stärkerer Blutung in die Bauchhöhle ist die Skg etwa 24 St. nach Beginn der Blutung oft sehr stark beschleunigt.

Einen breiten Raum nehmen die in der Literatur niedergelegten Berichte über das Verhalten der Skg bei Genital*karzinomen* ein (siehe S. 153 ff.). Es wurde eine Zeitlang von manchen Autoren die Ansicht vertreten, daß die Skg in diagnostischer und prognostischer Hinsicht bei Genitalkarzinomen verwertbar sei (GRAGERT, NITSCHMANN, GUTHMANN und SCHNEIDER). Aber die gehegten Erwartungen haben sich leider nicht in dem erhofften Umfange erfüllt (EICK, RUMPF, GIESECKE, HASELHORST u. v. a.). Bei Karzinomen der Vulva, der Vagina, des Uterus, der Tuben und der Ovarien finden sich, wenn keine höheren Grade von Gewebszerfall und dadurch bedingter Resorption nachweisbar sind, durchaus normale Skg-Werte. Beim Zerfall größerer Tumoren, bei Infektion der zerfallenen Karzinommassen oder bei durch das Karzinom verursachten Komplikationen, wie beispielsweise Kompression der Ureteren mit konsekutiver Pyelitis bzw. Pyelonephritis kommt es zu einer Beschleunigung der Skg in mehr oder minder beträchtlichem Grade. Bei Ovarialkarzinomen fanden FROMMOLT und MOTILOFF des öfteren beschleunigte Skg-Werte. Wir registrierten Skg-Beschleunigung bei Granulosazellgeschwülsten, bei mit Zerfall, Blutung und Nekrose einhergehenden primären autochthonen Ovarialkarzinomen und ausnahmslos in Fällen von metastatischem Eierstockkrebs. Desgleichen fanden wir eine beschleunigte Skg bei den häufig mit Nekrose und Zerfall einhergehenden *Disgerminomen.* Ferner registrierten wir auch in einem Falle von *primärem Chorionepitheliom* des Eierstockes eine Skg-Beschleunigung mittleren Grades. Die unkomplizierten Fälle von Eierstockkrebs wiesen oft normale Skg-Werte auf.

Eine gewisse Bedeutung hat die Skg für die Beurteilung der Fälle von *Carcinoma colli uteri*, namentlich hinsichtlich des weiteren Verlaufes, sei es nach primär operativer oder primärer Strahlenbehandlung oder aber kombinierter operativer und radiologischer Therapie, erlangt.

In *diagnostischer* Hinsicht leistet die Skg für die *Erkennung der Uteruskarzinome* nicht viel. Bei unkomplizierten Karzinomen des Gebärmutterhalses findet sich eine durchaus normale Skg-Reaktion. Erwähnenswert scheint mir, daß die Collumkarzinome mit endophytischem Wachstum unserer Beobachtung des öfteren einen mäßigen oder mittleren Grad von Skg-Beschleunigung zeigten, indes die exophytisch wachsenden Krebse öfters eine normale Skg aufwiesen. 3 Fälle von Cervixhöhlenkrebs und 2 Fälle von karzinomatösem Ulcus mit parametraner Infiltration wiesen eine Skg-Beschleunigung mittleren Grades auf. Die Blumenkohlkrebse gingen meist erst dann mit einer Skg-Beschleunigung einher, wenn Zerfall und Infektion des Neoplasmas, Ausbreitung auf die benachbarten Bindegewebsräume und Nachbarorgane oder Allgemeinschädigungen und sekundäre Anämie sich eingestellt hatten. Die relativ frühzeitige karzinomatöse Durchwachsung des Lymphgefäßapparates bei endophytischen Krebsen und bei Cervixhöhlenkarzinomen und die dadurch bedingten frühzeitig einsetzenden Wechselbeziehungen zwischen Neoplasma und Gefäßsystem bzw. Gesamtorganismus sind für das verschiedene Verhalten der Skg bei diesen Krebsformen maßgebend. Doch sahen wir auch ebenso, wie andere Autoren, nicht selten weit vorgeschrittene Collumkarzinome mit normalem Verhalten der Skg. Bei nicht weit vorgeschrittenen exophytischen Krebsen ist ein höherer Grad von Skg-Beschleunigung oft Folge einer Infektion des Neoplasmas und fordert zu einer entsprechenden präoperativen Behandlung auf.

Der Reaktion kann auch im Gegensatz zu NITSCHMANN u. a. und in Übereinstimmung mit den meisten Autoren keine Bedeutung bei der Bewertung der Operabilität in Fällen von Karzinom des Gebärmutterhalses zuerkannt werden. Manche Autoren haben versucht, aus dem Verhalten der Skg Richtlinien für das operative Vorgehen und für die Prognose des Verlaufes der Radikaloperation hinsichtlich der Infektionsmöglichkeit abzuleiten. Hier ist wohl die Bestimmung der Virulenz der Keime im Vaginal- und Cervikalsekret von größerer Bedeutung.

Für die nicht immer leichte Beurteilung von postoperativen Infiltraten und Narbenzügen im Bereiche der Parametrien dagegen kann eine Beschleunigung der Skg, wenn sie kritisch bewertet wird, gewisse Anhaltspunkte für die Annahme eines daselbst etablierten Rezidivs abgeben (Frommolt und Motiloff, Linzenmeier, Giesecke, Eick, Gragert, Holbøll, Caffier, v. Mikulicz-Radecki u. v. a.). Desgleichen spricht eine beträchtliche Skg-Beschleunigung bei Fehlen interkurrenter Komplikationen und eines Lokalrezidivs bis zu einem gewissen Grade für das Auftreten von Metastasen, sei es in den Drüsen oder in anderen Organen. Das in manchen Fällen von *Rezidiven* nachweisbare normale Verhalten der Skg vermag den Wert der Reaktion nicht zu beeinträchtigen; es bedarf allerdings noch der näheren Aufklärung. Mir scheinen unter anderem die Beziehungen des Neoplasmas zum Gefäßsystem von Bedeutung. Stets muß sich jedoch der Untersucher vor Augen halten, daß eine einmalige Bestimmung der Skg nichts besagt und daß zur Bewertung des Einzelfalles unbedingt Reihenuntersuchungen erforderlich sind (Linzenmeier, Caffier u. a.). Eine eventuelle Linksverschiebung des Arnethschen Blutbildes unterstützt die Beurteilung und Prognosestellung.

Verfolgt man das Verhalten der Skg nach der Radikaloperation wegen Collumkarzinom, so zeigt sich, daß eine allmähliche Rückkehr der beschleunigten Skg-Reaktion zur Norm innerhalb von Tagen oder Wochen eintritt, wenn ein glatter Heilungsverlauf zu verzeichnen ist (siehe S. 157). Treten Rezidive oder Metastasen auf, so stellt sich sehr bald eine neuerliche Beschleunigung der Skg-Geschwindigkeit ein oder aber es wird eine Verlangsamung bis zur Norm vermißt. Allerdings gehen auch andere postoperative Komplikationen, wie eine infolge Ureterstenose durch Narbenzug entstandene Pyelitis oder Pyelonephritis, eine tiefgreifende Colitis, bronchopneumonische Herde, sekundäre Anaemie ebenfalls mit einer beschleunigten Skg einher. Ferner muß der Umstand immer wieder berücksichtigt werden, daß andere interkurrente Erkrankungen, wie Angina, Grippe, mit einer Beschleunigung der Skg einhergehen, wodurch die differentialdiagnostische Bewertung der Reaktion erschwert wird. Im Verein mit der eingehenden klinischen Untersuchung erleichtert jedoch das in Serienuntersuchungen verfolgte Verhalten der Skg die Beurteilung im Einzelfalle.

Nach der Röntgen- und Radiumbestrahlung des Uteruskrebses zeigt die Skg-Reaktion ein analoges Verhalten wie nach der Radikaloperation. Nach anfänglicher Beschleunigung stellt sich, wenn die Patientin geheilt bleibt, eine allmähliche Verlangsamung und bei Rezidivfreiheit Rückkehr zur Norm ein.

Das Verhalten der Skg-Geschwindigkeit der roten Blutkörperchen bei Patientinnen nach einer Röntgen- oder Radium-Strahlenbehandlung ist kein einheitliches. Oft ist kein Effekt der Strahlenbehandlung auf die Sedimentierung der Erythrocyten nachweisbar, in anderen Fällen wieder tritt eine Beschleunigung der Skg ein, die bereits $^1/_2$ St. oder 1 St. nach der Bestrahlung nachgewiesen werden kann (Bonanno Roffo, Mahnert und Zacherl, Kočneva u. a. [siehe S. 62 u. 157]).

Zum Schlusse sei noch darauf hingewiesen, daß der Bestimmung der Skg eine gewisse Bedeutung bei der Aufdeckung *kryptogener Eiterherde* zukommt, die im Bereiche des Genitaltraktes lokalisiert sind. In Fällen von Pyometra registrierten wir wiederholt beschleunigte Skg-Werte. Hierher gehört auch ein Fall von Pyocolpos lateralis unserer Beobachtung, der mit beträchtlicher Skg-Beschleunigung einherging. Die Skg-Beschleunigung bleibt aus, wenn keine Resorptionsmöglichkeit vorhanden ist.

Über den Einfluß des operativen Eingriffes auf den Ablauf der Skg und über das Verhalten der Skg bei postoperativen Komplikationen siehe S. 184 f.

Literatur.[1]

Arcieri: Clin. obstetr. 1925, Bd. 27, S. 297.

Bach: Ugerskr. Laeg. (dän.) 1930, S. 305. Baer und Reis: Surg. etc. 1925, Bd. 40, S. 691; Amer. J. Obstetr. 1925, Bd. 10, S. 397. Bätzold: Münch. med. Wschr. 1922, Nr. 23, S. 857. Baumecker: Biochem. Z. 1924, Bd. 152, H. 1/2, S. 64. Becher-Rüdenhof: Wien. klin. Wschr. 1924, Bd. 22, S. 545. Benischek und Douglas: Amer. J. Obstetr. 1927, Bd. 14, S. 220. Bertrand und Rousseaux: Rev. franç. Endscrin. 1932, Bd. 10, S. 362. Bland, Goldstein und First, Surg. etc. 1930, Bd. 50, S. 429. Bonanno: Radiol. med. 1925, Bd. 12, S. 638. Bronnikoff: Zbl. Gynäk. 1924, Nr. 27, S. 1483 und Jb. Kinderheilk. 1924, Bd. 55, S. 55. Burckhardt-Socin: Schweiz. med. Wschr. 1924, Bd. 54, S. 693. Bussalai: Arch. di Biol. 1926, Bd. 3, S. 103. Bychowskaja: Wratschebnaja gazeta 1925, Bd. 29, S. 4; Mschr. Geburtsh. 1932, Bd. 92, S. 373.

Caffier: Zbl. Gynäk. 1927, Nr. 7, S. 390. Cardauns: Dtsch. med. Wschr. 1924, Nr. 16, S. 513. Chanina-Gajduk: Kasanskij med. zurn. 1925, Bd. 2, S. 169. Cherry: Amer. J. Obstetr. 1926, Bd. 11, S. 105. Clauser: Ann. Ostetr. 1923, Bd. 4, S. 181. De Cots, Verdaguer: Ann. Hosp. Creui Pau 1932, Bd. 6, S. 153. Cotte, Roth und Durand: Gynéc. 1933, Bd. 32, S. 305. Cuizza: Giorn. Batter. 1926, S. 241; Riv. Ostetr. 1928, Bd. 10, S. 640. Cukor: Zbl. Gynäk. 1926, Nr. 6, S. 362; Wien. med. Wschr. 1926, S. 1522.

v. Dahl: Zbl. Chir. 1924, S. 471. Dobrylovsky: Čas. lék. česk. 1928, S. 211. Dodds und Telfer: J. Obstetr. 1930, Bd. 37, S. 286.

Eick: Mschr. Geburtsh. 1924, Bd. 68, S. 32.

Fabroni: Il Morgagni 1923, Bd. 7, S. 236. Fåhraeus: Hygiea (Stockh.) 1918. Falta: Orv. Hetil. 1924, Bd. 68, Jg. 2, S. 17 und Zbl. Gynäk. 1924, Nr. 27, S. 1478. Fink: Münch. med. Wschr. 1924, Nr. 25, S. 822. Friedländer: Amer. J. Obstetr. 1924, Bd. 7, Nr. 2. Frommolt: Zbl. Gynäk. 1924, Nr. 6, S. 202. Frommolt und Motiloff: Zbl. Gynäk. 1926, Nr. 6, S. 348.

Gaifami: Rev. franç. Gynéc. 1923, Bd. 3, S. 87. Garcia: Ber. Gynäk. 1924, Bd. V, S. 8. Gänssle: Münch. med. Wschr. 1922, S. 578. Geppert: Berl. klin. Wschr. 1921, S. 226; Zbl. Gynäk. 1923, Nr. 32, S. 1292. Goldschmidt und Fürstner: Z. Krebsforschg. 1929, Bd. 30, S. 241. Gragert: Zbl.

[1] Siehe auch S. 3.

Gynäk. 1923, Nr. 45, S. 1723; Arch. Gynäk. 1923, Bd. 118, S. 421. GREIJBO: Venerol. (russ.) 1928, S. 938. GREISHEIMER: Amer. J. med. Sci. 1927, Bd. 174, S. 338. GRISI: Ann. Ostetr. 1923, Bd. 11, S. 587. GROSS: Zbl. Gynäk. 1926, Nr. 22, S. 1464. GUEISSAZ E.: Schweiz. med. Wschr. 1923, Bd. 51 und R. méd. de la Suisse 1923, 296. GUTHMANN und SCHNEIDER: Arch. Gynäk. 1926, Bd. 127, S. 515. GYÖRGY: Biochem. Z. 1921, Bd. 115, S. 71 und Münch. med. Wschr. 1921, S. 808.

HASELHORST: Dtsch. med. Wschr. 1922, S. 1101. HEIM: Berlin. Diss. 1931; HEIMANN: Zbl. Gynäk. 1932, S. 1378. HELLEROWNA: Polska Gaz. lek. 1925, Bd. 10, S. 218. HILDEBRANDT: Mschr. Geburtsh. 1924, Bd. 65, S. 275. HOLBØLL: Bibl. Laeg. (dän.) 1930, Bd. 122, S. 497.

ISAKSON: Kievskaja med. shim. 1925, S. 77. IWANOW: Zbl. Gynäk. 1926, Nr. 24, S. 1600.

JACKSON: J. Obstetr. 1930, Bd. 37, S. 547. JALLER: Dtsch. med. Wschr. 1924, Nr. 32, S. 1080. JAROPOLSKAJA-ZYMBULSKAJA: Sibir. Arch. teor. i klin. Med. 1927, Bd. 2, S. 42. JOACHIM: Fol. haemat. (Lpz.), Bd. 29, H. 1, S. 34. JOHNSON und DIASSIO: Med. J. a. Rec. 1929, Bd. 130, S. 136. JOSEPH und MARCUS: Med. Klin. 1923, S. 607.

KAPLUN: Mschr. Geburtsh. 1930, Bd. 85, S. 349. KECKEIS: Med. Klin. 1932, S. 1164. KELLERMANN-SLOTEMAKER: Nederl. Mschr. Geneesk. 1921, S. 329. KISIN und LIFŠIC: Ginek. polska 1929, Bd. 8, S. 717. KLAFTEN: Med. Klin. 1931; Zbl. Gynäk. 1932, Nr. 15, S. 939; Arch. Gynäk. 1932, Bd. 148, S. 43. KLAFTEN, BODNAR und KÖNIG: Mschr. Geburtsh. 1924, Bd. 67, H. 3, S. 180. KLAUS: Čas. lék. česk. 1925, Bd. 64, S. 1109, 1137, 1169. KLEE: Z. Geburtsh. 1924, Bd. 88, S. 308. KLEIN: Strahlenther. 1923, Bd. 16, S. 232. KLEJN: Trudy Kl. vor. 1928, S. 236. KOČNEVA: Vestn. Rentgenol. (russ.) 1924, Bd. 3, S. 13. KRUPENNIKOFF: Med. Mysl. (russ.) 1925, Bd. 3, S. 23.

LANDESMANN und EINOCH: Ginek. polska, Bd. 10, S. 410. LANGER: Beitr. Klin. Tbk. 1929, Bd. 71, S. 206. LEITNER: Fortschr. Röntgenh. 1930, Bd. 41, S. 743. LIBIN: Moskov. med. Ž. 1927, Bd. 6, S. 49. LINZENMEIER: Zbl. Gynäk. 1920, S. 816; Münch. med. Wschr. 1923, Bd. 40, S. 1243; Fortschr. Ther. 1925, H. 7, S. 201. LINZENMEIER in HALBAN und SEITZ: Bd. 5, 3. Teil, S. 447. LINZENMEIER und HIRSCH: Ber. Gynäk. 1926, Bd. 10, S. 429. LINZENMEIER und RAUNERT: Zbl. Gynäk. 1924, Nr. 15, S. 786.

MACIAS DE TORRES: Rev. espan. Obstetr. 1929, Bd. 14, S. 273. MAHNERT und HORNECK: Arch. Gynäk., Bd. 116. MAHNERT und ZACHERL: Strahlenther. 1923, Bd. 16, S. 163. MANDELSTAMM: Z. Usovers. Vrac. (russ.) 1925, Bd. 3, S. 135. MANDELSTAMM und GIDALEWITSCH: Zbl. Gynäk. 1929, S. 3046. MATHIEU, TROTMAN, HASKINS, OSGOOD und ALBERT: Amer. J. Obstetr. 1931, Bd. 21, S. 197. MAZZACUVA: Arch. Soc. ital. Chir. 1930, S. 619. v. MIKULICZ-RADECKI: Arch. Gynäk. 1923, Bd. 120, S. 187; Strahlenther. 1923, Bd. 16, S. 222; Mschr. Gynäk. 1923, Bd. 120, S. 206. MOLNAR: Zbl. Gynäk. 1923, Nr. 21, S. 845. MORAL: Dtsch. med. Wschr. 1923, Nr. 3, S. 74.

NEUMANN: Zbl. Gynäk. 1925, Nr. 7, S. 354; Zbl. Gynäk. 1925, Nr. 11, S. 586; Zbl. Gynäk. 1925, Nr. 24, S. 1312. NEVERMANN: Dtsch. med. Wschr. 1923, Nr. 19, S. 612. NIELSEN: Acta obstetr. scand. (Stockh.) 1930, Bd. 10, S. 201. NITSCHMANN: Dtsch. med. Wschr. 1925, S. 393. NYSTROM und GREISHEIMER: Amer. J. Obstetr. 1930, Bd. 19, S. 806.

OSTENDORF: Mschr. Geburtsh. 1927, Bd. 77, H. 5, S. 359.

PATTI: Riv. ital. Ginec. 1927, Bd. 6, S. 377. PEWNY: Zbl. Gynäk. 1922, S. 1951. POLAK und MAZZOLA: Amer. J. Obstetr. 1926, Bd. 12, S. 700. POPPER und WAGNER: Med. Klin. 1920, S. 922.

RISSE: Arch. Gynäk. 1923, Bd. 120, S. 181. RODECURT: Zbl. Gynäk. 1932, S. 3004. ROEHER: Fortschr. Med. 1926, Bd. 15, S. 674. ROFFO: Bol. Inst. Med. exper. 1924, Bd. 1, S. 303. ROZENTHAL: Rev. stünt. med. (rum.), Bd. 21, S. 953. RUBIN und GLASSER: Amer. J. Roentgenol. 1927, Bd. 18, S. 520. RUMPF: Zbl. Gynäk. 1922, S. 1242.

SATTA: Flores Ann. d'ost. e gin. 1924, S. 40. SCHMITZ: Amer. J. Obstetr., Bd. 11, S. 353 u. 409. SCHNEYER: Münch. med. Wschr. 1925, Nr. 24, S. 986. SCHUMACHER und VOGL: Arch. Gynäk. 1923, Bd. 119, S. 127. SCHWARCZ: Semana méd. 1928, Bd. 19, S. 1158. SIGALAS: Gynéc. et Obstétr. 1927, Bd. 16, S. 24. SILOVIĆ: Lijecn. vjesn. (serbo-kroat.) 1924, Jg. 46, S. 83 und 146, ref. Ber. Gynäk., Bd. 5, S. 213. SILZER: Zbl. Gynäk. 1926, Nr. 6, S. 353; Zbl. Gynäk. 1927, Nr. 3, S. 170. SIMRONICH: Amer. J. Obstetr. 1932, Bd. 23, S. 724. SMILEY: Mod. J. a. Roc. 1926, Bd. 121, S. 31. STEMMLER: Arch. klin. Chir. 1925, Bd. 137, S. 705. STIMSON: Amer. J. Obstetr. 1929, Bd. 18, S. 81 u. 146. SUESS: Wien. med. Wschr. 1927, Nr. 35 u. 36. SUMMERVILLE und FALLS: Amer. J. Obstetr. 1932, Bd. 24, S. 389.

TACHEZY: Čas. lék. česk. 1930, S. 1102. TRIFON: C. r. Soc. Biol. 1929, Bd. 101, S. 233.

VIDA: Münch. med. Wschr. 1923, Nr. 9, S. 265. VIGNES: Progres méd. 1923, Bd. 4, S. 37. VIGNES und HERMET: Rev. franç. Gynéc. 1923, Jg. 18, Bd. 2, S. 42. VOLK: Dtsch. med. Wschr. 1924, Nr. 19, S. 610. VOLLMAR: Med. Welt 1933, S. 1131. VORSCHÜTZ: Med. Klin. 1923, Nr. 9, S. 269.

WACHHOLZ: Med. Klin. 1923, S. 296; Med. Klin. 1924, Nr. 36, S. 1249. WASTL: Pflügers Arch. 1923, Bd. 200, H. 5/6, S. 655; Med. Klin. 1924, S. 1249. WILLIAMS: Arch. journ. of obstetr. a gynec. 1927, Bd. 13, S. 228. WEINSTEIN: J. Indiana State med. Assoc. 1929, Bd. 22, S. 427. WINTER: Mschr. Geburtsh. 1933, Bd. 94, S. 245. WÜRZBURGER: Zbl. Gynäk. 1925, Nr. 20, S. 1061.

ZMAKIN: Ukrain. med. Vist. 1926, S. 59.

Zehntes Kapitel.

Haut- und Geschlechtskrankheiten.

Von **Paul Fasal**, Wien.

Gerade in der Dermato-Venerologie erscheinen objektive Untersuchungsmethoden zur Stützung der Diagnose bzw. Kontrolle des Heilungsverlaufes und Sicherung der Prognose äußerst wünschenswert. Es gibt auch wohl keine der üblichen Laboratoriumsmethoden, die nicht herangezogen worden wäre. Es seien neben den serologischen Untersuchungen vor allem die Beobachtung der Veränderung des Blutbildes hervorgehoben, die in der Dermato-Venerologie eine äußerst wichtige Rolle spielt und vielfach noch nicht entsprechend gewürdigt wird. Auch die Blutkörperchen-Skg wurde in der Dermato-Venerologie in großen Untersuchungsreihen geprüft und es gibt darüber bereits eine große Zahl von Arbeiten, bisher über 150. Leider läßt sich aus diesen keine einheitliche Stellungnahme ableiten. Durch die in den früheren Kapiteln bereits hervorgehobenen Momente, die alle unabhängig von der bestehenden

Dermatose bzw. venerischen Affektion das Ergebnis verändern können, ist der Wert der Methode natürlich stark eingeschränkt. Bei Beurteilung aller dieser Faktoren wird es jedoch sicherlich im Einzelfalle möglich sein, durch Beobachtung der Skg gewisse Schlüsse über den Verlauf der Krankheit zu ziehen und in dem einen oder anderen Einzelfalle auch in der Differentialdiagnose eine Unterstützung zu finden.

A. Hautkrankheiten.

Übersicht.

Beschleunigt	Normal
Dermatitis	Akne necrotica
Dermatitis herpetiformis Duhring	rosacea
Ekzema acutum	vulgaris
Erythema exsudativum multiforme	Alopecia areata
Erythema nodosum	Ekzema chronicum
Pellagra	seborrhoicum
Pemphigus vulgaris	Herpes simplex
Psoriasis vulgaris (exsudative Form)	zoster
Verbrennungen	Lichen ruber planus
	Sklerodermie
Erysipel	Urticaria
Follikulitiden	
Furunkulose	Erythrasma
Impetigo	Favus
Pyodermie	Nagelmykosen
Skabies (sekundär infiziert)	Pityriasis rosea
	versicolor
Trichophytia profunda	Trichophytia superficialis
Frambösie	
Lepra	
Scrofuloderm	
Tuberkulose der Haut	Lupus erythematodes

Nur solche Formen der Dermatosen führen zu starker Skg-Beschleunigung, die mit ausgedehnteren oder tiefgreifenderen Entzündungen einhergehen. So z. B. Erythema nodosum, generalisierte exsudative Formen von Psoriasis vulgaris, Pyodermien größerer Ausdehnung, Erysipel, schwere Verbrennungen usw. Der Grad der Skg-Beschleunigung ist im Einzelfalle abhängig von Ausdehnung und Stadium der Erkrankung.

Da die Skg bei chronischen Entzündungen ein feinerer Indikator ist als Temperatur und Blutbild, kann die Skg in manchen Fällen besonders bei periodischer Bestimmung neben dem klinischen Bilde einen Maßstab für Besserung bzw. Verschlechterung einer Dermatose geben.

Diagnostisch kann beschleunigte Skg aber vor allem bei chronischen Dermatosen auf eine innere Erkrankung hinweisen, die vielleicht die Ursache der Dermatose ist (Uraemie, Leukaemie, Lymphogranulom).

Das besonders in den Fällen, in welchen der Grad der Skg-Beschleunigung durch die Ausdehnung und Schwere der Dermatose allein nicht erklärt werden kann, da bei den meisten Dermatosen die Skg-Beschleunigung in der Regel sehr bescheiden ist.

Von einer auch nur annähernd vollständigen Anführung der Literatur wird im folgenden Abstand genommen und nur einige wichtig erscheinende Momente herausgegriffen.

TULIPAN und DIRECTOR finden normale Werte bei Lupus erythematodes, Erythema exsudativum multiforme und vesiculöser Dermatitis, Beschleunigung bei Hauttuberkulose, Erythema nodosum, Dermatitis herpetiformis und Pemphigus. Sie empfehlen die Probe zur Differentialdiagnose bei Pemphigus und Erythema exsudativum multiforme sowie von Hauttuberkulose und Lupus erythematodes. Starke Beschleunigung findet sich auch bei schweren Verbrennungen (SZILAGYI). Nach Abheilung kann es noch Wochen dauern, bis die Skg-Werte normal sind. Es besteht dabei kein Parallelismus mit den Veränderungen des Blutbildes (FASAL jun.). ROTNES hebt den normalen Wert bei oberflächlicher Trichophytie hervor, gegenüber dem erhöhten bei tiefen Formen und untersuchte die Skg bei den meisten Dermatosen. Stärkste Erhöhung fand er bei Pyodermien, wechselnde Werte bei Dermatitis herpetiformis, Erythema exsudativum multiforme. KAJIKAWA findet bei den meisten Dermatosen normale Werte. Bei Hauttuberkulosen kann die Skg auch ohne sonstige Manifestation der Tuberkulose beschleunigt sein. Sie ist nach SOMOGYI bei Tuberkuliden fast immer deutlich beschleunigt, bei Lupus vulgaris und Scrofuloderma bei progredienten Fällen immer beschleunigt, bei gutartigen Formen häufiger schwach beschleunigt oder normal. Die Angaben über die Häufigkeit der Skg-Beschleunigung bei Hauttuberkulose in der Literatur sind sehr schwankend, da der Begriff der aktiven Lungentuberkulose, die die Hauttuberkulose öfter begleitet, schwer zu präzisieren ist. VOLK gibt an, daß bei der Hauttuberkulose in 30 bis 40% der Fälle eine Beschleunigung zu finden sei.

Bei Lepra wird auch eine starke Beschleunigung beschrieben. KLINGMÜLLER berichtet, daß die Skg bei den tuberösen Formen stärker beschleunigt ist als bei den nervösen. Steigerung erfolgt parallel zur Steigerung des Krankheitsbildes. Beeinflussung durch Komplikationen und Therapie. Nach ITURBE schließt normale Skg Lepra aus. Erwähnenswert ferner die Reaktion von MUIR, nach dem auf interne Jodkaligaben Beschleunigung der Skg auftreten soll. Auch prognostisch wird die Skg bei der Lepra herangezogen (siehe S. 71). Regelmäßige Beschleunigung der Skg findet GAVRILA bei Pellagra.

In einer großen Zusammenfassung bringt MAYR auch die Ergebnisse der Skg bei den einzelnen Dermatosen und findet u. a. ebenfalls bei Erythema exsudativum multiforme, nodosum, Pemphigus, Dermatitis herpetiformis Duhring, Pyodermien, Erysipel, Tuberkulose und Lepra Beschleunigung, spricht jedoch abschließend der Methodik differentialdiagnostisch und prognostisch in der Dermatologie keine Bedeutung zu. Dieser Ansicht schließt sich auch OMICHI an, der hervorhebt, daß die Skg im allgemeinen bei akuten Erkrankungen höher ist als bei chronischen und auch parallel zur Ausdehnung und Stärke geht. BERDE findet Beschleunigung bei Erythema exsudativum multiforme und nodosum, Urticaria, Pruritus, Tuberkulose und nimmt ebenfalls nur eine geringe diagnostische Verwertbarkeit an, bezeichnet jedoch die normale Skg in manchen Fällen als Zeichen der Gutartigkeit. Weiters lehnen LUTZ, SCHUBERT, ferner PREININGER, ebenso MIERZECKI und PYTLEK die Skg als diagnostische Methode bei Dermatosen ab. CHATENEVER verwendet sie bis zu einem gewissen Grade zur Kontrolle der angewandten Mittel. Dagegen spricht sich BOAS für die Bedeutung der Skg für die Dermato-Venerologie aus, und zwar nicht nur in prognostischer, sondern auch in diagnostischer Hinsicht.

B. Geschlechtskrankheiten.

Übersicht.

Beschleunigt	Normal
Lues congenitalis	
Lues I, seropositiv	Lues I, seronegativ
Lues II	
Lues III	
	Lues latens
Lues der inneren Organe	
Metalues	
Ulcus molle mit Bubo	Ulcus molle
Ulcus mixtum	
Lymphogranuloma inguinale	
ascendierte Gonorrhöe	unkomplizierte Gonorrhöe
haematogen metastasierte Gonorrhöe	(selten etwas beschleunigt)

Von sämtlichen Autoren wird eine mehr minder starke Beschleunigung der Skg bei florider Lues beschrieben.

Die Untersuchungen bei congenitaler Lues stammen in erster Linie von GYÖRGY, GIAUME, weiters BÄTZOLD und GELBJERG-HANSEN, die außerdem eine Abnahme der Skg-Beschleunigung während der Behandlung konstatierten. JERSILD meint, daß normale Skg gegen spezifische Erkrankung spricht. MINAMIDE hebt die Reaktion vom diagnostischen und prognostischen Gesichtspunkt hervor. Auch WIECHMANN verweist auf ihre Bedeutung für die Lues congenita, ebenso BISCHOFF und DIEREN, und WEISS und LINZENMEIER (siehe S. 173f. und 194ff.).

Die verschiedenen Stadien der Lues untersuchten u. a. NATHAN und HEROLD, welche bei seronegativer Lues I und seronegativer Lues latens normale Werte fanden, bei seropositiver Lues I, florider Lues II und III beträchtliche, bei seropositiver Lues latens geringe Beschleunigung (?). Ähnliche Ergebnisse erhielten AOKI, GATÉ und SILVESTRE, KOLJADA, BRILL, RIECKE. Beschleunigung bei P. p., Tabes, Lues cerebri berichten PLAUT, POPPER und WAGNER, GLAUS, SCHÜRER und EIMER, BÜSCHER, SEBASTIANI (siehe S. 215). Über die Verhältnisse bei Lues innerer Organe siehe dort.

Eine Reihe von Autoren spricht der Reaktion keine große Bedeutung in der Diagnose der Lues zu. NADOLNY, weiters FARBER und SCHULMAN, BARDACH, TACHETZY, TEDESCHI, TOMOVICI und BRAUNER, GUSZMANN, BERDE, SATTA, PEWNY, ROTHE, MAYR, BUSSALAI, BEHRMAN und ISRAELSON,

NEUMANN, ALJAVADIN messen ihr keine oder nur sehr geringe Bedeutung bei. Ein Parallelismus mit der WaR. wird von den meisten Autoren abgelehnt. Zusammenfassend bezeichnet HAUCK die Skg für die Syphilis als ein weder spezifisches noch charakteristisches Phänomen, das nur wissenschaftliches Interesse, jedoch keinen praktischen Wert in differentialdiagnostischer und prognostischer Hinsicht habe. PLAUT erklärt zusammenfassend, daß die Skg nur eine geringe Bedeutung für die Diagnose der Spätsyphilis des Nervensystems habe. Dagegen hebt SCHUBERT ihre Bedeutung für die Differentialdiagnose der Lues, besonders für den praktischen Arzt hervor. Er weist darauf hin, daß der seropositive Primäraffekt zumeist eine deutliche Beschleunigung aufweist, während Ulcus molle kaum oder nur wenig beschleunigt reagiert. Der Skg kommt nur die Rolle einer Voruntersuchung zu, eine WaR. ist in jedem Falle nachzuholen. Auch HEDÉN meint, daß eine während einer längeren oder kürzeren Zeit beobachtete Beschleunigung der Skg bei einem auf Lues I verdächtigen Pat., bei dem keine anderen dazu beitragenden Ursachen vorhanden sind, in der Regel ein Symptom einer spezifischen Infektion ist. Auch ADLER erklärt, daß eine normale Skg eine aktive Lues mit großer Wahrscheinlichkeit ausschließt, eine ausgeheilte oder latente Lues auch bei positiver WaR. normale Skg ergibt. Antiluetische Behandlung führt zu einem Absinken der Skg. Er nimmt an, daß im Gegensatz zur WaR. die Skg einen Einblick in die augenblickliche Aktivität des Prozesses ermöglicht, weswegen sie neben ersterer regelmäßig angestellt werden sollte.

KLOPSTOCK hebt die Bedeutung der Skg zur Differentialdiagnose zwischen Icterus syphiliticus und Icterus simplex hervor, die ja für den Dermatologen bedeutungsvoll sein kann. Icterus syphiliticus zeigt beschleunigten Ablauf, während Icterus simplex normale Werte, ja sogar Verlangsamung ergeben kann. Toxischer Parenchymikterus nach Salvarsanbehandlung führt ebenfalls nicht zu Skg-Beschleunigung (siehe S. 116).

Zusammenfassend läßt sich die Bedeutung der Skg-Beschleunigung für die Diagnose der Lues folgendermaßen formulieren: Bei Vorhandensein spezifisch-luetischer Entzündungsherde ist die Skg in allen Fällen mehr weniger beschleunigt. Die Skg-Beschleunigung nimmt im Verlauf der Behandlung mit dem Rückgang der luetischen Entzündungsherde ab. Für die Diagnose der luetischen Natur solcher Herde ist die WaR. als spezifische Reaktion der Bestimmung der Skg-Beschleunigung überlegen. Für die Beurteilung des Grades und der Ausdehnung der aktiven luetischen Organprozesse ist die Messung der Skg-Geschwindigkeit der Erythrocyten der WaR. überlegen, da letztere nur in viel beschränkterer Weise Schlüsse auf die Ausdehnung luetischer Organprozesse zuläßt.

Endlich wird die beschleunigte Skg in manchen Fällen zur Diagnose einer luetischen Erkrankung führen, wenn die Skg-Beschleunigung klinisch vorerst nicht erklärt werden kann. In diesen Fällen kann die Skg für den praktischen Arzt bedeutungsvoll sein, da die Skg als die einfachere Untersuchung eher durchführbar erscheint, als die WaR. Natürlich kann die Skg immer nur zur Vermutungsdiagnose führen und dann muß die WaR. unbedingt nachgeholt werden.

Bei Ulcus molle ist die Skg normal, bei Ulcus mixtum und Bubo ist die Skg beschleunigt (KERSTING, DAIDO).

Auch das Lymphogranuloma inguinale ergibt Beschleunigung der Skg (Rotnes).

Bei der akuten Gonorrhöe handelt es sich meist um eine oberflächliche Entzündung der Schleimhaut von relativ geringer Ausdehnung. Dementsprechend ist die Skg normal (Aoki) oder selten leicht beschleunigt (Mierzecki, Kiene und Hammerschmidt, Kunze).

Ein Weiterschreiten der Gonorrhöe von der Harnröhre aus oder auf dem Blutwege wird durch Skg-Beschleunigung angezeigt. In diesen Fällen ist die Skg-Beschleunigung oft einige Tage vor Auftreten der klinischen Symptome nachweisbar (Kiene und Hammerschmidt, Kunze), wodurch die Bestimmung der Skg-Beschleunigung einigermaßen prognostisch wertvoll ist. Die Höhe der maximalen Skg-Beschleunigung entspricht dann der Intensität und Ausdehnung der entzündlichen Komplikation. So ist bei Prostatitis die Skg meist in den Fällen stark beschleunigt, in welchen Absceßbildung vorhanden ist. Weiters ist bei Adnexitis, Epididymitis, Arthritis, Endokarditis und Gonokokkensepsis die Skg meist sehr stark beschleunigt und dem Rückgang der Erkrankung geht Abnahme der Skg-Beschleunigung parallel. Skg-Beschleunigung 24 St. nach Prostatamassage soll für latente Infektion der Prostata sprechen (de la Peña).

Wichtig für die Therapie der Gonorrhöe ist die Tatsache, daß in Fällen mit stark beschleunigter Skg Protein- und Vaccinetherapie kontraindiziert, in Fällen von komplizierter Gonorrhöe mit mäßig beschleunigter Skg aber indiziert erscheint (Vohwinkel). Den Einfluß verschiedener Vaccinen auf die Gonorrhöe beurteilen Gregorio und Muzua nach der Änderung der Skg unter der Vaccinebehandlung.

Ein Parallelismus zwischen der Gonokokken-Komplement-Bindungs-Reaktion (KBR) und der Skg-Geschwindigkeit besteht nicht (Greijbo, Kiene und Hammerschmidt, Abramson, Landesmann und Einoch, Kunze). In den Fällen, in welchen die Skg beschleunigt war, spricht normale Skg neben negativem Gonokokkenbefund für Heilung der Erkrankung, wenn auch die Go-KBR noch positiv ist. Die Go-KBR kann ja Heilung der Gonorrhöe lange überdauern und ist daher in diesem Belange der Bestimmung der Skg unterlegen (Kunze).

Zusammenfassend muß wohl gesagt werden, daß im allgemeinen der Skg-Reaktion in der Dermato-Venerologie keine sehr große Rolle zukommt, daß sie jedoch bei Berücksichtigung aller in Betracht kommenden Faktoren im Einzelfalle als Hilfsmittel zur Differentialdiagnose und zur Überwachung des Krankheitsverlaufes dienen kann. Vor allem der negative Ausfall wird manche Erkrankungen mit allergrößter Wahrscheinlichkeit ausschließen lassen (es seien hier in erster Linie Lepra und floride Lues hervorgehoben).

Literatur.[1]

ABRAMSON: Zbl. Hautkrkh. 1932, Bd. 41, S. 34 (Go.). ADLER: Med. Klin. 1927, Bd. 23, S. 50 (Lues). ALJAVADIN: ref. Zbl. Hautkrkh. 1929, Bd. 31, S. 103 (Skg u. WaR.). AOKI: Jap. J. derm. a. urol. 1924, Bd. 24, Nr. 3, S. 14 (Dermatosen u. Geschlechtskrankheiten).

BARDACH: Arch. Kinderheilk. 1922, Bd. 70, S. 114 (Lues und Dermatosen im Kindesalter). BÄTZOLD: Münch. med. Wschr. 1922, Bd. 69, S. 857 (Lues bei Säuglingen). BAZZOLI: Giorn. ital. Dermat. 1925, Bd. 66, S. 1408 (Lues und einige Dermatosen). BEHRMANN und ISRAELSON: ref. Zbl. Hautkrkh. 1929, Bd. 28, S. 330 (Lues congen.). BERDE: ref. Zbl. Hautkrkh. 1924, Bd. 14, S. 114 (Haut- und Geschlechtskrankheiten) und 1924, Bd. 12, S. 256 (Antiluetische Kuren). BISCHOFF und DIEREN: Med. Klin. 1923, Bd. 19, S. 1009 (Lues congen.). BOAS: ref. Zbl. Hautkrkh. 1931, Bd. 37, S. 732 (Haut- u. Geschlechtskr.). BOMMER: Dermat. Z. 1924, Bd. 40, S. 151 (Dermatosen). BRILL: ref. Zbl. Hautkrkh. 1925, Bd. 16, S. 493 und Münch. med. Wschr. 1925, Bd. 72, S. 2091 (Lues). BÜSCHER: Berl. klin. Wschr. 1921, Bd. 58, S. 323 (Lues). BUSSALAI: Arch. Biol. 1926, Bd. 3, S. 103 (Lues).

CHATENEVER: ref. Zbl. Hautkrkh. 1932, Bd. 41, S. 211 (Hautkr.).

DAIDO: ref. J. of Jap. Dermat. 1926, Bd. 26, S. 74 (Haut- u. Geschlechtskr.).

FARBER und SCHULMAN: ref. Zbl. Hautkrkh. 1926, Bd. 19, S. 512 (Lues). FASAL jun.: Internat. Dermatologenkongreß, Budapest, 1935 (Verbrennungen).

GATÉ und SILVESTRE: C. r. Soc. Biol. 1931, Bd. 106, S. 660 (Lues). GAVRILA: C. r. Soc. Biol. 1929, Bd. 100, S. 685 (Pellagra). GELBJERG-HANSEN: ref. Zbl. Hautkrkh. 1925, Bd. 17, S. 215 (Lues congen.). GIAUME: Pediatr. riv. 1926, Jg. 34, S. 592 (Lues congen. u. spez. Therapie). GLAUS: Schweiz. med. Wschr. 1924, Jg. 54, S. 260 (Skg in der Psychiatrie). GREGORIO und MUZUA: Actas dermato-sif. 1934, Bd. 26, S. 570 [ref. Arch. med. cir. y espec. 1934, Bd. 37, S. 570] (Go., Vaccinetherapie). GREIJBO: ref. Zbl. Hautkrkh. 1929, Bd. 29, S. 230 (Go. u. Komplikationen). GUSZMAN: ref. Zbl. Hautkrkh. 1925, Bd. 15, S. 451 (Geschlechtskr.). GYÖRGY: Münch. med. Wschr. 1921, Bd. 68, S. 808 (Lues congen.).

HAUCK: Handb. Hautkrkh. 1928, Bd. 17, T. 3, S. 144 (Lues). HEDÉN: Derm. Wschr. 1928, Bd. 87, S. 1118 (Lues I).

ITURBE zit. n. KLINGMÜLLER.

JERSILD: ref. Presse méd. 1925, Jg. 33, S. 1366 (Lues congen.).

KAJIKAWA: Acta dermat. (Kioto) 1926, Bd. 8, S. 183 (Haut- u. Geschlechtskrankheiten). KERSTING: Derm. Z. 1923, Bd. 39, S. 33 (Haut- u. Geschlechtskrankheiten). KIENE und HAMMERSCHMIDT: Wien. klin. Wschr. 1931, Jg. 44, S. 1023 (Go.). KLINGMÜLLER: Handb. Hautkrkh. 1930, Bd. 10/2, S. 483 (Lepra). KLOPSTOCK: Dtsch. med. Wschr. 1924, Jg. 50, S. 1411 (Ikterus) und Med. Klin. 1923, Jg. 19, S. 1144 (Icterus syph. u. simpl.). KOLJADA: ref. Zbl. Hautkrkh. 1931, Bd. 36, S. 15 (Haut- u. Geschlechtskr.). KUNZE: Derm. Wschr. 1933, Bd. 1, S. 402 (Go. u. Komplikationen).

LANDESMAN und EINOCH: ref. Zbl. Hautkrkh. 1932, Bd. 41, S. 821 (Go.). LINZENMEIER: Münch. med. Wschr. 1923, Jg. 70, S. 1243 (Lues congen.) und Dtsch. med. Wschr. 1922, Jg. 48, S. 1023 (Lues u. Dermatosen). LUTZ: Handb. Hautkrkh. 1930, Bd. 3, S. 315 (Dermatosen).

MAYR: Zbl. Hautkrkh. 1928, Bd. 27, S. 223 (Lues u. Dermatosen) und Arch. Derm. u. Syph. 1921, Bd. 134, S. 225 (Dermatosen u. Go.). MIERZECKI: ref. Zbl. Hautkrkh. 1925, Bd. 16, S. 450 (Go.). MIERZECKI und PYTLEK:

[1] Siehe auch S. 3.

ref. Zbl. Hautkrkh. 1925, Bd. 18, S. 878 (Dermatosen). MINAMIDE: Orient. J. Dis. Inf. 1927, Bd. 2, S. 136 (Säuglingslues). MUIR zit. n. KLINGMÜLLER.

NADOLNY: Berl. klin. Wschr. 1921, Jg. 58, S. 998 (Skg bei Säuglingen). NATHAN und HEROLD: Berl. klin. Wschr. 1921, Jg. 58, S. 642 (Stadien der Lues). NEUMANN: Zbl. Gynäk. 1925, Jg. 49, S. 1312 (Lues congen.).

OMICHI: ref. Zbl. Hautkrkh. 1926, Bd. 20, S. 437 (Lues u. Dermatosen).

DE LA PEÑA: Arch. med. cir. y espec. 1934, Bd. 37, S. 518 (Prostatamassage). PEWNY: Derm. Wschr. 1922, Bd. 74, S. 537 (Lues). PLAUT: Münch. med. Wschr. 1920, Jg. 67, S. 279 (Nerven- u. Geisteskr.) und Handb. Hautkrkh. 1931, Bd. 17/1, S. 570 (Spätsyphilis des Nervensystems). POPPER und WAGNER: Med. Klin. 1920, Jg. 16, S. 918 (Lues). PREININGER: Derm. Wschr. 1925, Bd. 80, S. 733 (Diagn. Bedeutung der Skg).

RIECKE: ref. Derm. Wschr. 1921, Bd. 73, S. 1012 (Lues u. einige Dermatosen). ROTHE: Zbl. Chir. 1923, Jg. 50, S. 1328 (Lues u. Dermatosen). ROTNES: Norsk Mag. Laegevidensk. 1932, Bd. 93, S. 280 (Haut- u. Geschlechtskr.).

SATTA: ref. Zbl. Hautkrkh. 1929, Bd. 29, S. 105 (Geschlechtskr. u. Dermatosen). SCHUBERT: Derm. Z. 1924, Bd. 41, S. 132 u. 329 (Haut- u. Geschlechtskr.). SCHÜRER und EIMER: Berl. klin. Wschr. 1921, Jg. 58, S. 1251 (Lues). SEBASTIANI: Ann. dell' osped. psichiatr. prov. Perugia 1925, Jg. 19, S. 113 (P. p., cerebr. Syphilis). SOMOGYI: Arch. Dermat. 1925, Bd. 148, S. 602 (Hauttuberkulose). SZILAGYI: Zbl. Hautkrkh. 1932, Bd. 40, S. 737 (Verbrennungen).

TACHEZY: ref. Zbl. Hautkrkh. 1931, Bd. 36, S. 387 (Lues congen.). TEDESCHI: Giorn. ital. derm. e sif. 1925, Bd. 66, S. 719 (Lues). TOMOVICI und BRAUNER: ref. Zbl. Hautkrkh. 1924, Bd. 13, S. 464 (Lues). TULIPAN und DIRECTOR: Arch. of Dermat. 1933, Bd. 27, S. 759 (Dermatosen).

VOHWINKEL: Derm. Z. 1929, Bd. 55, S. 261 (Go., Therapie). VOLK: Handb. Hautkrkh. 1928, Bd. 10/1, S. 71 (Hauttuberkulose).

WEISS: Nourrisson 1928, Bd. 16, S. 103 (Lues congen.). WIECHMANN: Klin. Wschr. 1923, Jg. 19, S. 601 (Lues, Diagnose der Lues congen.).

Elftes Kapitel.

Nerven- und Geisteskrankheiten.

Von **Edith Korvin**, Wien.

Schon 1897 hat BIERNACKI Befunde über die Blutkörperchensenkungsgeschwindigkeit auch bei Nervenkrankheiten mitgeteilt. Über die ersten systematischen Untersuchungen mit der FÅHRAEUSschen Methode berichtete PLAUT 1920. Obwohl seither häufiger Untersuchungen angestellt wurden, ist deren Zahl bei manchen Krankheiten für ein abschließendes Urteil noch immer nicht ausreichend, für einzelne seltene Krankheiten fehlen Ergebnisse noch gänzlich. Mitunter ist ihre Gesetzmäßigkeit noch verschleiert durch summarische Verarbeitung verschiedener Formen und Phasen einer Krankheit.

Gerade bei Nerven- und Geisteskrankheiten sind die erhobenen Befunde nur mit besonderer Vorsicht zu bewerten, da Veränderungen in der Skg-Reaktion vielfach nicht auf die Grundkrankheit, sondern auf sekundäre Faktoren zurückzuführen sind. Hier wirken sich entzündliche Folgeerkrankungen, Komplikationen und die oft recht eingreifende Therapie störend aus. Anderseits ist die Kontrolle der Skg-Reaktion bei der oft schwierigen Betreuung der Nerven- und Geisteskranken gerade zur Auffindung solcher Komplikationen wertvoll. Ein diagnostischer oder prognostischer Wert der Skg-Reaktion hat sich bisher nur bei wenigen Erkrankungen ergeben.

Die folgende Zusammenfassung beruht außer auf der angegebenen Literatur auf eigenen Untersuchungen an mehr als 200 Kranken, welche zur Ausfüllung von Lücken und zur Entscheidung strittiger Fragen unter besonderer Berücksichtigung der erwähnten Schwierigkeiten angestellt wurden[1].

Während bei *Neuralgien* meist normale Werte gefunden werden, verursachen *Neuritiden* und *Myelitiden* Beschleunigung der Skg-Reaktion (SAHLGREN und GRÖNBERG, GRÜN, SCHOTTKY). Höchstwerte findet man bei *akuter Encephalitis* (GLAUS, CALLISSOW, GRÜN), beschleunigte Werte auch bei *Chorea rheumatica*, im Gegensatz zur HUNTINGTONschen *Chorea* (SAHLGREN und GRÖNBERG). Bei den PARKINSON-ähnlichen *Restzuständen* nach Encephalitis sind die Werte meist wieder normal (PAULIAN und TOMOVICI). Bei der *multiplen Sklerose* sind die Ergebnisse nicht eindeutig. Beschleunigung wird mehrfach auf die Frische und Schwere des Prozesses bezogen (BIERNACKI, GRÜN, FRIEDMANN, SCHOTTKY, BONADURER). *Amyotrophische Lateralsklerose* bewirkt eine Skg-Beschleunigung, die mit der Dauer der Krankheit zunimmt (FRIEDMANN). *Progressive Muskelatrophie* weist meist niedrige Skg-Werte auf (SAHLGREN und GRÖNBERG). *Syringomyelie* zeigt meist Beschleunigung, oft sogar erhebliche (SAHLGREN und GRÖNBERG und eigene Beobachtungen). Bei *Tumoren*, sowohl denen des Gehirns, wie des Rückenmarks und der peripheren Nerven findet man normale oder beschleunigte, manchmal auch verlangsamte Skg-Reaktion. Rückschluß auf die Malignität ist im allgemeinen nicht möglich; Zerfall des Tumors bewirkt Beschleunigung (GRÜN).

Regelmäßig und ausgesprochen findet sich eine Skg-Beschleunigung bei allen *Hirngefäßerkrankungen*, am stärksten bei frischer Apoplexie und Encephalomalacie, aber auch noch eindeutig bei deren Folgezuständen, bei der Arteriosclerosis cerebri, Dementia arteriosclerotica und Pseudobulbärparalyse (PLAUT, RUNGE, GLAUS, GOLDWYN, GÖTZ, GRÜN, GULLACH, WOLOCHOW). In allen Fällen von echter PARKINSONscher *Krankheit* ist die Skg-Reaktion im Gegensatz zu den postencephalitischen Zustandsbildern meist etwas beschleunigt (PAULIAN und TOMOVICI, FRIEDMANN). (*Commotio cerebri* siehe S. 186.)

LITTLEsche Krankheit, sowie angeborener Schwachsinn beeinflussen

[1] Für die Überlassung einer großen Anzahl von Pat. danke ich Herrn Dr. OESTERREICHER, dem leitenden Oberarzt der neurologischen Abteilung des Versorgungshauses der Stadt Wien.

die Skg-Reaktion anscheinend nicht, während bei *mongoloider Degeneration* öfter Beschleunigung bestehen soll (Weygandt, Götz und eigene Befunde). *Epileptiker* zeigen meist normale oder leicht beschleunigte Skg-Werte. Im Anfall oder knapp vorher findet man stärkere Beschleunigung, welche bald nach dem Anfall zurückgeht; nur bei länger dauernden Verwirrtheitszuständen hält sich die Beschleunigung länger. Bei gänzlich Verblödeten soll der Anfall die Skg-Reaktion nicht beeinflussen (Plaut, Löwenberg, Glaus, Sahlgren und Grönberg, Henrich, Götz, Goldwyn, Grün, Gullach, Vieten, Schottky, Trosarelli, Swierczek).

Eine gewisse Gesetzmäßigkeit läßt sich auch bei den luetischen Erkrankungen des Nervensystems erkennen. Die *Lues cerebrospinalis* verursacht häufig aber nicht immer eine Beschleunigung der Skg-Reaktion (Plaut, Büscher, Paulian und Tomovici, Glaus, Goldwyn, Friedmann, Grün). Fast durchwegs beschleunigte Werte trifft man hingegen bei *Tabes dorsalis*. Normale Werte sprechen hier für Stillstand des Prozesses (Runge, Büscher, Paulian und Tomovici, Götz, Schottky). Bei der *progressiven Paralyse* findet man manchmal normale, in der Regel jedoch beschleunigte Skg-Reaktion. Gerade hier sind die Eigenheiten des speziellen Falles von wesentlichem Einfluß. Wo paralytische Anfälle bestehen, ist die Skg-Reaktion immer beschleunigt; eine Abhängigkeit wurde ferner gefunden von der Schwere des klinischen Bildes, dem körperlichen Zustand und der Krankheitstendenz. Remissionen bedingen einen Rückgang der Beschleunigung. — Demnach ist die Skg-Reaktion zur Differentialdiagnose gegen Lues cerebri, wie es manchmal empfohlen wurde, nicht zu gebrauchen. Hingegen ist auf ihren Wert für die Prognose hinzuweisen. Findet sich *zu Beginn* der Erkrankung bereits eine stärkere Beschleunigung, so verspricht auch die Malariabehandlung keinen Erfolg und ist mit besonderem Risiko verbunden. Hingegen bieten Fälle mit normaler oder nur leicht beschleunigter Skg-Reaktion bessere Aussichten. Unter der Malariabehandlung findet sich stets eine erhebliche Beschleunigung der Skg-Reaktion; nur bei günstigem Verlauf geht diese nach Beendigung der Malariatherapie ganz allmählich zurück, oft unter die Anfangswerte (Plaut, Büscher, Wuth, Löwenberg, Paulian und Tomovici, Glaus, Jacobowsky, Müller, Sahlgren und Grönberg, Henrich, O. Adler, A. Adler, Götz, Goldwyn, Grün, Schrijver und Hertzberger, Wethmar, Benvenuti, Gullach, Fraulini, Schottky, Bruno, Sebastiani, Trosarelli, Bordas, Swierczek).

Neurotiker und *Psychopathen* zeigen keine Skg-Beschleunigung. Auch im hysterischen Anfall tritt keine Beschleunigung auf (Plaut, Runge, Glaus, Götz, Goldwyn, Hoffstaedt, Grün, Schottky, Range). Das *manisch depressive Irresein* beeinflußt die Skg-Reaktion im allgemeinen nicht; nur vereinzelt wird Beschleunigung in der manischen Phase gefunden, sowie in Fällen mit organischer Komponente (Arteriosklerose), während normale Skg bei torpidem Verlauf vorkommen soll (GLAUS, SIWINSKI, GÖTZ, GOLDWYN, GULLACH, SCHOTTKY). *Amentia* verursacht Beschleunigung (SIWINSKI), *Paranoia* ist ohne Einfluß (GOLDWYN). Untersuchungen an *Schizophrenen* zeigen meist normale, seltener beschleunigte Skg-Reaktion. Sonderuntersuchungen an verschiedenen Formen der Schizophrenie zeigen die Beschleunigung mit größerer Regelmäßigkeit bei katatonen Zuständen — vielleicht als Folge des Eiweißzerfalles im Hunger — aber auch bei paranoiden und hebephrenen Formen und bei motorisch Erregten. Auch zur Dauer und Akuität der Erkrankung sollen Beziehungen bestehen, insofern als frischere Fälle beschleunigt senken, zum Stillstand gekommene normal. Nur bei Defektheilung soll Beschleunigung bestehen bleiben. Dem Ernährungszustand wird bei der Schizophrenie keine ausschlaggebende Rolle zugeschrieben. Der Wert der Skg-Reaktion für die Pflege (Erkennung von Komplikationen) wird hier besonders geschätzt (PLAUT, RUNGE, WUTH, D'ABUNDO, GLAUS und ZUTT, LÖWENBERG, GLAUS, JACOBOWSKY, SIWINSKI, GÖTZ, GOLDWYN, MÜLLER, GULLACH, WOLOCHOW, SCHOTTKY, FREEMAN, SWIERCZEK, FRAULINI, BORDAS).

Im Alkoholrausch ist die Skg-Reaktion normal; eine Stunde nach Alkoholgenuß soll sie verlangsamt sein. Auch bei *chronischen Alkoholikern* wird normale Skg-Reaktion gefunden, mit Ausnahme der schweren Fälle und der geistig defekten, bei denen sich ebenso wie bei *akuten alkoholischen Psychosen* und beim *Delirium tremens* Beschleunigung findet (CALLISSOW, SUCKOW, GOLDWYN, WOLOCHOW, SCHOTTKY). *Chronischer Morphinismus* und andere Vergiftungen siehe S. 153.

Eine Zusammenfassung dieser uneinheitlichen Befunde ließe sich am ehesten so formulieren, daß das Verhalten der Skg-Reaktion weniger von der Krankheit als solcher, als vom Ausmaße und vom Grade ihrer Auswirkungen auf den Organismus abhängt.

Literatur.[1]

D'ABUNDO: ref. Zbl. Neur. 1923, Bd. 32, S. 351. ADLER ALEXANDER: Z. Neur. 1928, Bd. 117, S. 793. ADLER O.: Med. Klin. 1927, S. 50.

BENVENUTI: Zbl. Neur. 1930, Bd. 59, S. 471. BIERNACKI: Dtsch. med. Wschr. 1897, S. 769 u. 847. BONADURER: Schweiz. med. Wschr. 1933, II, S. 640. BORDAS: Rev. méd. Barcelona 1933, Bd. 20, S. 9. BRUNO: ref. Zbl. Neur. 1932, Bd. 62, S. 479. BÜSCHER: Allg. Z. Psychiatr. 1921, Bd. 77, S. 190.

CALLISSOW: ref. Zbl. Neur. 1926, Bd. 44, S. 443.

FRAULINI: ref. Zbl. Neur. 1931, Bd. 54, S. 628. FREEMAN: Arch. of Neur. 1933, Bd. 30, S. 1298. FRIEDMANN: Z. Neur. 1929, Bd. 119, S. 335.

GLAUS: Schweiz. med. Wschr. 1924, S. 260. GLAUS und ZUTT: Z. Neur. 1923, Bd. 82, S. 66. GÖTZ: Z. Neur. 1928, Bd. 113, S. 719. GOLDWYN: Arch.

[1] Siehe auch S. 3.

of Neur. 1928, Bd. 19, S. 110. GRÜN: Klin. Wschr. 1929, S. 1618. GULLACH: Hosp.tid. (dän.) 1930, Bd. 73, S. 419.

HENRICH: ref. Zbl. Neur. 1926, Bd. 44, S. 178. HOFFSTAEDT: Dtsch. med. Wschr. 1928, S. 1925.

JACOBOWSKY: Upsala Läk.för. Förh. 1924—1925, S. 227.

KORVIN: eigene Untersuchungen.

LÖWENBERG: Z. Neur. 1923, Bd. 87, S. 197.

MÜLLER: Mschr. Psychiatr. 1925, Bd. 59, S. 186.

PAULIAN und TOMOVICI: Paris méd. 1923, S. 234. PLAUT: Münch. med. Wschr. 1920, S. 279.

RANGE: Dtsch. Z. Neur. 1933, Bd. 131, S. 198. RUNGE: Münch. med. Wschr. 1920, S. 953.

SAHLGREN und GRÖNBERG: Z. Neur. 1925, Bd. 96, S. 762. SCHOTTKY: Z. Neur. 1931, Bd. 133, S. 631. SCHRIJVER und HERTZBERGER: Z. Neur. 1929, Bd. 117, S. 774. SEBASTIANI: zit. bei TROSARELLI. SIWINSKI: Presse méd. 1926, Bd. 76, S. 1197. SUCKOW: Mschr. Psychiatr. 1926, Bd. 42, S. 270. SWIERCZEK: ref. Zbl. Neur. 1934, Bd. 71, S. 221.

TROSARELLI: Rass. Studi psichiatr. 1932, Bd. 21, S. 282.

VIETEN: Psychiatr.-neur. Wschr. 1930, S. 51.

WETHMAR: Z. Neur. 1929, Bd. 118, S. 451. WEYGANDT: Med. Klin. 1927, S. 747. WOLOCHOW: Z. Neur. 1930, Bd. 127, S. 389. WUTH: Monographien Neur. Berlin 1922 (Springer).

Zwölftes Kapitel.

Augenkrankheiten.

Von **Anna Löffler**, Wien.

Im Auge läßt sich die Agglomeration und Skg der Erythrocyten in manchen Fällen bei Druck auf den Bulbus mit dem Augenspiegel unmittelbar beobachten (REIMAR u. a.) (siehe S. 102f. u. Abb. 17).

In den letzten Jahren sind zahlreiche, zum Teil ausgezeichnete Arbeiten über die Bedeutung der Skg in der Augenheilkunde erschienen. Obwohl der Großteil der Autoren mit Westergrenapparaten arbeitete, sind die Werte nicht recht vergleichbar, da ein Teil der Autoren die Ein-Stunden-Werte, andere aber die Skg-Mittelwerte nach KATZ verwendeten. Viele Autoren führen überhaupt keine Werte an und sprechen nur von normaler, beschleunigter und stark beschleunigter Skg, wobei die Beurteilung nicht einheitlich ist. So bezeichnen z. B. FRANCESCHETTI und GUGGENHEIM, SCHMELZER Stunden-Skg bei Männern über 15, bei Frauen über 20 mm als stark beschleunigt, PAVKOVITS-BUGARSZKY sogar Stundenwerte bei Männern über 7, bei Frauen über 12 mm. LUMBROSO verwendet den Skg-Mittelwert und sieht Skg bei Männern von 1 bis 7 mm, bei Frauen von 1 bis 11 mm noch als normal an, 8 bis 15 mm, bzw. 12 bis 20 mm als beschleunigt und höhere Werte als stark beschleunigt. THIEL verwendet den Sedigraphen von STAMMREICH und errechnet Skg-Mittelwerte; er bezeichnet Stundenwerte von 1 bis 10 mm bei Männern und bis

15 mm bei Frauen noch als normal. PANICO betrachtet Skg-Mittelwerte von 2 mm als normal und sagt nichts darüber aus, was er unter Beschleunigung und starker Beschleunigung versteht.

Somit ist der Ausdruck „starke Skg-Beschleunigung“ in der ophtalmologischen Literatur meist anders aufzufassen als in der Literatur anderer Gebiete, wo man unter starker Skg-Beschleunigung gewöhnlich viel höhere Werte versteht.

Unsere eigenen Befunde haben wir mit dem Skg-Apparat von REICHEL erhoben (siehe S. 27) die Grade der Beschleunigung nach der Einteilung auf S. 66f. angeführt und die Angaben der verschiedenen Autoren in diesem Sinne revidiert.[1]

Da die Mehrzahl der Augenerkrankungen nicht zu Skg-Beschleunigung führt, liegt der Wert der Bestimmung der Skg-Geschwindigkeit für den Augenarzt vorwiegend darin, daß ihn die beschleunigte Skg auf eine *Allgemeinerkrankung* aufmerksam macht.

Zur Skg-Beschleunigung führen nur sehr *schwere Entzündungen des Auges* (Ulcus serpens, schwerste eitrige Conjunktivitiden, wie Conjunctivitis gonorhoica, ferner akutes Trachom, besonders bei Hornhautkomplikationen). Die Skg-Beschleunigung bei diesen Erkrankungen beweist, daß schwere Augenentzündungen Verschiebungen des Plasma-Eiweißbildes bewirken können, ohne andere Allgemeinsymptome, wie z. B. Fieber, hervorzurufen. Weiters führen zu Skg-Beschleunigung die akute eitrige Dakryocystitis, Phlegmonen der Orbita und fortgeschrittene Tumoren, sowie Endophthalmitis und Panophthalmie.

Diese Skg-Beschleunigungen sind, wie durch die relativ geringe Ausdehnung der Entzündung erklärlich ist, meist bescheiden. Stunden-Skg bis 20 bis 30 mm sind die Regel, über 40 mm die Ausnahme.

Bei entzündlichen Erkrankungen der Augenhäute *ohne eitrigen Gewebszerfall* (Keratitis, Skleritis, Iritis) dürfte Skg-Beschleunigung durch anderweitige entzündliche Lokalisationen der Grundkrankheit zustande kommen (Lungentuberkulose, Arthritiden, Lues). Dadurch können bei diesen Erkrankungen gelegentlich sehr starke Skg-Beschleunigungen beobachtet werden. Die Erkennung der Ursache einer Keratitis, Skleritis oder Iritis aus der Höhe der Skg-Zahlen ist nicht möglich (siehe unten). Bei Erkrankungen, die mit Skg-Beschleunigung einhergehen, kann man sich durch wiederholte Skg-Bestimmungen Aufschlüsse über den Verlauf des Leidens verschaffen. Mit der Besserung der Erkrankung geht die Skg zurück und häufig zeigt die fallende Skg-Kurve Besserungen an, bevor diese klinisch erkannt werden können. So ist die Skg wertvoll für die Beurteilung des Verlaufes und für die Prognose und kann besonders bei

---

[1] Ein Teil der Befunde wurde uns von Herrn Dr. Karl HARTLIEB überlassen, dem wir dafür zu besonderem Dank verpflichtet sind.

Übersicht.

Beschleunigt	Normal	
Lidabszeß		
Vaccineblepharitis	Andere Blepharitiden	
Hordeolum	Chalazion	
Akute, eitrige Dakryocystitis	chronische Dakryocystitis	
Orbitalphlegmone		
Exophthalmus bei Sinusitis und entzündlichen Pseudotumoren der Orbita	Exophthalmus bei Basedow	
Gonoblennorrhöe	Katarrhalische Conjunctivitis (bei Hornhautgeschwüren + —)	
Akutes Trachom, Hornhautgeschwür, Pannus	Chronisches Trachom der Bindehaut, Follikularkatarrh	
Parinaudsche Conjunctivitis		
Ausgedehnte Verbrennungen und Verätzungen		
Ulcus serpens		
	Conjunctivitis phlyctaenulosa	Skg abhängig von der Grundkrankh. (Conjunctivitis phlyctaenulosa bis Erkrankungen des Sehnerven)
	Keratitis	
	Episkleritis und Skleritis	
	Iritis	
	Chorioiditis	
	Erkrankungen der Retina	
	Erkrankungen des Sehnerven	
	Erkrankungen der Linse	
Glaskörperabszeß	Glaskörpertrübungen	
Panophthalmie, Endophthalmitis, metastatische Ophthalmie	Haemophthalmus, leichtere Augenverletzungen, Atrophia bulbi	
	Glaukom	
maligne Tumoren bei entsprechender Größe oder Metastasen		
	Refraktionsanomalien und congenitale Anomalien	

Augenerkrankungen wichtig sein, wo andere unspezifische Reaktionen (Temperatur, Blutbild) uns im Stiche lassen.

Auch bei der antiluetischen *Behandlung* sieht man häufig Skg-Rückgang als ein Zeichen dafür, daß sich die entzündlichen Herde zurückbilden, wenn auch die WaR. positiv bleibt. Besonders bei der Tuberkulinbehandlung gibt die Skg wertvolle Aufschlüsse. Ist die Skg stark beschleunigt oder nimmt sie nach den Tuberkulininjektionen beträchtlich zu, so ist größte Vorsicht geboten. Bei niedrigen Skg-Werten kann man eine Tuberkulinkur versuchen (Wachendorff). Diese Erfahrungen decken sich mit den Ergebnissen ausgedehnter Untersuchungen der Lungenärzte über die Bedeutung der Skg bei der Indikation und Dosierung der Tuberkulinkur. Weiters ist die Bestimmung der Skg vor intraoculären

Operationen wertvoll, da sie uns wichtige Hinweise auf den Allgemeinzustand des Organismus geben kann. Ist die Skg beschleunigt, so wird eine genauere interne Untersuchung oft einen entzündlichen Herd aufdecken, der vorher vielleicht unerkannt war (Pyelitis, Cholecystitis) und man wird in solchen Fällen, wenn möglich, die Operation verschieben, um die Gefahr endogener Komplikationen zu vermeiden.

Bei den *Erkrankungen der Lider, der Tränenwege,* und der *Orbita* verhält sich die Skg durchaus so, wie es nach den Ausführungen des allgemeinen Teils zu erwarten ist.

So ist bei Hordeolum die Skg manchmal beschleunigt, ebenso beim Lidabsceß, Erysipel und Herpes necroticans. Bei ausgesprochen chronischen Erkrankungen, wie Chalazion und Blepharitis ist die Skg in der Regel normal. Nur die heftige akute Entzündung bei der Vaccinationsblepharitis führt zu mäßiger Skg-Beschleunigung (LUMBROSO, PANICO).

Maligne Tumoren der Lider bewirken erst in fortgeschrittenem Stadium Skg-Beschleunigung, so daß die Skg hier keine diagnostische Bedeutung hat.

Bei der Phlegmone des Tränensacks ist die Skg immer beschleunigt, bei der chronischen Dakryocystitis kann die Skg normal sein.

Die Orbitalphlegmone geht mit starker Beschleunigung der Skg einher (SCHMELZER, PANICO). Auch bei Exophthalmus infolge von Empyem der Nebenhöhlen wurden stark erhöhte Werte gefunden (FRANCESCHETTI und GUGGENHEIM, LUMBROSO, SCHMELZER). In solchen Fällen kann die Skg-Beschleunigung das Empyem vermuten lassen, doch muß in Erwägung gezogen werden, daß auch maligne Tumoren der Orbita und entzündliche Pseudotumoren die Skg beschleunigen können. (FRANCESCHETTI und GUGGENHEIM).

Daß ausgedehnte *Verätzungen* durch den Gewebszerfall die Skg beschleunigen, leuchtet ohne weiteres ein (PANICO). Dabei wird es nicht darauf ankommen, ob nur die Haut der Lider oder Bindehaut und Hornhaut betroffen sind.

Verletzungen des Bulbus bewirken nach FRANCESCHETTI und GUGGENHEIM nur selten Skg-Beschleunigung. Bei bloßer Abrasio corneae ist die Skg normal. Wir fanden bei nicht eitriger, traumatischer Iritis, bei intraokulärem Fremdkörper mit Iritis, und bei perforierenden Verletzungen und stumpfen Traumen mit Haemophthalmus normale Werte (5 Fälle). (Über Tierversuche siehe PILMAN.) Kommt es nach Verletzungen zur Endophthalmitis (Glaskörperabszeß), so ist die Skg meist beschleunigt (SCHMELZER u. a.), ebenso bei Panophthalmie. Wir selbst fanden hohe Skg-Zahlen bei Endophthalmitis. In einem Fall konnte schon 14 Tage nach der Entfernung des erkrankten Auges eine fast normale Skg festgestellt werden. Bei der Atrophia bulbi ist die Skg normal. Findet man bei scheinbar einfach atrophischen Augen eine beschleunigte Skg, so muß wohl an einen Gewebszerfall oder an eine schwere Entzündung im

Auge gedacht werden. Vielleicht kann ein solcher Befund gelegentlich einen Hinweis auf Sympathiegefahr oder sonstige Indikation zur Entfernung eines blinden Auges abgeben. Über das Verhalten der Skg bei sympathischer Ophthalmie liegen bis jetzt keine Mitteilungen vor. Wir selbst beobachteten einen Fall von beginnender Atrophie eines Auges, das nach Glaukomiridektomie erblindet war. Die Skg-Beschleunigung verstärkte hier den Verdacht auf eine Entzündung im Inneren des erblindeten Auges, welcher nach der Enucleation seine Bestätigung fand. Im allgemeinen erlaubt bei schweren Augenverletzungen der Grad der Skg-Beschleunigung einen Schluß auf Intensität und Ausdehnung der Entzündung, also auch auf die Prognose.

Bei *metastatischer Ophthalmie* ist die Skg beschleunigt (FRANCESCHETTI und GUGGENHEIM).

Operationen, wie Enucleation, Exstirpation des Tränensacks usw., beschleunigen die Skg nicht. Nach Schieloperation fanden wir einmal mäßig beschleunigte Skg. Nach intraoculären Operationen ist die Skg normal (PILMAN, ČEPURIN). Wir selbst fanden bei zahlreichen Untersuchungen ein bis fünfzehn Tage nach Staroperation nur dann beschleunigte Skg, wenn sie durch eine allgemeine Erkrankung bedingt war. Bei der akuten Infektion nach Starextraktion wurde die Skg bisher nicht bestimmt. Auch nach Glaukomoperationen konnten wir keine deutliche Skg-Beschleunigung finden.

Maligne Tumoren (primär oder metastatisch) können zur Skg-Beschleunigung führen und nach der Enucleation kann die Skg normal werden. Andernfalls muß an Metastasen gedacht werden (FRANCESCHETTI und GUGGENHEIM, PANICO). Natürlich ist nicht in allen Fällen von malignen Tumoren die Skg beschleunigt (SCHMELZER, LUMBROSO).

Bei *Refraktionsanomalien*, *Strabismus* und *congenitalen Augenfehlern* (Kolobom, Farbenblindheit) ist die Skg normal.

Bei der akuten *Conjunctivitis* ist die Skg normal, nur wenn sie mit Hornhautgeschwüren kompliziert ist, gelegentlich leicht beschleunigt (SCHMELZER). Bei Conjunctivitis angularis ist die Skg meist normal (SCHMELZER), ebenso beim Frühjahrskatarrh. Dagegen ist bei Conjunctivitis metastatica die Skg beschleunigt (2 Fälle bei FRANCESCHETTI und GUGGENHEIM). Bei Gonoblennorrhöe ist die Skg immer beschleunigt; die Beschleunigung nimmt mit der Intensität der Entzündung zu und kehrt beim Rückgang der Entzündung oft zur Norm zurück, ehe die Conjuctivitis noch abgeheilt ist. In diesem Sinne kann die Verfolgung der Skg von prognostischem Werte sein (LUMBROSO). Bei Trachom im akuten Stadium ist die Skg beschleunigt, besonders aber in Fällen, die mit Pannus oder Hornhautgeschwüren kompliziert sind, während im chronischen Stadium und nach Ausheilung die Skg normal wird (PAVKOVITS-BUGARSZKY). Auch bei PARINAUDscher Conjunctivitis kann die Skg-Zahl erhöht sein (PANICO). Bei Conjunctivitis phlyctaenulosa findet man Skg-Beschleunigung fast nur in solchen Fällen, wo sie durch anderweitige Lokalisation der Tuberkulose erklärlich ist (FRANCESCHETTI und GUGGENHEIM, FONTANA u. a.). Ob Conjunctivitis phlyctaenulosa allein zur Skg-Beschleunigung führen kann, ist fraglich. Immerhin fand SCHMELZER, daß die Skg häufig mit der Ausheilung der Phlyktaenen zur Norm zurückkehrt. Besserte sich der Augenbefund, ohne daß die Skg zurückging, dann kam es manchmal zu einem Rezidiv und erst nach der endgültigen Heilung wurde die Skg ganz normal (PAVKOVITS-BUGARSZKY).

Bei *Episkleritis*, *Skleritis* und *sklerosierender Keratitis* kann die Skg mäßig beschleunigt sein. Stärkere Skg-Beschleunigung weist wohl immer auf entzündliche Erscheinungen in anderen Organen hin.

Da entzündliche Gelenkprozesse eine sehr starke Skg-Beschleunigung bewirken, die viele Wochen, ja Monate nach dem Abklingen der Gelenksentzündung fortbestehen kann, ist bei Rheumatikern mit Skleritis eine starke Skg-Beschleunigung nicht von vornherein auf die Skleritis zu beziehen. Keinesfalls kann aus dem Grad der Skg-Beschleunigung auf die Ätiologie einer Skleritis geschlossen werden, da die Skg-Beschleunigung nur das Zeichen einer ausgedehnten Entzündung ist. Wenn auch bei „rheumatischer“ Skleritis die Skg stärker beschleunigt gefunden wird als bei tuberkulöser oder luetischer Skleritis (FRANCESCHETTI und GUGGENHEIM), so darf doch dieser Befund nicht als Beweis für die rheumatische Ätiologie der Skleritis angesehen werden, solange nicht festgestellt ist, daß bei diesen Fällen nicht andere rheumatische Entzündungen die Ursache der Skg-Beschleunigung waren. FRANCESCHETTI und GUGGENHEIM sind selbst der Ansicht, daß die Skg-Beschleunigung bei der Skleritis nicht durch die Augenaffektion, sondern durch den Rheumatismus bedingt ist. Aus dem Grad der Skg-Beschleunigung ist aber nicht der Rheumatismus als solcher zu diagnostizieren, sondern nur die Intensität des Gelenkprozesses. Da aber jede akute Polyarthritis, gleichgültig welcher Ätiologie, zu sehr starker Skg-Beschleunigung führt, wird bei einer Skleritis mit Arthritis die Skg natürlich stark beschleunigt sein. Das ist aber noch kein Beweis für die „rheumatische Ätiologie“ der Skleritis, solange die Ätiologie der Arthritis nicht feststeht.

Bei *Hornhautgeschwüren* ist die Skg-Beschleunigung ein Maß für die Intensität und Ausdehnung der Entzündung. So können katarrhalische Geschwüre, wie bereits oben erwähnt, zu mäßiger Skg-Beschleunigung Anlaß geben. Beim akuten Trachom führen Hornhautgeschwüre und Pannus zu weiterer Skg-Zunahme. Regelmäßig ist die Skg-Beschleunigung bei Ulcus serpens. Die Skg beträgt bei dieser Krankheit 20 bis 40 mm und kehrt mit dem Rückgang der Entzündung zur Norm zurück (LUMBROSO). Bei Keratitis herpetica ist die Skg öfter normal als beschleunigt, bei Akne rosacea normal (FRANCESCHETTI und GUGGENHEIM und *eigene Befunde*).

Bei der *Keratitis parenchymatosa* ist die Skg in etwa der Hälfte der Fälle beschleunigt; die Skg-Beschleunigung wird daher eher auf andere luetische Organprozesse zu beziehen sein als auf die Keratitis. Nach antiluetischer Behandlung kehrt die Skg meist zur Norm zurück, wenn auch Wassermann und andere Serumreaktionen positiv bleiben (SCHMELZER, FRANCESCHETTI und GUGGENHEIM u. a.).

Bei anderen Hornhauterkrankungen ist die Skg in der Regel normal (Keratitis bullosa, Dystrophia epithelialis, Pterygium). Bei Keratitis neuroparalytica fand PAVKOVITS-BUGARSZKY einmal beschleunigte Skg.

Bei *Avitaminosen* (Xerose, Hemeralopie, Keratomalacie) ist die Skg normal (JOHN, PAVKOVITS-BUGARSZKY).

Bei *Iritis* und *Iridozyklitis* verhält sich die Skg ähnlich wie bei der Skleritis. Kommt es zur Skg-Beschleunigung, so sind wohl auch hier meist entzündliche Prozesse außerhalb des Auges die Ursache (FRANCESCHETTI und GUGGENHEIM u. a.).

Einen Schluß auf die Aetiologie der Uveitis läßt die Skg aber nicht zu, wie wir bereits bei der Skleritis auseinandergesetzt haben (vgl. auch WACHENDORFF, OLLENDORFF). Doch ist die Bestimmung der Skg bei Iritis für den Augenarzt wertvoll zur Beurteilung des Grades der Allgemeinerkrankung (Lungentuberkulose, Arthritiden, Lues).

Wenn eine große Zahl von Autoren (THIEL, SCHMELZER, FRANCESCHETTI und GUGGENHEIM, PAVKOVITS-BUGARSZKY u. a.) übereinstimmend behaupten, daß die rheumatische Iritis durch sehr starke Skg-Beschleunigung von der tuberkulösen oder luetischen unterschieden sei, so ist das eine Verwechslung von Ursache und Wirkung. Diejenigen Formen von Lungentuberkulose und Lues, welche mit Iritis einhergehen, haben in der Regel verhältnismäßig geringe entzündliche Herde in anderen Organen. Die tuberkulöse Iritis tritt meist bei einer Tuberculosis miliaris discreta oder bei kleinen haematogenen Organschüben auf, wobei die Skg relativ wenig beschleunigt ist. Hingegen ist bei entzündlichen Gelenksprozessen die Skg in der Regel sehr stark beschleunigt, gleichgültig ob es sich um rheumatische, tuberkulöse oder luetische Gelenksentzündungen handelt.

PAVKOVITS-BUGARSZKY beobachtete in 2 Fällen von eitriger traumatischer Iritis Skg-Beschleunigung; wir selbst fanden in 2 Fällen von nicht eitriger traumatischer Iritis normale Skg, was dafür spricht, daß eine so kleine Entzündung, wie es eine Iritis ist, an sich nicht leicht zur Skg-Beschleunigung führt. Dafür sprechen auch die Befunde von FRANCESCHETTI und GUGGENHEIM, welche bei Iritiden verschiedener Aetiologie (Gonorrhöe, Herpes zoster) normale Skg feststellen konnten. Von der luetischen Iritis gilt das gleiche, wie von anderen luetischen Augenerkrankungen (Skleritis und Keratitis parenchymatosa). Wenn Skg-Beschleunigung gefunden wird, so ist sie wohl nicht durch die Augenerkrankung allein verursacht.

Ebenso führt die *Chorioiditis* an sich nicht zur Skg-Beschleunigung.

Erkrankungen der *Linse* beeinflussen die Skg nicht. Wichtig ist die Bestimmung der Skg vor Staroperationen, da Skg-Beschleunigung in manchen Fällen auf ein bisher nicht erkanntes Allgemeinleiden hinweisen kann, wodurch die Indikationsstellung und Prognose wesentlich beeinflußt wird.

Staroperation beeinflußt die Skg nicht, wie wir uns in zahlreichen Fällen überzeugen konnten.

Bei *Glaskörperblutung* ist die Skg normal (VIALLEFONT), bei Glaskörperabszessen kann die Skg normal (FRANCESCHETTI und GUGGENHEIM, HIGASHI) oder beschleunigt sein (SCHMELZER).

Bei Erkrankungen der *Retina* und des *Sehnerven*, sowie bei der *Embolie* der Arteria centralis retinae ist die Skg normal, soweit sie nicht durch das Grundleiden beschleunigt ist (FRANCESCHETTI und GUGGENHEIM u. a.). Vor allem ist daher bei Retinitis albuminurica die Skg immer stark bis sehr stark beschleunigt. Geht die Skg-Beschleunigung zurück, so ist dies ein Zeichen, daß die Nephritis sich bessert, und läßt eine baldige Rückbildung der nephritischen Herde voraussagen (KOLLERT).

Bei arteriosklerotischen Fundusveränderungen ist die Skg normal, bei luetischen Erkrankungen ist die Skg abhängig von der Lues der übrigen Organe, wechselnd normal oder beschleunigt. Bei Ablatio retinae ist die Skg normal.

Bei Stauungspapille kann eine etwaige Skg-Beschleunigung auch auf Hirntumor deuten. Bei der chronischen retrobulbären Neuritis infolge Intoxikation und bei der akuten retrobulbären Neuritis bei multipler Sklerose ist die Skg in der Regel normal. Andernfalls liegen der akuten retrobulbären Neuritis entzündliche Prozesse zugrunde, z. B. Empyeme (FRANCESCHETTI und GUGGENHEIM).

Beim primären *Glaukom* ist nach übereinstimmenden Angaben die Skg in der Regel normal. Die ursprünglichen Befunde ASCHERS, welcher bei Glaukom regelmäßig beschleunigte Skg feststellte, konnten später nicht bestätigt werden. Unsere Untersuchungen an 25 Fällen ergaben in 20 Fällen normale Werte; in 5 Fällen von akutem Glaukom fanden wir mäßige Skg-Beschleunigung, die zum Teil vielleicht auf langdauernde, schwere Glaukomanfälle zu beziehen ist. Nach der Operation konnten wir innerhalb 14 Tagen keine eindeutige Änderung der Skg beobachten, nur gelegentlich ganz geringfügige Beschleunigungen. In einem einzigen Fall mit schwerer Gewebsnekrose der Iris und postoperativer Iritis fanden wir deutliche Beschleunigung.

Sekundärglaukom beschleunigt die Skg nicht.

Literatur.[1]

Neuere *Zusammenfassungen:* FRANCESCHETTI und GUGGENHEIM: Klin. Mbl. Augenheilk. 1929, Bd. 82, S. 1. LUMBROSO: Boll. Ocul. 1932, Bd. 11, S. 296. PANICO: Boll. Ocul. 1932, Bd. 11, S. 416. PAVKOVITS-BUGARSZKY: Klin. Mbl. Augenheilk. 1930, Bd. 85, S. 528.

AMANO: Acta soc. opht. (jap.) 1930, Bd. 34, S. 71 [ref. Zbl. Augenheilk. 1931, Bd. 25, S. 29] (Glaukom). ASCHER: Ber. dtsch. opht. Ges. 1920, Bd. 42, S. 77, und Med. Klin. 1922, Bd. 18, S. 1366 (Glaukom).

BARATTA: Rass. ital. Ottalm. 1932, Bd. 1, S. 638 (Prognose und Verlauf).

ČEPURIN: Sovet. vestn. oft. 1932, Bd. 1, S. 284 [ref. Zbl. Augenheilk. 1933, Bd. 28, S. 412]. CODELEONCINI: Tumori 1931, Bd. II s. 5, S. 220 (Maligne Tumoren).

ELSCHNIG: Med. Klin. 1921, Bd. 17, S. 8 (körnige Strömung und Skg im Auge). Wien. med. Wschr. 1903, S. 117, S. 178, S. 1921.

---

[1] Siehe auch S. 3.

FÅHRAEUS: Klin. Wschr. 1928, S. 100. FONTANA: Boll. Ocul. 1933, Bd. 12, S. 598 (Conj. phlyktaenulosa). FRANCESCHETTI: Rev. méd. Suisse Rom. 1935, Bd. 54, S. 65 (Zahn- u. Augenkrankh.) Heidelb.-Ber. 1927, S. 430 (Pseudotumor d. Orbita).

HIGASHI: Iber. Kurasiki Z. hosp. 1929, Bd. 4 [ref. Zbl. Augenheilk. 1930, Bd. 23, S. 768]. HOCHBAN: Russk. ophth. Z. 1931, Bd. 13, S. 480 [ref. Zbl. Augenheilk. 1932, Bd. 26, S. 376] (Verlauf u. Tuberkulinbehandlung). HORVÁTH: ref. Klin. Mbl. Augenheilk. 1923, Bd. 71, S. 484.

JOHN: Amer. J. Ophthalm. 1931, Bd. III s. 14, S. 590 (Avitaminosen).

KOLLERT: Z. klin. Med. 1927, Bd. 106, S. 449 (Retinitis albuminurica).

LUMBROSO: Atti Congr. Soc. ital. Oftalm. 1932.

OLLENDORFF: Klin. Mbl. Augenheilk. 1932, Bd. 89, S. 33 (Iritis).

PILMAN: Russk. Oftalm. Z. 1931, Bd. 13, S. 39 [ref. Zbl. Augenheilk. 1931, Bd. 25, S. 478] (Tierversuche). PLOMAN: Hygiea (Stockh.) 1920, Bd. 82, S. 363 [ref. Zbl. Augenheilk. 1921, Bd. 4, S. 521] (Skg u. Verhalten d. Blutes in abgeklemmten Gefässen d. Bindehaut u. d. Fundus). POCHISOW: Russk. Oftalm. Z. 1931, Bd. 13, S. 48 [ref. Zbl. Augenheilk. 1931, Bd. 25, S. 609] (Lokale Skg-Beschleunigung, Einfluß der Blutgruppen). POE HEE OU: Diss. Berl. 1929 [ref. THIEL] (Differentialdiagnose).

RABINOWIČ: Russk. Oftalm. Z. 1931, Bd. 14, S. 18 [ref. Zbl. Augenheilk. 1932, Bd. 27, S. 29] (Diff. diagn., Prognose). REIMAR: Arch. Augenheilk. 1899, Bd. 38, S. 291 (Skg in vivo). REIMOVÁ: Ophthalm. Sborn. 1932, Bd. 7, S. 205 [ref. Zbl. Augenheilk. 1933, Bd. 28, S. 549] (Uveitis).

SCHMELZER: Klin. Mbl. Augenheilk. 1929, Bd. 83, S. 337; Z. Augenheilk. 1930, Bd. 70, S. 149 (Diff. diagn., Prognose). SCHNEIDER: Klin. Mbl. Augenheilk. 1920, Bd. 65, S. 740 (Glaukom, Technik).

TAMURA: Acta Soc. ophthalm. (jap.) 1930, Bd. 34, S. 516 [ref. Zbl. Augenheilk. 1931, Bd. 24, S. 37] (Allgemeinzustand, Verlauf). THIEL: Klin. Mbl. Augenheilk. 1929, Bd. 83, S. 213 (Iritis, Prognose).

VIALLEFONT: Bull. mém. soc. franç. ophthalm. 1933, Bd. 45, S. 438.

WACHENDORFF: Klin. Mbl. Augenheilk. 1931, Bd. 86, S. 648 (Tuberkulinbehandlung).

Dreizehntes Kapitel.

Hals-, Nasen- und Ohrenkrankheiten.

Von **Emil Wessely**, Wien.

In den letzten 10 Jahren wurde die Messung der Skg-Geschwindigkeit der Erythrocyten auch für die Zwecke der Rhino-, Laryngo- und Otologie nutzbar zu machen getrachtet. Die bisher vorliegenden Publikationen sind nicht sehr zahlreich und stützen sich auch auf kein sehr großes Beobachtungsmaterial. Meine eigenen Beobachtungen stammen aus der Zeit ab 1924 und umfassen mehrere Tausend Untersuchungen.

Die Skg (Erythrocyten-Skg-Geschwindigkeitsreaktion) ist, wie wir heute wissen, eine unspezifische Reaktion und signalisiert einen mehr oder weniger intensiv vor sich gehenden Eiweißzerfall. Die Skg finden wir daher vor allem bei akuten und chronischen Entzündungen über das normale Maß gesteigert (siehe Kap. V). Bei der Beurteilung der

Skg ergeben sich aber, wie fast von allen Seiten betont wird, nicht so selten Schwierigkeiten. Für das in Frage stehende Fachgebiet resultiert ein Teil dieser Schwierigkeiten daraus, daß die zur Untersuchung stehenden lokalen entzündlichen Prozesse nicht so selten Teilerscheinungen bzw. Komplikationen von weit ausgedehnteren Affektionen darstellen, wie z. B. eine Schleimhauttuberkulose im Verlaufe einer cavernösen Phthise. Anderseits werden lokale Prozesse durch Auswirkungen auf den Gesamtorganismus sozusagen zu einer Teilerscheinung und die Beurteilung der Skg wird dann nicht mehr auf den Lokalprozeß allein bezogen werden können, z. B. eine Angina kompliziert durch eine Nephritis oder Sepsis. Gelegentlich bestehen neben den lokalen Affektionen, derentwegen die Skg angestellt wird, auch gleichzeitig andere Prozesse, die zu einer Steigerung der Skg Anlaß bieten.

Im folgenden sollen in kurz zusammengefaßten Gruppen die bisher beobachteten Werte der Skg und deren entsprechende Bedeutung auseinander gesetzt werden.

Erkrankungen der Nase. Rhinitis acuta und akute Nebenhöhlenaffektionen zeigen in der Regel eine normale Skg oder eine mäßige Erhöhung. Entzündliche Komplikationen aber, wie Orbitalabsceß, Periostalabsceß, Osteomyelitis, zeigen eine mittelhohe, bisweilen hochgradige Skg-Beschleunigung. Hirnabscesse als Komplikationen von entzündlichen Nebenhöhlen scheinen mit einer nicht sehr auffallenden Skg-Beschleunigung zu reagieren. Ich beobachte derzeit einen akuten Stirnhirnabsceß von etwa Kleinapfelgröße, der im Gefolge eines akuten Stirnhöhlenempyems entstanden war und nur eine mäßige Erhöhung zeigt. Allerdings ist auch die Temperatur normal. Eine Erhöhung finden wir beim Nasenfurunkel und vor allem beim Erysipel. Rhinitis vasomotoria zeigt durchwegs normale Werte.

Angina und Anginakomplikationen. Bei der Angina lacunaris finden wir im Anschluß an das initiale Frostgefühl oder den initialen Schüttelfrost in der Regel einen steilen Temperaturanstieg. Diesem folgt hinterdrein eine Steigerung der Skg auf mittelgroße und hohe Werte. Während aber bei unkomplizierten Fällen die Temperatur bereits nach 2 bis 3 Tagen rasch zurücksinkt oder sogar kritisch abfällt, folgt die Skg-Kurve auf jeden Fall lytisch. Die Temperaturen können schon längst wieder normal sein, der lokale Prozeß völlig abgeklungen, die Skg zeigt aber mitunter noch durch eine bis zwei Wochen etwas erhöhte Werte. Sie geht nur allmählich zur Norm zurück (siehe Abb. 18).

Der Peritonsillarabsceß. Im Anschluß an die abklingende Angina entwickelt sich der Peritonsillarabsceß unter neuerlichem Anstieg der Temperatur und neuerlichen zumeist noch heftigeren Schluckbeschwerden. Die Skg ist in der Regel noch von der Angina beträchtlich hoch und geht mit dem neuerlichen Anstieg der Temperatur noch höher oder bleibt auf ihrer Höhe. Die Werte der Skg sind auch hier in keiner strengen Abhängigkeit von dem Verlauf der Temperatur. Wird der Absceß inzidiert oder entleert er sich spontan, so geht die Temperatur rasch entweder lytisch oder kritisch zurück. Die Skg bleibt aber auch hier noch lange hoch und kann sogar neuerlich kleine Steigerungen im Verlaufe aufweisen.

Bei den weiteren Anginakomplikationen, wie Parapharyngealabsceß, Drüsenabsceß, phlegmonöse Verbreitung, Mediastinitis, Einbruch in die Blutbahn etc., ist auch die Skg gewöhnlich sehr hoch. Diese Krankheitsbilder sind klinisch auch ohne Skg sehr genau erfaßbar. Die Skg gibt nach den bisherigen Erfahrungen keine Möglichkeit einer genaueren Erfassung des Krankheitsprozesses oder eines besonderen Hinweises für therapeutische Zwecke. Vielleicht werden entsprechend zahlreiche Beobachtungen im Laufe der Zeit eine präzisere Stellungnahme ermöglichen.

Was den Einbruch in die Blutbahn anlangt, so wird die Skg wohl kaum je recht zu verwerten sein, weil ihre der Temperatur folgenden Werte zu spät in Erscheinung treten.

Akute Katarrhe der oberen Luftwege zeigen normale Werte. Phlegmonöse Prozesse des Pharynx und des Larynx gehen mit sehr hohen Werten einher. Hohe Werte finden sich auch bei entzündlichen Komplikationen im Bereiche des Oesophagus (Perioesophagealabsceß, Mediastinitis).

Ohren. In gleicher Weise wie die entzündlichen Affektionen im Bereiche des Gesichtsschädels zeigt auch die Otitis media acuta eine Erhöhung der Skg-Geschwindigkeit, ebenso auch deren Komplikationen wie die Perisinusitis, Labyrinthitis und die entzündlichen intracraniellen Komplikationen. Die chronische Otitis media zeigt entweder normale Werte oder geringe Erhöhung. Bei der chronischen Otitis kann die Beschleunigung der Skg auf ernste Knochenkomplikationen hinweisen. Entzündliche auf den Knochen übergreifende Prozesse zeigen nämlich nach den bisherigen Beobachtungen hohe Werte.

Nach operativen Eingriffen findet man in der Regel zumindest eine mäßige Erhöhung, wie z. B. nach Tonsillektomie, Tracheotomie, Larynxfissur, Totalexstirpation und Operationen im Ohr, soweit die Skg nicht schon vor der Operation erhöht war.

Inwieweit die Größe operativer Eingriffe in einer Abhängigkeit zur Steigerung der Skg steht, ist auf Grund der bisherigen Beobachtungen nicht eindeutig zu sagen. Es ist aber ohne weiteres einzusehen, daß außer der normalen Gewebsirritation Resorptionen, Haematombildungen, Retentionen, Nekrosenbildung, ganz besonders aber sekundäre Infektionen den Wert der Skg besonders zu beeinflussen vermögen (siehe S. 184ff.). Auch im Gefolge einer Nasentamponade wegen Epistaxis erscheint die Skg erhöht. Dies ist auf Grund histologischer bzw. bakteriologischer

Untersuchungen auch nicht anders zu erwarten. Die Schleimhaut der Nase wird durch entsprechend lange Einwirkung der Tamponade oft in ausgedehntem Maße geschädigt. Es kommt auf jeden Fall zu einer Vermehrung der Bakterienflora oft bis in die tiefen Schichten des Gewebes und dies findet auch seinen Ausdruck in einer Temperatursteigerung oft bis auf ziemlich hohe Werte.

Lues. Tertiär luetische Prozesse (Gummen) zeigen nach meinen bisherigen Beobachtungen entweder normale Skg oder geringgradige Erhöhungen. In den bisher beobachteten Fällen handelte es sich allerdings um ältere gummöse Prozesse nach der Verflüssigung.

Schleimhauttuberkulose. Bei der Tuberkulose des Kehlkopfes bzw. der Mund- und Rachenschleimhaut finden wir alle Grade der Skg-Geschwindigkeit von normalen Werten bis zu den höchsten Beschleunigungen. Der Schleimhautlupus dagegen zeigt, soweit ich bisher Beobachtungen angestellt habe, normale Werte, was mit Rücksicht auf die relative Kleinheit des schleichend verlaufenden Prozesses und dem im übrigen gesund erscheinenden Organismus nicht sehr verwunderlich ist. Es ist jedoch möglich, daß ausgedehntere Prozesse, besonders wenn sie im Stadium der Entwicklung sind, eine mäßige Erhöhung zeigen (siehe S. 208).

Auf Grund eines sehr großen Eigenmaterials aus der Zeit ab 1924, das 2200 Untersuchungen umfaßt, läßt sich behaupten, daß die Skg vorwiegend den Hauptherd im Organismus, den Lungenprozeß widerspiegelt, von dem die Schleimhautaffektion nur ein Teilchen der Gesamterkrankung darstellt. Nichtsdestoweniger hat die Bestimmung der Skg für die Therapie der Schleimhauttuberkulose eine ganz hervorragende Bedeutung gewonnen. Ihr Wert liegt darin, daß der zahlenmäßige Ausdruck *eines* der Aktivitätszeichen in der Zusammenfassung aller übrigen Befunde uns bis zu einer gewissen Grenze die Möglichkeit einer recht guten Beurteilung des Reaktionsvermögens des Organismus bietet. Natürlich gilt das nur insolange, als sich die Skg-Beschleunigung auch nur allein auf das in Frage stehende tuberkulöse Leiden bezieht. Interkurrente Erkrankungen anderer Art erhöhen die Skg um ein Maß, das zu beurteilen oft schwer möglich ist.

Für die Zwecke der Therapie der Schleimhauttuberkulose hat sich mir im Laufe der Jahre eine Einteilung in aktive, auf Heilung abzielende, und symptomatischer Behandlung bewährt. Für lokale auf Heilung abzielende Methoden kommen alle Fälle in Betracht, die einen zur Latenz neigenden oder nur wenig progredienten Lungenprozeß bei subfebrilen oder nur gelegentlich höheren Temperaturen aufweisen, deren Skg nach POINDECKER und SIESS 25 mm in 45 Min. (d. i. etwa 50 mm nach WESTERGREN nach 1 St.) nicht überschreitet. Darüber hinaus führen wir eine symptomatische Behandlung durch, weil sich gezeigt hat, daß die Reaktionskraft des Gewebes schon derart darniederliegt, daß jeder auf das Gewebe ausgeübte Reiz (Kaustik, chemisch-kaustisch oder Licht) nicht mehr im Sinne einer Bindegewebsproduktion beantwortet werden kann. Des weiteren ist die in Abstand von einigen Wochen bis zu einigen Monaten immer wieder durchgeführte Kontrolle der Skg ein wertvoller Behelf zur Begutachtung auf längere Sicht. Sinkt der Wert der Skg im Verlaufe einer erfolgreichen Lokalbehandlung bei gleichzeitiger Besserung des Allgemeinzustandes (Lunge, Gewicht, Temperatur), so haben wir in dem zahlenmäßigen Ausdruck der Skg ein Kriterium mehr, eine dauernde Vernarbung des Prozesses erhoffen zu dürfen. Wir sehen aber besonders bei älteren und ausgedehnten, wenn auch nicht sehr aktiven Prozessen häufig eine mittelstarke Skg-Beschleunigung, die keinerlei Tendenz hat, zur Norm zurückzukehren, auch wenn der Kehlkopfprozeß sich bessert oder sogar narbig ausheilt. Ein Beweis mehr dafür, daß die relativ kleine Gewebspartie der erkrankten Schleimhaut keine nennenswerte Rückwirkung auf die Größe der Skg hat; wir sehen im Gegenteil sogar nicht so selten, daß trotz lokaler Vernarbung einer tuberkulösen Manifestation im Gefolge einer zweckmäßigen Lokalbehandlung die Skg eine allmähliche Tendenz zur Verschlechterung aufweist, entsprechend der Progression der Tuberkulose vor allem in der Lunge.

Wenn die Frage einer Lokalbehandlung des Kehlkopfes aktuell wird, dann entscheidet häufig letzten Endes das Ergebnis der Skg, ob der gegenwärtige Zeitpunkt geeignet ist oder nicht. Mitunter ist der Allgemeinzustand zu elend und eine in diesem Zustande durchgeführte Behandlung praktisch aussichtlos. In solchen Fällen wird zweckmäßig eine symptomatische Behandlung zur Behebung der Dysphagie, Dysartrie, der mechanischen Schluckbehinderung bzw. der Stenose durchgeführt. Da derartige Patienten nicht so selten zuerst zum Laryngologen kommen und mitunter von ihrem Grundleiden keine Ahnung haben, muß der Laryngologe, wo immer es angängig ist, vor allem für eine Überstellung zum Lungenarzte sorgen. Nicht so selten erleben wir die Freude, daß eine aktive Lungenbehandlung durchgeführt werden kann und daß mit der Arretierung des pulmonalen Prozesses oder einer allmählichen Besserung infolge der Wiederherstellung des Schluckaktes bei entsprechender Allgemeinbehandlung die Vorbedingungen für eine auf Vernarbung abzielende Lokalbehandlung geschaffen werden. Zur Entscheidung der Frage, ob eine Lokalbehandlung im gegenwärtigen Zeitpunkte indiziert ist oder nicht, muß dementsprechend neben der internen und röntgenologischen Begutachtung der Lunge, Temperatur usw. auch die Skg bestimmt werden, deren Ergebnis oft wie der Punkt auf dem i als ein feiner Indikator die Entscheidung bringen kann, so daß wir für die Therapie der Schleimhaut-Tuberkulose daher die Skg nicht mehr entbehren können.

Differentialdiagnostisch ist die Skg gleichfalls mitunter von großem Werte. Im Kehlkopf können wir manchmal gewisse karzinomatöse, aber auch luetische Prozesse durch den bloßen Lokalbefund allein nicht mit Sicherheit von tuberkulösen Affektionen unterscheiden. In solchen Fällen wird die genaue Untersuchung des Gesamtorganismus (Lunge, Temperatur, Allergie) und auch der Wert der Skg mitbestimmend sein, um vor allem durch die Diskrepanz der Ergebnisse mit dem Lokalbefund im Kehlkopf auf die Unwahrscheinlichkeit einer tuberkulösen Affektion hinweisen oder durch die Harmonie aller Befunde eine Tuberkulose wahrscheinlich erscheinen zu lassen. Im Falle auftauchender Zweifel drängen die Ergebnisse dann förmlich zu weiteren Untersuchungen, wie Probe exzision, Wassermann usw.

Tumoren. Gutartige Geschwülste dürften im allgemeinen eine normale Skg haben.

Von den malignen Geschwülsten zeigen Karzinome, solange sie keine Zerfallserscheinungen aufweisen und auch nicht nennenswert in die regionalen Drüsen metastasieren, normale Werte der Skg oder geringgradige Erhöhungen. Zerfallende Karzinome aber zeigen besonders bei oberflächlicher Nekrotisierung und Drüsenmetastasen mittlere bis sogar ganz hohe Skg-Werte (siehe S. 155f.).

Strahlentherapie. Eine besondere Verwendungsmöglichkeit der Skg hat sich mir bei der modernen Röntgenbestrahlung nach Coutard (Langzeitbestrahlung) ergeben. Im Verlaufe der eingreifenden Therapie kommt es lokal zu einer gesetzmäßigen Irritation der Haut und der Schleimhaut (Radioepithelitis). Mit der Entwicklung der Haut- bzw. Schleimhautreaktion finden wir allmählich eine Erhöhung der Skg auf mittlere und hohe Werte, welche die Strahlenreaktion viele Wochen und auch Monate überdauern können. In der Erhöhung der Skg kommt hier zum Ausdruck, daß die strahlende Einwirkung nicht bloß eine zirkumskripte oberflächliche Irritation bedeutet, sondern daß es sich, wie man auch histologisch nachweisen kann, um eine alle durchstrahlten Schichten betreffende Gewebsschädigung handelt, die nur das Epithel ganz besonders betrifft. Da im Gefolge einer solchen Röntgenbehandlung gelegentlich Zustände geschaffen werden, deren Deutung nicht immer ganz einwandfrei möglich ist, gewinnt hier die Skg mitunter eine besondere Bedeutung. So sehen wir bisweilen im Anschlusse an die Coutard-Bestrahlung des Kehlkopfes Schwellungszustände auftreten, die entweder als direkte Strahlenschädigung, Perichondritis oder Rezidive eines strahlenresistenten Tumors gedeutet werden können. Handelt es sich um eine besondere Strahlenirritation, bei der auch mitunter Nekrosen und sogar perichondritische Prozesse auftreten können, so erreicht die Skg die höchsten Werte.

Mit der Konsolidierung und Demarkierung des entzündlichen Prozesses im Verlaufe von Monaten sinkt die Skg allmählich auf nahezu normale Werte zurück und gibt uns im Verein mit der Besserung des Allgemeinzustandes und vor allem der steten Zunahme des Körpergewichtes bei normalen Temperaturen einen Anhaltspunkt mehr, daß es sich um keine Tumorrezidive, sondern um eben eine relative Überdosierung gehandelt hat (siehe S. 157). Im gegenteiligen Falle steigt die Skg weiter an und erreicht mit der fortschreitenden Kachexie und den allfälligen Lungenkomplikationen die höchsten Werte.

Die systematische Bestimmung der Skg wird zweifellos in der nächsten Zukunft gewisse weitere Anwendungsmöglichkeiten ergeben. Für die Tuberkulose vor allem und die angeführte Strahlentherapie steht schon heute ihre Brauchbarkeit außer Frage.

Literatur.[1]

Bompet: Rev. méd. latino-amer. 1934, Bd. 20, S. 72 (Otolaryngol.) Boserup: Acta oto-laryng. (Stockh.) 1927, Bd. 10, S. 344 (Larynxtuberkulose). Bertog: Z. Hals- usw. Heilk. 1924, Bd. 19, S. 28 (Otorhinolaryngol.). Brüggemann und Arold: Z. Hals- usw. Heilk. 1932, Bd. 30, S. 487 (Larynxtuberkulose).

Libinson: ref. Z. Hals- usw. Heilk. 1926, Bd. 8, S. 322 (Otolaryngol.) Rubinstein: Amer. Rev. Tbc. 1933, Bd. 27, S. 92 (Larynxtuberkulose).

Videbach: Z. Laryng. 1930, Bd. 19, S. 472 (Larynxtuberkulose, Lichtbehandlung). Vogel: Z. Hals- usw. Heilk. 1926, Bd. 15, S. 97 (Larynxtuberkulose, Blntbild).

Vierzehntes Kapitel.

Tiermedizin.

Von **David Wirth**, Tierärztliche Hochschule in Wien.

Technik. Für die Feststellung des Ablaufes der Blutkörperchen-Skg werden bei Tieren die gleichen Verfahren verwendet wie in der Humanmedizin. Da bei den großen Haustieren (Pferd, Rind) die Möglichkeit besteht, ohne irgendwelche Schädigung auch wiederholt größere Blutmengen leicht zu gewinnen, können hier sog. Makromethoden in Eprouvetten von etwa 1 cm Durchmesser und 25 cm Inhalt einfach zur Anwendung kommen. Bei den kleinen und kleinsten Tieren können nur die Mikromethoden mit kleinen Blutmengen Anwendung finden. Wegen der langsamen Blutsedimentierung beim *Rind* empfehlen Bonnier u. s. M. die Röhrchen bei 45° Neigung aufzustellen (ähnlich Lundgren für Kaninchen).

Blutgewinnung. Bei Pferd und Rind entnehmen wir größere Blutmengen mittels einer Hohlnadel aus der Drosselvene. Kleinere Blutmengen können auch aus der Augenwinkelvene oder aus der Innenfläche des Ohres (Einschnitt) oder vom Ohrrand (Scherenschlag), beim Rind

[1] Siehe auch S. 3.

auch aus der Haut der Schweifwurzel gewonnen werden. Bei Hund, Katze, Schaf, Ziege, Schwein, Kaninchen, Meerschweinchen erfolgt die Blutentnahme aus dem Ohr (Innenfläche-Einschnitt oder Ohrrand-Scherenschlag). Beim Hund kann man mit einer Kanüle die Vena saphena, bei Schaf und Ziege die Drosselvene, beim Kaninchen die Ohrvene punktieren. Auch Herzpunktionen kommen in Betracht. Bei Ratten und Mäusen wird die Schwanzspitze (nach Erwärmung mit heißen Umschlägen, 30 bis 40° C) abgeschnitten; in der Rückenlage kann die Schenkelarterie angeschnitten werden (nur bei einmaligen Untersuchungen anwendbar). Bei Affen wird das Blut aus der Ohrmuschel oder aus der Fingerbeere gewonnen. Beim Geflügel sticht man den Kamm an, oder man punktiert die Arteria brachialis oder die Vena cutanea ulnaris (Lanzette oder Kanüle).

Unterschiede bei den einzelnen Tierarten. Der Ablauf der Skg der roten Blutkörperchen ist für die einzelne Tierart ziemlich kennzeichnend. Ich habe von ZOTT mit dem LINZENMEIER-RAUNERTschen Verfahren (Höhe der Blutsäule 100 mm, innere Weite der Röhrchen 1 mm) bei 10 Haustierarten vergleichende Untersuchungen anstellen lassen. Das Ergebnis (in Millimetern) ist folgendes:

Tabelle 14.

		30 Min.	1 St.	2 St.	24 St.
1.	Pferd	63	69	71	74
2.	Schwein	2,5	5	10	45
3.	Huhn	2	4	8	45
4.	Katze	1,5	3	6	25
5.	Hund	1	2	4	15
6.	Kaninchen	1	2	3,5	26
7.	Meerschweinchen	0,75	1,5	3	20
8.	Rind	0,5	1	2	12
9.	Ziege	0,25	0,5	1	8
10.	Schaf	0,25	0,5	1	6

Die Blutkörperchen-Skg des Pferdes ist demnach besonders ausgiebig und rasch; in weitem Abstand folgen Schwein und Huhn und dann anschließend die anderen Haustiere.

Angaben anderer Autoren mit anderen Apparaten. Pferd: LAAS gibt für das Pferd an, nach WESTERGREN 30 Min. = 27,5 mm; 1 St. = 67,4 mm; 2 St. = 106,3 mm; 24 St. = 129,1 mm. — JIŘINA fand in 30 (27,5) cm hohen und 7 (8) mm weiten Röhrchen die Skg in 30 Min. = 3,5—5,7 ccm, nach 1 St. 5,5—6,8 ccm. — Nach GAUBERT ist der Sedimentierungsindex nach CÉSARI 43 bei Vollblut, bis 34 bei Halbblut, bis 28 bei Kaltblut.

Hund: ZIPPEL gibt nach der WESTERGRENschen Methode folgende Werte an: 1 St. = 0,4 (0,2—0,7); 2 St. = 0,9 (0,5—1,5); 24 St. = 4,8 (2,9—6,9). — KLIENEBERGER und CARL geben für die WESTERGRENsche Methode an: 1 St. = 1,2 mm; 2 St. = 3 mm; 24 St. = 23 mm; SmR = 1,75. — DALMA-

TOFF gibt für den Apparat von PANTSCHENKOFF folgende Zahlen an: 1 St. = = 2—3 (0,5—6); 2 St. = 3—4 (1—12); 24 St. = 25—30 (11—33) mm. In der Gravidität ist bei Hunden die Skg beschleunigt (YAMAMOTO).

Rind: Hier beträgt die Skg im WESTERGRENschen Apparat in einer Stunde 0,5 mm; wird aber der Apparat bei 45° Neigung aufgestellt, dann beträgt sie 9 mm (BONNIER u. s. M.).

Schaf: Nach GRÜNEWALD beträgt die Blutkörperchen-Skg in einem 195,5 mm hohen und 2,5 mm weiten Röhrchen mit 200 Teilstrichen in 12 St. = 3, in 24 St. = 6,1 Teilstriche.

Kaninchen: KLIENEBERGER und CARL geben nach WESTERGREN an: 1 St. = 1—2 mm; 2 St. = 2,5—3,5 mm; 24 St. = 22—58 mm. SmR = 1,75.

Meerschweinchen: KLIENEBERGER und CARL geben an nach LINZENMEIER: Marke 1 . . . . 26 St., 2 . . . . 36 St., 3 . . . . 37 St., 4 . . . . 34 St. — Nach WESTERGREN 1 St. = 1—2 mm; 2 St. = 2,5—4 mm; 24 St. = 18—24 mm. SmR = 1,12—2. — GESCHKE erhielt nach der WESTERGRENschen Methodik folgende Werte: 1 St. = $^2/_3$ (0—$1^1/_4$) mm; 2 St. = $1^1/_3$ ($^1/_2$—2) mm; 24 St. = = $5^3/_4$ ($1^1/_2$—10) mm. — FLAUM (bei JAFFÉ) gibt für die Apparatur von LINZENMEIER folgendes an: 6 mm/13—24 St.; 12 mm/29—48 St.; 18 mm/48 St. — JADASSOHN empfiehlt Ablesung der Skg in 100 mm hohen Röhrchen nach 24 St. (Blutabnahme durch Herzpunktion). Skg zwischen 5 und 11 mm (im Mittel 8 mm). DUPIRE findet im WESTERGREN-Apparat nach 24 St. Werte zwischen 6 und 15 mm (im Mittel 10 mm), und GSELL findet nach der gleichen Methode wie JADASSOHN nach 24 St. Werte zwischen 2 und 12 mm (im Mittel 8 mm). Bei graviden Tieren findet GRIMMARD-RICHARD in der 4. bis 5. Schwangerschaftswoche im Mittel 16,7 mm. Das Blut des Foetus senkt im Mittel 15,7 mm nach 24 St. (WESTERGREN-Methode). (Ältere abweichende Angaben über schnellere Skg bei Meerschweinchen siehe bei CARVALHO und FERREIRA und bei HERRMANN.)

Ratte: FLAUM (bei JAFFÉ) gibt folgende Zahlen an (Apparat nach LINZENMEIER): 6 mm/7—21 St.; 12 mm/18—52 St.; 18 mm/72 St.

Beim *Kamel* beträgt die Skg, wie FROLOV angibt (Apparat?), nach 30 Min. 2 mm, nach 1 St. 4 mm.

Die Skg-Geschwindigkeit des *Maulesels* ist ähnlich der des Pferdes, die des *Schweines*, des *Zebus* u. a. ähnlich der des Rindes (ABDERHALDEN).

Affe: NOHLEN und SARVAN erhielten mit der WESTERGREN-Methode bei Macacus rhesus nach 1 St. 1,7—3,5 mm (im Mittel 2,3), nach 2 St. 2,1—9,2 mm (im Mittel 5), nach 24 St. 17,6—56,7 mm (im Mittel 40). Über Skg anderer Affenarten mit der Methode nach BALACHOWSKY siehe ALEXANDRESCO, M. u. R. LAUTIER.

Katze: Nach GAWRILOW ist der Skg-Mittelwert ($^1/_2$ 1-St.-Wert + $^1/_4$ 2-St.-Wert) im WESTERGEN-Apparat 2—12 mm, bei einzelnen gesunden Tieren auch wesentlich höher (?); siehe auch HAUBERISSER.

Taube: Eine Skg-Kurve siehe bei ABDERHALDEN S. 255 (1-St.-Wert etwa 4 mm).

Über die Skg-Geschwindigkeit der *Kaltblüter* macht SÁNDOR folgende Angaben (45 mm/3 mm Röhrchen; Blutentnahme aus dem Herzen, bzw. durch Dekapitation; Angaben in Millimetern für 30, 60 und 120 Min). *Karpf:* 1—2, 2—3, 5. — *Frosch:* 4—5, 8—11, 17—23. — *Salamander:* 10—20, 25—33, 33—38.

Diagnostische Bedeutung. Einigermaßen größere Erfahrungen über die diagnostische Verwertbarkeit der Blutsedimentierung liegen nur bei

Pferd und Hund vor, während bei den übrigen Tierarten keine oder nur einzelne Befunde mitgeteilt wurden. Beim Rind gelangen TINDLER sowie BREOBRAZENSKIJ u. s. M. zur Anschauung, daß die Blutsedimentierung nicht verwendbar ist, weil sich wegen der sehr langsamen Sedimentierung keine Unterschiede zwischen gesunden und kranken oder trächtigen Tieren herausfinden ließen. Ob sich diese Schwierigkeiten durch den Vorschlag BONNIERS u. s. M., die Skg-Röhrchen geneigt aufzustellen, beseitigen lassen, ist derzeit noch nicht bekannt.

Die verschiedenen Untersuchungen bei Tierkrankheiten lassen erkennen, daß das Blutkörperchen-Skg-Verfahren nicht spezifisch ist, daß es vielmehr ganz allgemein anzeigt, daß bei bestehenden Abweichungen vom normalen Verlauf im Körper irgendwelche Störungen sich abspielen. Da im allgemeinen die Abänderung des Skg-Verlaufes der Schwere der Krankheit entspricht, kann diese Methode zur Kontrolle des Verlaufes einer Krankheit und in diesem Sinne auch prognostisch bedeutsam sein.

Verzögerungen der Blutkörperchen-Skg hat man im allgemeinen seltener beobachtet, u. a. bei Petechialfieber (Morbus maculosus equorum), Hufrehe (Pododermatitis equi) und namentlich bei Bluteindickungen im Verlaufe von Kollaps, Dyspnöe, Hyperhidrosis, Myoglobinuria paralytica, Obstipationen u. dgl. Viel häufiger stellen sich *Beschleunigungen* des Skg-Verlaufes ein, namentlich bei Anaemien, Kachexien, Tuberkulose, Druse (Lymphadenitis streptococc. infect. equi) u. a. Die Angaben über den Ausfall der Blutkörperchen-Skg bei *Trächtigkeit* lassen nicht den Schluß zu, daß diese Methode zur Trächtigkeitsfeststellung verwendbar ist. Eine Beschleunigung der Blutkörperchen-Skg ist zwar im Stadium der Trächtigkeit, mit dem Fortschritte derselben zunehmend, vorhanden, aber die gefundenen Abweichungen sind nicht so ausgeprägt, daß sie diagnostisch verwertbar wären, sie liegen vielmehr innerhalb der physiologischen Schwankungsbreite.

Die häufigste Anwendung hat das Blutkörperchen-Skg-Verfahren bei der sog. *infektiösen Anaemie des Pferdes* (auch perniziöse Anaemie genannt, eine gefährliche Virusseuche) gefunden, um diese Krankheit, namentlich in den häufigen chronischen und latenten Verlaufsweisen zu diagnostizieren. NOLTZE hat besonders darauf hingewiesen, daß bei der infektiösen Anaemie die Blutkörperchen-Skg im defibrinierten Blut im gleichen Maß beschleunigt sei, wie in dem mit Oxalsäure versetzten. Es hat sich jedoch gezeigt, daß diese Art der Untersuchung ebensowenig spezifisch für das Vorliegen von infektiöser Anaemie ist wie das einfache Verfahren. Da aber beim Pferd Anaemien anderer Genese selten oder leicht erkennbar sind, kommt der Blutkörperchen-Skg-Probe zur Feststellung nichtmanifester Stadien dieser Krankheit als unterstützendes Mittel doch eine gewisse Bedeutung zu.

Bei *Tumoren* soll nach ZIPPEL im allgemeinen eine Beschleunigung der Skg für die Bösartigkeit der Geschwulst sprechen, doch soll das Fehlen einer Beschleunigung die Malignität nicht ausschließen.

Bei der *Tuberkulose* ist der Skg-Verlauf oft besonders stark beschleunigt, namentlich soll dies für floride Prozesse zutreffen (HAHN, ZIPPEL). GESCHKE verwendet die Skg-Probe mit Erfolg zur frühzeitigen Diagnose der Impftuberkulose bei Meerschweinchen (zunehmende Beschleunigung).

Weitere Untersuchungen über Impftuberkulose bei Meerschweinchen siehe bei JADASSOHN, HERRMANN, GSELL; BCG-Impfung siehe bei BUSCHMANN; Trichophytie-Impfung (JADASSOHN, GSELL); verschiedene experimentelle Infektionen bei Kaninchen (LUNDGREN); bei Affen, BCG-Infektion (NOHLEN und SARVAN) und intraartikuläre Streptokokkeninfektion (ALEXANDRESCO, M. u. R. LAUTIER); experimentelle Infektion am Zahnsystem der Katze (HAUBERISSER).

Literatur.

ABDERHALDEN: Pflügers Arch. 1922, Bd. 193, S. 236 (Theorie). ALEXANDRESCO und M. u. R. LAUTIER: C. r. Soc. Biol. 1932, Bd. 110, S. 960 (Affen).

BARRANGER: Dissert. Paris, 1928 (Pferd). BONNIER, JORPES und SKÖLD: Z. Tierzüchtg 1929, Bd. 13, S. 343 (Rind). BORODENKO und GALENSKI: Jber. Vet. med. 1929, Bd. 49, S. 1177 (Hund). BREOBRAZENSKIJ und PASKOVSKY: Jber. Vet. med. 1926, Bd. 46, S. 1260 (Theorie). BUSCHMANN: Ann. Inst. Pasteur 1929, Bd. 43, S. 838 (Meerschweinchen).

CARPENTIER, GUILLOT und GUILHON: Rec. Méd. vét. 1934, Bd. 110, S. 321 (Bestimmung der Geschwindigkeit). CARVALHO DE und FERREIRA DE MIRA FILS: C. r. Soc. Biol. 1926, Bd. 94, S. 908 (Meerschweinchen). CÉSARI: Rev. gén. Méd. vét. 1913, Bd. 22, S. 521 (Pferd). CREMONA: Crit. zool. e sanit. 1926, Bd. 3, S. 141 (Trächtigkeit).

DALMATOFF: Arch. Tierheilk. 1930, Bd. 62, S. 157 (Hund, Pankreas-Milz-Entfernung). DEVULDER: Dissert. Lyon, 1925 (Haustiere). DUPIRE: C. r. Soc. Biol. 1932, Bd. 109, S. 669 (Meerschweinchen).

FIEDLER: Pflügers Arch. 1923, Bd. 200, S. 330 (Trächtigkeit). FRANZ: Dissert. Leipzig, 1921 (Trächtigkeit). FRIEDEMANN: Dissert. Berlin, 1924 (Pferd). FROLOV: Jber. Vet. med. 1929, Bd. 49, S. 13 (Kamel).

GAUBERT: Dissert. Toulouse, 1929 (Pferd). GAWRILOW: Virchows Arch. 1928, Bd. 269, S. 340 (Katze). GESCHKE: Arch. f. Hyg. 1924, Bd. 94, S. 237 (Tuberkulose). GOSSET: Ann. Méd. vét. 1932, S. 161 (Pferd). GRIMMARD-RICHARD: C. r. Soc. Biol. 1934, Bd. 115, S. 1033 (Meerschweinchen, gravid und fötal). GRÜNEWALD: Dissert. Hannover, 1931 (Schaf). GSELL: Dtsch. Arch. f. klin. Med. 1932, Bd. 172, S. 443 (Meerschweinchen). GURVIC: Jber. Vet. Med. 1928, Bd. 48, S. 1171 (Pferd).

DE HAAN: Biochem. Z. 1918, Bd. 86, S. 298 (Phagocytose). HAHN: Arch. Tierheilk. 1926, Bd. 54, S. 362 (Hund). HANSMANN: Dissert. Leipzig, 1924 (Pferd). HAUBERISSER: Z. exper. Med. 1925, Bd. 44, S. 482 (Katze). HEISSENBERGER: Dissert. Wien, 1924 (NOLTZE-Verfahren, Serumpferd). HERRMANN: C. r. Soc. Biol. 1930, Bd. 104, S. 362 (Meerschweinchen). HOUDEMER: Bull. Acad. vét. France 1933, Bd. 6, S. 380 (Pferd). HÜBNER: Mh. f. prakt. Tierheilk. 1924, Bd. 34, S. 292 (Pferd).

JADASSOHN: Klin. Wschr. 1930, S. 682 (Meerschweinchen). JAFFÉ: Julius

Springer, Berlin, 1931 (Laboratoriumstiere). JIŘINA: Zverolek. obzor. 1929, Heft 6/7 (Pilocarpin, Arecolin).

KLIENEBERGER und CARL: 2. Aufl. 1927, Leipzig. A. Barth (Laboratoriumstiere). KOCH: Vet.dienst 1923, S. 15 (NOLTZEsches Verfahren). KUBELKA: Dissert. Wien, 1926 (Rind). KUHN: Mh. f. prakt. Tierheilk. 1922, Bd. 33, S. 193 (infektiöse Anaemie).

LAAS: Estn. tierärztl. Rdsch. 1934, Bd. 10, S. 1 (Pferd). LEINATI: Nuov. vet. (ital.) 1926, S. 205 (Kastrierte Hunde). LÜHRS: Vet.dienst 1923, S. 9 (Infektiöse Anaemie). LUNDGREN: Acta med. scand. (Stockh.) 1928, Bd. 69, S. 405 (Methodik, exper. Infektionen beim Kaninchen). LUY: M. u. H. Schaper, Hannover, 1930 (Infektiöse Anaemie).

MACHTS: Dissert. Wien, 1922 (Vor und nach der Geburt). MOCSY: Dtsch. tierärztl. Wschr. 1923, Bd. 31, S. 207 (Theorie).

NEVODOV: Jber. Vet. med. 1928, Bd. 48, S. 1171 (Pferd). NILSSON: Svensk. Vet. Tijdskr. 1932, Bd. 37, S. 252 (Pferd). NOHLEN und SARVAN: Beitr. Klin. Tbk. 1931, Bd. 78, S. 250 (Affe). NOLTZE: Mh. f. prakt. Tierheilk. 1921, Bd. 32, S. 481 (Infektiöse Anaemie).

PAGNON: Bull. Soc. Sci. vét. Lyon 1933, Bd. 36, S. 343 (Pferd). PEZZOLA: La Clin. vet. 1928, Bd. 51, S. 599—615 (Einfluß verschiedener Substanzen). PIKSA: Wien. tierärztl. Msch. 1921, Bd. 8, S. 317 (Pferd). PIRKMAYER: Dissert. Wien, 1924 (Sedimentierungsvorgang). PREOBRASENSKI und STAROSTNIK: Jber. Vet. med. 1927, Bd. 47, S. 1155 (Pferd).

RACHFALL: Arch. Tierheilk. 1924, Bd. 50, S. 73 (Infektiöse Anaemie). RIEMER: Dissert. Wien, 1924 (Skg von Suspensionen). RUNNSTRÖM und SCHOU: Acta zool. (Stockh.) 1920 (Thyreoidektomierte Ziege).

SÁNDOR: Pflügers Arch. 1926, Bd. 213, S. 487 (Kaltblüter). SCHERMER, EIGENDORF und TRAUPE: Arch. Tierheilk. 1928, Bd. 57, S. 445 (infektiöse Anaemie). SCHNEIDER R.: Dissert. Leipzig, 1925 (Theorie). SCHNEIDER M.: Münch. tierärztl. Wschr. 1927, Bd. 78, S. 382 (Zuchtpferde). SIMON: Dissert. Hannover, 1923 (Infektiöse Anaemie). STECK: Schweiz. Arch. Tierheilk. 1934, Bd. 76, S. 549 (Pferdekrankheiten). STOSS: Münch. tierärztl. Wschr. 1921, Bd. 72, S. 841 (Trächtigkeit). SWEDIN: Biochem. Z. 1933, Bd. 257, S. 411 (Plasmaeiweiß, Cholesterin und Skg bei Tieren).

TINDLER: Dissert. Hannover, 1923 (Rind).

VASS: Dissert. Budapest, 1934 (Schwein). VÖLKER: Arch. Tierheilk. 1924, Bd. 51, S. 15 (Pferdekrankheiten).

WNUCK: Z. Vet.kde 1922, Bd. 34, S. 243 (Theorie).

YAMAMOTO: Okayama Igakkai Zasshi (jap.) 1930, Bd. 42, S. 2939, deutsche Zus. 2963 (schwangere Hündin).

ZIERNWALD: Dissert. München, 1921 (Trächtigkeit). ZIPPEL: Fol. haemat. (Lpz.) 1931, Bd. 43, S. 486 (Hund). ZOTT: Dissert. Wien, 1930 (Haustiere). ZUNZ: C. r. Soc. Biol. 1926, Bd. 94, S. 1024 (Hund); Berl. tierärztl. Wschr. 1923, Bd. 39, S. 7/8 (Infektiöse Anaemie, Erlaß).

Fünfzehntes Kapitel.

Leukocytensenkung.

Die *ersten Untersuchungen* über Sedimentation der Leukocyten wurden von HAMBURGER gemacht. Um zu Phagocytosestudien die Leukocyten zu isolieren, ließ er Pferdeblut sedimentieren, wobei nach Skg der Erythrocyten im überstehenden Serum der Großteil der Leukocyten suspendiert blieb. Später beschäftigte sich HEKMA mit ähnlichen Untersuchungen.

DE HAAN beobachtete, daß die Sedimentierungsgeschwindigkeit der Leukocyten ähnlich wie der Erythrocyten von dem Grade ihrer Zusammenballung abhängt. HÖBER und KANAI zeigten dann, daß die Leukocytenagglomeration von den gleichen Plasmafaktoren abhängig ist wie die Agglomeration der Erythrocyten. Doch agglomerieren die Leukocyten im Gegensatz zu den Erythrocyten in Kochsalzlösung stark und sedimentieren demzufolge auch schnell. Ähnlich wie auf rote und weiße Blutkörperchen wirken Eiweißlösungen auf anorganische Suspensionen (z. B. Kohle), und da die Phagocytose von Kohle durch Leukocyten mit Anheftung der Kohleteilchen beginnt, nehmen HÖBER und KANAI an, daß Globulinvermehrung die Phagocytose fördere. So wirkt Fibrinogen- und Globulinvermehrung bei entzündlichen Erkrankungen phagocytosefördernd.

Die Beobachtung der Leukocyten-Skg zu *diagnostischen* Zwecken wurde im Jahre 1923 von SCHILLING und SCHULZ angeregt. Die Skg der Leukocyten ist fast immer bedeutend langsamer als die der Erythrocyten; es läßt sich daher die Leukocyten-Skg in der Plasmaschicht des Citratblutes beobachten, die über den sich senkenden Erythrocyten frei wird.

SCHILLING und SCHULZ haben einen Apparat angegeben, der im Prinzip darin besteht, daß Westergrenröhrchen mit Citratblut gefüllt in eine aus planparallelen Glaswänden bestehende Kammer eingeschlossen werden. Die Kammer wird mit Wasser gefüllt, und man kann mit horizontal gestelltem Mikroskop die Skg bis bei 300facher Vergrößerung bequem beobachten. Dieser Apparat wurde später von KUNIN modifiziert.

Angaben über Normalwerte fehlen. KUNIN beurteilt die Skg nach dem Grade der Agglomeration der Leukocyten nach 2 Stunden und mißt den 24-Stunden-Wert. BARTA und SCHULZ messen die Leukocyten-Skg nach 6 Stunden und bezeichnen Werte von 0—20 mm als normal.

BAUER empfahl die Skg der Leukocyten in physiologischer Kochsalzlösung zu beobachten. Defibriniertes Blut wird durch Zusatz gleicher Menge 1%iger Essigsäure haemolysiert und die Leukocyten durch dreimaliges Waschen mit physiologischer Kochsalzlösung durch Zentrifugieren gewonnen. Die Leukocytensuspension wird in graduierten Röhrchen von 10 mm Weite zur Skg aufgestellt. Ablesung nach 2 St. Werte über 5 mm gelten als stark beschleunigt.

Die Leukocyten-Skg geht nicht immer der Erythrocyten-Skg parallel, kann daher in manchen Fällen auch eine selbstständige diagnostische Bedeutung haben. Bei der Methode nach BAUER soll die Skg-Geschwindigkeit vom Grade der toxischen Granulierung der Leukocyten abhängen. Die Methode wurde später auch von SSUCHOWOLSKAJA verwendet. Bei der Skg in Citratplasma ist dagegen keine strenge Abhängigkeit der Skg der Leukocyten von toxischen Granulationen nachweisbar (KUNIN, BARTA und SCHULZ). Besonders groß ist der Unterschied zwischen Erythrocyten- und Leukocyten-Skg in den Fällen, wo die Leukocyten-Skg bei starker Leukocytenvermehrung (Leukaemie) gehemmt ist. Es sind da wohl analoge Faktoren maßgebend, wie bei der Erythrocyten-Skg der Polyglobulien (siehe S. 137). Groß ist jedenfalls der Wert des Endsediments der Leukocyten-Skg zur Erkennung höhergradiger Leukocytenvermehrungen (siehe S. 18). Ob nicht in anderen Fällen, wo große relative Differenzen in der Skg-Geschwindigkeit der Erythrocyten und Leukocyten beobachtet werden, vorwiegend numerische Verhältnisse eine Rolle spielen, ist noch nicht bewiesen. Deshalb ist die diagnostische Bedeutung der Leukocyten-Skg heute noch nicht recht übersehbar.

Ob die Beobachtung der Leukocyten-Skg als solche praktisch-diagnostische Anwendung finden wird, steht noch dahin.

Literatur.

BARTA und SCHULZ: Z. klin. Med. 1930, Bd. 112, S. 186 (Leukocyten-Skg). BAUER: Z. klin. Med. 1927, Bd. 105, S. 708 (Leukocyten-Skg in Natriumchloridlösung).

DE HAAN: Biochem. Z. 1918, Bd. 86, S. 298 (Leukocyten-Skg). HAMBURGER: Virchows Arch. 1899, Bd. 156, S. 329 u. 375 (Leukocyten-Skg). HEKMA: Biochem. Z. 1908, Bd. 11, S. 179 (Leukocyten-Skg). HÖBER und KANAI: Klin. Wschr. 1923, S. 209 (Physikal. Chemie der Phagocytose).

KANAI: Pflügers Arch. 1923, Bd. 198, S. 401 (Physikal. Chemie der Phagocytose). KUNIN: Z. klin. Med. 1928, Bd. 107, S. 305 (Leukocyten-Skg).

SCHILLING und SCHULZ: Klin. Wschr. 1923, S. 2198 (Leukocyten-Skg). SSUCHOWOLSKAJA: Dtsch. zahnärztl. Wschr. 1928, Nr. 24 [zit. nach BARTA und SCHULZ] (Leukocyten-Skg in physiologischer Natriumchloridlösung bei odontogenen Erkrankungen).

Namenverzeichnis.

Die kursiv gedruckten Zahlen verweisen auf Seiten der Literaturverzeichnisse. Namen, die mit Krankheitsbezeichnungen verbunden sind wie ADDISON, BASEDOW u. a., sowie BESREDKA und WASSERMANN sind in das Sachregister aufgenommen.

Sachregister.

Die kursiv gedruckten Zahlen verweisen auf die *Übersichten*. Die Schlagworte der Literaturverzeichnisse sind in das Sachregister nicht aufgenommen.

Manzsche Buchdruckerei, Wien IX.

Normale und pathologische Physiologie des Blutes und der Lymphe. („Handbuch der normalen und pathologischen Physiologie", 6. Band.)

1. Teil: **Blut.** Bearbeitet von E. Adler, A. Alder, G. Barkan, R. Brinkman, K. Bürker, H. Fischer, A. Fonio, R. Höber, G. Liljestrand, W. Lipschitz, E. Meyer †, L. Michaelis, P. Morawitz, S. M. Neuschlosz. Mit 74 Abbildungen. IX, 665 Seiten. 1928. RM 52.20; gebunden RM 57.60

2. Teil: **Blut** (Fortsetzung). **Lymphsystem.** Bearbeitet von W. Griesbach, B. Huber, F. Laquer, E. Meyer †, C. Oehme, H. Oehler, V. Schilling, R. Seyderhelm. Mit 69 Abbildungen. VII, 470 Seiten. 1928. RM 41.40; gebunden RM 46.80

Der Band ist nur vollständig käuflich.

Blutkrankheiten und Blutdiagnostik. Lehrbuch der klinischen Hämatologie. Von Dr. med. Dr. jur. h. c. **Otto Naegeli,** Dr. der Naturwissenschaften h. c., o. ö. Professor der Inneren Medizin an der Universität und Direktor der Medizinischen Universitätsklinik Zürich. Fünfte, vollkommen neubearbeitete und erweiterte Auflage. Mit 104 zum größten Teil farbigen Abbildungen. XVII, 704 Seiten. 1931. RM 77.40; gebunden RM 80.64

Handbuch der Krankheiten des Blutes und der blutbildenden Organe. Bearbeitet von L. Aschoff, M. Bürger, E. Frank, H. Günther, H. Hirschfeld, O. Naegeli, F. Saltzman, O. Schauman †, F. Schellong, A. Schittenhelm, E. Wöhlisch, herausgegeben von **A. Schittenhelm,** Kiel. In zwei Bänden. Mit 211 Abbildungen. XVIII, 1307 Seiten. 1925. RM 135.—; gebunden RM 140.40

Allgemeine Konstitutionslehre in naturwissenschaftlicher und medizinischer Betrachtung. Von Dr. med. Dr. jur. h. c. **O. Naegeli,** Dr. der Naturwissenschaften h. c., o. ö. Professor der Inneren Medizin an der Universität und Direktor der Medizinischen Universitätsklinik Zürich. Zweite Auflage. Mit 32 zum Teil farbigen Abbildungen. VII, 190 Seiten. 1934. RM 15.—; gebunden RM 16.20

Allergische Diathese und allergische Erkrankungen. Von Dr. **Hugo Kämmerer,** Professor der Universität München, Leitender Arzt der Inneren Abteilung des Nymphenburger Krankenhauses zu München. Zweite, vermehrte und verbesserte Auflage. Mit 4 Abbildungen. IX, 359 Seiten. 1934. RM 26.—; gebunden RM 29.60

Unspezifische Therapie und natürliche Abwehrvorgänge. Von Dr. **Ferdinand Hoff,** Privatdozent für Innere Medizin an der Universität Erlangen. Mit 15 Abbildungen. V, 123 Seiten. 1930. RM 7.02

W **Die seröse Entzündung.** Eine Permeabilitäts-Pathologie. Von Dr. **Hans Eppinger,** o. ö. Professor, Vorstand der I. Med. Universitätsklinik, Wien, Dr. **Hans Kaunitz** und Dr. **Hans Popper** in Wien. Mit einem Anhang „Über den molekularen Aufbau der Eiweißstoffe" von Dr. Hermann Mark, o. ö. Professor, Vorstand des I. Chem. Universitäts-Laboratoriums und Dr. Anton von Wacek, Privatdozent, Assistent des I. Chem. Universitäts-Laboratoriums in Wien. Mit 124 Textabbildungen. X, 298 Seiten. 1935. RM 26.—

W = Verlag von Julius Springer in Wien.

Anatomie und Physiologie der Capillaren. Von **A. Krogh,** Professor der Zoophysiologie an der Universität Kopenhagen. Zweite Auflage. Ins Deutsche übertragen von Dr. Wilhelm Feldberg, Vol.-Assistent am Physiologischen Institut der Universität Berlin. (Bildet Band 5 der „Monographien aus dem Gesamtgebiet der Physiologie der Pflanzen und der Tiere".) Mit 97 Abbildungen. IX, 353 Seiten. 1929. RM 23.40, gebunden RM 24.66

Thrombose. Ihre Grundlagen und ihre Bedeutung. Von Professor Dr. **A. Dietrich,** Direktor des Pathologischen Instituts der Universität Tübingen. („Pathologie und Klinik in Einzeldarstellungen", Band IV.) Mit 26 Abbildungen. VI, 102 Seiten. 1932. RM 8.80; gebunden RM 10.—

Die Hypertoniekrankheiten. Von Dr. **Eskil Kylin,** Direktor der Inneren Abteilung des Allgemeinen Krankenhauses zu Jönköping, ehem. beitr. Lehrer für innere Medizin am Karolinischen Institut zu Stockholm. Zweite, vollständig umgearbeitete und erweiterte Auflage. Mit 28 Abbildungen. X, 270 Seiten. 1930. RM 19.80

W **Die Tonuskrankheiten des Herzens und der Gefäße.** Ihre Biologie und Therapie. Von Professor Dr. **J. Pal,** Wien. Mit 20 Textabbildungen. VIII, 228 Seiten. 1934. RM 18.—

Sklerose und Hypertonie der innervierten Arterien. Von **Gustav Ricker,** Direktor der Pathologischen Anstalt der Stadt Magdeburg. IV, 193 Seiten. 1927. RM 9.45

Die Individualität des Blutes in der Biologie, in der Klinik und in der gerichtlichen Medizin. Von Dr. **Leone Lattes,** Professor an der Universität Modena. Nach der umgearbeiteten italienischen Auflage übersetzt und ergänzt durch einen Anhang: Die forensisch-medizinische Verwertbarkeit der Blutgruppendiagnose nach deutschem Recht. Von Dr. Fritz Schiff, Abteilungsdirektor am Städtischen Krankenhaus im Friedrichshain, Berlin. Mit 48 Abbildungen. VI, 226 Seiten. 1925. RM 8.64

Die Blutgruppen und ihre Anwendungsgebiete. Von Dr. **Fritz Schiff,** Abteilungsdirektor am Städtischen Krankenhaus im Friedrichshain, Berlin, Privatdozent an der Universität. Mit einem Beitrag: Indikationen und Technik der Bluttransfusion von Professor Dr. Ernst Unger, Dirig. Arzt am Rudolf Virchow-Krankenhaus, Berlin. Mit 96 Abbildungen. V, 267 Seiten. 1933. RM 18.60

Die Technik der Blutgruppenuntersuchung für Kliniker und Gerichtsärzte. Nebst Berücksichtigung ihrer Anwendung in der Anthropologie und der Vererbungs- und Konstitutionsforschung. Von Dr. **Fritz Schiff,** Abteilungsdirektor am Städtischen Krankenhaus im Friedrichshain, Berlin, Privatdozent an der Universität. Dritte, vermehrte Auflage. Mit 32 zum Teil farbigen Abbildungen. VIII, 105 Seiten. 1932. RM 8.80

W = *Verlag von Julius Springer / Wien.*

Tafel I. Arbeitsstufen der Lokomotiv-Montage bei den Kolonnen 1—10.

Arbeitsstufen	Gruppe
Rahmenplatten aufstellen, ausrichten, abgraten, Achslagerführungen einpassen, Achsgabelverbindungen aufpassen.	1
Rahmenplatten umlegen, Bohren der Löcher für die Achsgabelverbindungen und Achslagerführungen.	2 als Zwischengruppe
Rahmenplatten aufstellen, Gewinde schneiden, Stiftschrauben einziehen, Achslagerführungen und Achsgabelverbindungen befestigen.	1
Rahmenplatten mit Distanzschrauben in genauer Breite aufstellen, lang und quer nach Wasserwage ausrichten, ausrichten mit Schnur, Lineal und Kreuzwinkel, Zwischenverbindungen einbauen u. mit Schraubenzwingen befestigen.	3
Bohren der Zwischenverbindungen mittels Fahrbohrmaschinen.	2 als Zwischengruppe
Aufreiben der von Gruppe 2 gebohrten Löcher, verschrauben der Zwischenverbindungen mit den Rahmenplatten, Achslagerführungen seitlich vorzeichnen zur Nacharbeit.	3
Stellkeile an- und einpassen, den fertigen Rahmen vollständig nachkontrollieren, fertigmachen zur Abgabe an den staatlichen Kontrollbeamten.	4
Aufreiben aller Löcher.	6 als Zwischengruppe
Zylinder, Zylinderdeckel und Gleitführung überall fest verschrauben, Keile und Paßstücke anbringen, Zylindersitz nachmessen, der Werkstattkontrolle übergeben.	7
Aschkastenteile, Kipprostteile, Ein- und Ausströmrohr, Exhaustor, Schornstein und Schornsteinaufsatz anpassen und zum Nacharbeiten vorzeichnen.	8
Bohren und aufreiben aller Löcher am Schornstein, Exhaustor usw.	6 als Zwischengruppe
Gewinde schneiden, Stiftschrauben einziehen, Rohre einschleifen, Aschkastenteile, Kipprost, Ein- und Ausströmrohre, Exhaustor, Schornstein und Schornsteinaufsatz ein- und anbauen, Verkleidungsflickbleche anbringen.	8
Steuerbock und Steuerungszugstangen, Steuerungslager und Führungsteile, Steuerungsteile einpassen und vorzeichnen zum Nacharbeiten.	9
Bohren und aufreiben aller Löcher am Steuerbock, an Steuerungsteilen usw.	6 als Zwischengruppe

Einsetzen des Kessels, Kessel einsetzen und mit den Rahmen zusammen nach Wasserwage ausrichten, anzeichnen aller für die Verschraubung mit den Rahmen nötigen Löcher am Kessel, Kessel zum Bohrstand schaffen, Kesselpendelbleche und Kesselstützen vorbereiten, Kessel nach dem Bohren einsetzen.	5
Alle Löcher aufreiben, die nicht maschinell gebohrten Löcher von Hand bohren und aufreiben.	6 als Zwischengruppe
Kessel überall fest verschrauben, fertigmachen zur Kontrolle, Übergabe an die Werkskontrollen, Führungsteile und Federungslager anpassen, vorzeichnen zum Nacharbeiten, Gewinde schneiden, Stiftschrauben einziehen, Federungslager und Führungsteile befestigen, Federn einbauen, Puffer und Tritte anbringen.	5
Zylinder, hinteren Zylinderdeckel mit Gleitführung, Keile und Paßstücke abgraten, säubern, Löcher vorarbeiten, Gewinde schneiden, Sitzstellen putzen, Zylinder anhängen zum Stichmaßnehmen, vorzeichnen zum Bohren, zum Bohrerstand schaffen, nach dem Bohren anheften.	7
verschiedene Lagerdeckel aufpassen, Schieberführung aufschleifen, Bolzen einpassen, Steuerungsbock, Steuerungslager u. Führungsteile anbauen, Schwingen, Schieber, Schubstangen, Lenker- und Steuerwellen einbauen und gangbar machen, Steuerwellenrückzugfeder einbauen, Kreuzkopf anhängen.	9
Polieren sämtlicher Schenkel der Treib-, Kuppel- und Laufachsen, nachkontrollieren des Achsstandes, Achslager vorzeichnen zum Nachfräsen und Drehen, einpassen der Achslager in die Achsgabel, mit Schmiervorrichtung fertig machen, Winden ansetzen, Maschine hochwinden und auf Achsen setzen, Stellkeilschrauben anpassen, gangbar machen, Achsgabelverbindungen verschrauben und versplinten.	10
Maschine regulieren, Zugstangen bei der Probefahrt nach ermittelter Längung des Kessels aus- und nach Stichmaßen endgültig einbauen.	9
Federn spannen und einstellen, Lauffähigkeitsbescheinigung erwerben.	5

Tafel II. Arbeitsstufen der Lokomotiv-Montage bei den Kolonnen 1 und 2.

Nr. der Arbeitsstufe	Bearbeitetes Werkstück	Arbeitsstufen	Arbeits-Ausführende	Anz. der Arbeitsausführ.	Zeit je Arbeitsausführender	Schloss.-arbeiten	Bohrer-arbeiten		Zusammen-gefaßte Zeiten
						Zeit f. d. ganzen Rahmen	Neben-zeit	Haupt-zeit	
1	Rahmen	aufstellen, abstützen	Su	2	13,5	27			
2	"	abgraten	"	1	176	176			
3	Vord. Achslagerführung	anzeichnen zum Bohren	"	1	10	10			
4	" "	bohren	B[1])						
5	Achsgabelsteg	abgraten und säubern	Su	1	13,5	13,5			
6	"	einpassen der Bohrschablone	"	1	27	27			
7	"	bohren	B[1])						
8	Rahmen	vord. Achslagerführgssitz richten (Fläche *F*, Abb. 9)	Su						
9	"	vord. Achslagerführung einpassen u. bezeichnen	"						5396
10	"	hint. Achslagerführungssitz richten (Fläche *I*, Abb. 9)	"	8	632,7	5061			
11	"	Achsgabelstegsitz richten u. bezeichnen (Flächen *C*, *E*, *P*, *N*, Abb. 9)	"						
12	"	Achsgabelsteg aufpassen	"						
13	"	ausmessen zwecks Einpassens der hinteren Achslagerführung	"	1	12	12			
14	Hint. Achslagerführung	anzeichnen z. Nachhobeln zwecks Einpassens in den Rahmen, bezeichnen	"	1	60,5	60,5			
15	" "	hobeln	H[1])						
16	" "	anzeichnen zum Bohren	Su	1	19	19			
17	" "	bohren	B[1])						
18	Rahmen	umlegen z. Bohren d. Löcher f. d. Achsgabelstegverschraubung (2 Platten übereinander)	Si	2	9		18		
19	"	einrichten der transportablen Bohrmaschine I	"	1	6		6		
20	Rahmen R. A IV	1.—6. Loch anbohren	"	1	64			64	
		abschlagen des Achsgabelsteges	"	1	2		2		
		6.—4. Loch fertig bohren	"	1	12			12	
		4. Loch Schraubenbundsitz schneiden	"	1	7			7	
		5. Loch Schraubenkopfsitz schneiden	"	1	6			6	
		3.—1. Loch fertigbohren	"	1	20			20	
		2. Loch Schraubenbundsitz schneiden	"	1	8			8	
		3. Loch Schraubenkopfsitz schneiden	"	1	6			6	
21	Rahmen L. A IV	wie Arbeitsstufe Nr. 20	"	1			2	123	
22	"	umsetzen u. einrichten d. transportablen Bohrmasch. I	"	1	8		8		
23	" R. A III	wie Arbeitsstufe Nr. 20	"	1			2	128	
24	" L. A III	wie Arbeitsstufe Nr. 20	"	1			2	128	
25	"	umsetzen u. einrichten d. transportablen Bohrmasch. I	"	1	8		8		
26	" R. A II	2. u. 5. Loch Schraubenkopfsitz schneiden	"	1	14			14	
27	" L. A II	2. u. 5. Loch Schraubenkopfsitz schneiden	"	1	14			14	
28	"	umsetzen u. einrichten d. transportablen Bohrmasch. I	"	1	8		8		1233
29	" R. A I	2. Loch Schraubenkopfsitz schneiden	"	1	4			4	
30	" L. A I	2. Loch Schraubenkopfsitz schneiden	"	1	4			4	
31	"	einrichten der transportablen Bohrmaschine II	"	1	20		20		
32	" R. A II	1.—6. Loch anbohren	"	1	71			71	
		abschlagen des Achsgabelsteges	"	1	2		2		
		6.—4. Loch fertig bohren	"	1	25			25	
		4. Loch Schraubenbundsitz schneiden	"	1	4			4	
		3. Loch fertig bohren	"	1	9			9	
		3. Loch Schraubenbundsitz schneiden	"	1	4			4	
		2. u. 1. Loch fertig bohren	"	1	19			19	
33	Rahmen L. A II	wie Arbeitsstufe Nr. 32	"	1			2	132	
34	"	umsetzen u. einrichten d. transportablen Bohrmasch. II	"	1	8		8		

	,, L. A I	wie Arbeitsstufe Nr. 32	,,	1			2	146	
37	,,	umsetzen u. einrichten d. transportablen Bohrmasch. II zum Bohren der Löcher für die Gleitbahnträger	,,	1			9		
38	,, R	bohren der Gleitbahnträgerlöcher	,,	1	19			19	
39	,, L	bohren der Gleitbahnträgerlöcher	,,	1	19			19	
40	,,	während des Bohrens aufpassen d. hint. Achslagerführung auf den Rahmen	Su	1	355	355			355
41	,, R	aufbringen u. einrichten des Bohrapparats z. Bohren der Löcher f. d. Verschraubung d. hint. Achslagerfgn.	Si	2	18		36		520
42	,, R	an Achsgabel IV Löcher bohren	,,	1	21			21	
43	,, R	umtransportieren des Apparats	,,	2	12		24		
44	,, R	an Achsgabel III Löcher bohren	,,	1	22			22	
45	,, R	umtransportieren des Apparats	,,	2	12		24		
46	,, R	an Achsgabel II Löcher bohren	,,	1	19			19	
47	,, R	umtransportieren des Apparats	,,	2	13		26		
48	,, R	an Achsgabel I Löcher bohren	,,	1	23			23	
49	,, R	umtransportieren des Apparats	,,	2	20		40		
50	,, R	an Achsgabel II Löcher f. d. Verschraubung d. vord. Achslagerführung bohren	,,	1	21			21	
51	,, R	Abbau des Apparats	,,	2	2		4		
52	,, L	wie Arbeitsstufen Nr. 41—51	,,				154	106	
53	,, R	aufstellen einer Rahmenwange z. Bohren der Löcher f. d. Verschraubg. d. vord. Achslagerführungen	,,	2	4		8		432
54	,, R	einrichten der Maschine	,,	2	6		12		
55	,, R	an Achsgabel IV Löcher bohren	,,	2	28			56	
56	,, R	Arbeitsplatz wechseln	,,	2	3		6		
57	,, R	an Achsgabel III Löcher bohren	,,	2	23			46	
58	,, R	Arbeitsplatz wechseln	,,	2	3		6		
59	,, R	an Achsgabel II Löcher bohren	,,	2	8			16	
60	,, R	Arbeitsplatz wechseln	,,	2	3		6		
61	,, R	an Achsgabel I Löcher bohren	,,	2	30			60	
62	,, L	wie Arbeitsstufen Nr. 53—61	,,	2			38	178	
63	Achsgabelsteg	aufbohren und versenken	B¹)						
64	Vord. Achslagerführung	aufbohren und versenken	,,						
65	,, ,,	abgraten und säubern	Su	2	4,5	9			27
66	,, ,,	Befestigungsschrauben vorbereiten	,,	1	18	18			
67	Hint. ,,	aufbohren	B¹)						
68	Rahmen	Gewinde f. d. Achsgabelstegverschraubg. schneiden	Su	2	219,6	439			475
69	,,	Schraub. einziehen, anzeichnen d. Löcher f. d. Sicherungsstifte	,,	1	36	36			
70	,,	Löcher für die Sicherungsstifte bohren	Si	2	35			70	70
71	,,	Sicherungen anbringen	Su	1	27	27			408
72	,,	aufreiben d. Löcher f. d. Achslagerführungsverschraubg.	,,	1	74	74			
73	,,	Gewinde f. d. Achslagerführungsverschraubg. schneiden 20 Löcher ⅞″, 4 Löcher 1″	,,	1	261	261			
74	,,	Achsgabelsteg aufschrauben	,,	1	43	43			
75	,,	anzeichnen der Splintlöcher	,,	1	3	3			
76	,,	Splintlöcher bohren	Si	2	40			80	80
77	,,	Splintlochgrate abfeilen	Su	1	18	18			399
78	,,	vord. Achslagerführungssitze rostsichern	,,	2	3,5	7			
79	,,	anschrauben d. vord. Achslagerführungen	,,	2	74	148			
80	,,	vord. Achslagerführg. m. Lineal prüfen, nacharbeiten	,,	2	66,5	133			
81	,,	anschrauben d. hint. Achslagerführungen	,,	1	81	81			
82	,,	Abtransport zum weiteren Zusammenbau	,,	2	6	12			

¹) Der Bohrer B und der Hobler H hatten eigene Akkorde, die für die Nacharbeiten an Achslagerführungen und Achsgabelstegen noch außer den Gruppenakkorden ausgegeben wurden.